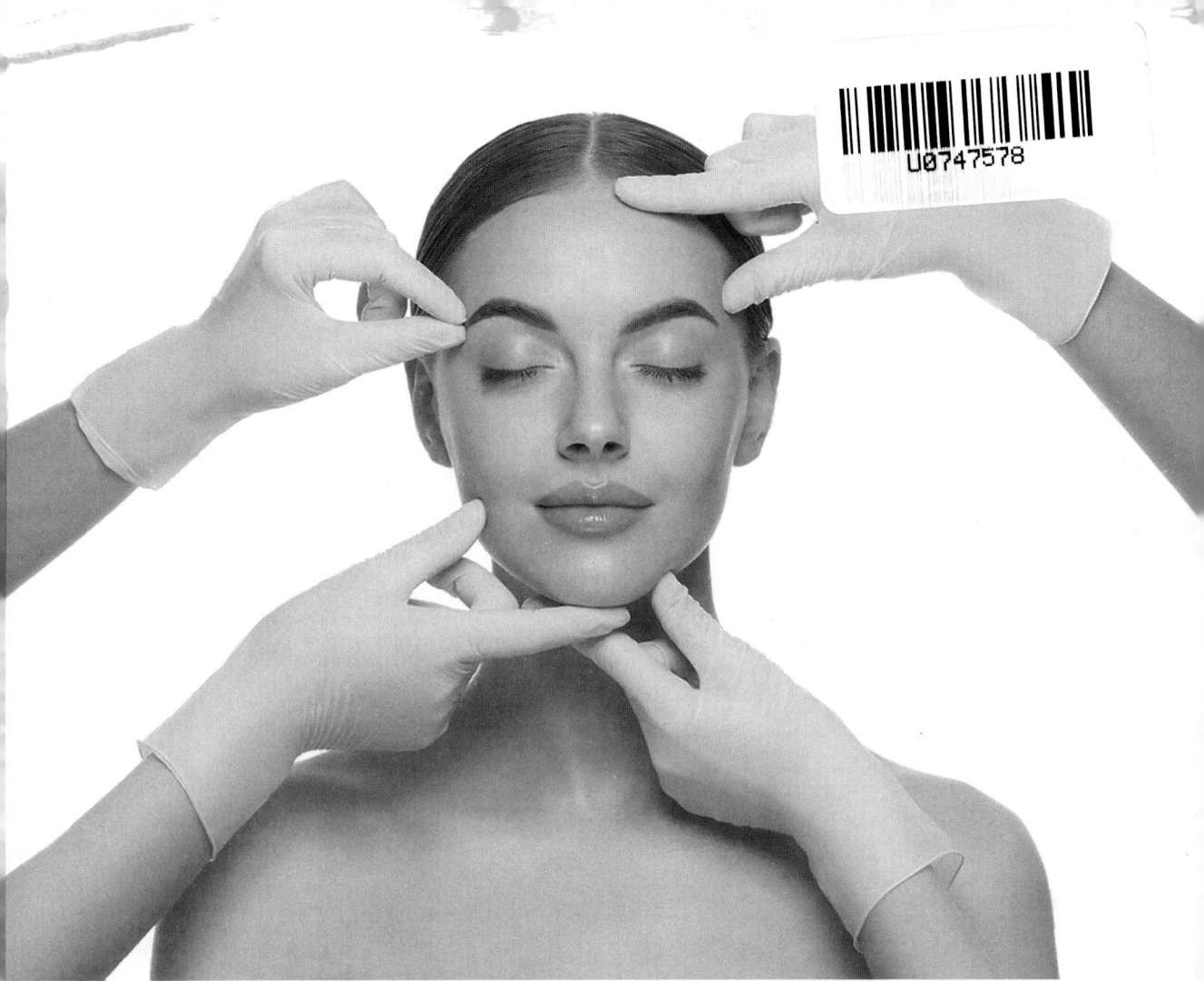

整形美容学临床精要

马 旭 王 涛 于 颖 主编

中国纺织出版社有限公司

图书在版编目（CIP）数据

整形美容学临床精要 / 马旭, 王涛, 于颖主编.
北京 : 中国纺织出版社有限公司, 2024. 7. -- ISBN
978-7-5229-1944-7

Ⅰ. R622

中国国家版本馆CIP数据核字第20241B2R72号

责任编辑：樊雅莉　　　特约编辑：张小敏
责任校对：王蕙莹　　　责任印制：王艳丽

中国纺织出版社有限公司出版发行
地址：北京市朝阳区百子湾东里A407号楼　邮政编码：100124
销售电话：010—67004422　传真：010—87155801
http://www.c-textilep.com
中国纺织出版社天猫旗舰店
官方微博 http://weibo.com/2119887771
三河市宏盛印务有限公司印刷　各地新华书店经销
2024年7月第1版第1次印刷
开本：787×1092　1/16　印张：12.25
字数：265千字　定价：88.00元

凡购本书，如有缺页、倒页、脱页，由本社图书营销中心调换

编　委　会

主　编　马　旭　王　涛　于　颖

副主编　赵振德　吴　诗　罗启云
　　　　　段晨宁　杨晓梅　李　胜

编　委　于　颖　哈尔滨医科大学附属第二医院
　　　　　马　旭　哈尔滨医科大学附属第二医院
　　　　　王　涛　哈尔滨医科大学附属第四医院
　　　　　田　浩　中国人民解放军北部战区总医院
　　　　　冯姗茹　菏泽市牡丹人民医院
　　　　　阴　爽　哈尔滨医科大学附属第四医院
　　　　　李　胜　资阳市中心医院
　　　　　杨晓梅　中国人民解放军北部战区总医院
　　　　　吴　诗　哈尔滨医科大学附属第四医院
　　　　　罗启云　宁夏医科大学总医院
　　　　　赵振德　内蒙古赤峰市医院
　　　　　胡　强　中国人民解放军联勤保障部队第九七〇医院
　　　　　段晨宁　长治医学院附属和济医院
　　　　　徐良土　江西省上饶市人民医院
　　　　　崔　磊　中国人民解放军东部战区总医院
　　　　　傅　文　十堰市人民医院
　　　　　谢靖宇　呼和浩特市第一医院
　　　　　薛　萍　空军军医大学第一附属医院
　　　　　薛晓阳　哈尔滨医科大学附属第二医院

前　言

　　整形美容是矫正人体组织结构畸形、修复组织器官、重建组织结构及功能、美化人体外形的临床学科。近年来，随着外科技术和相关科学研究的发展，对整形美容外科研究的不断深入，治疗措施不断创新和完善，为满足当前临床医疗的需要，我们组织了一批临床经验丰富的医务工作者，参考国内外相关专业书籍文献，编写了此书。

　　本书首先介绍了整形美容相关基础内容，如激光与光子治疗的禁忌证及并发症、激光美容手术、微创美容等，然后分章节具体介绍了人体各部位整形美容常用术式，如面部软组织轮廓整形美容、面部除皱术、眼部整形美容等内容。全书内容丰富，体现了专业的观念、技术与进展。

　　由于编写内容较多，时间紧促，尽管在编写的过程中我们反复校对、多次审核，但书中难免有不足和疏漏之处，望各位读者不吝赐教，提出宝贵意见，以便再版时修订，谢谢。

编　者
2024 年 1 月

目　录

第一章

美容外科学基础

第一节　整形和美容外科发展史

人类是从美容化妆、摩擦等简单的美化行为开始修饰自己的。美容手术的出现可能先于整形手术，但从科学关系来看，美容外科确是从整形外科派生出来的一个分支学科。因此，一个美容外科专科医师必须学习、了解和掌握整形外科的基本理论知识和技能。下面让我们先简单地回顾一下整形与美容外科发展的简史。

一、整形外科发展简史

整形外科作为外科的一门独立分科有不足90年的历史，但是整形外科手术可以追溯到医学中外科出现之前的古代。据记载公元前3世纪，我国晋书曾有唇裂修复的记载，公元前6世纪有印度瓦匠用额部皮瓣施行的鼻再造术（后人称为印度法鼻再造术）。16世纪Tagliacozzi首创用上臂皮瓣行鼻再造术（后人称为意大利法鼻再造术）。回顾19世纪之前的整形外科历史可以看出，整形外科手术是以鼻再造术开始的，因当时割鼻是作为惩罚罪犯和战俘的常用手段，因而有大量要求行鼻再造手术的伤员。

19世纪以后，特别是中后期，由于解剖学的发展、麻醉和无菌技术的发明，使外科迅速发展并分化成独立的学科。这个时期整形外科的特点是治疗范围的扩展和植皮术的形成与发展。第一次世界大战（1914—1918年）和第二次世界大战（1939—1945年）之间的和平时期出现了一大批整形大师，如英国的Gillies、美国的Davis和Blair等。这一时期，整形外科的治疗范围仍以头面部为主，但是有许多新技术、新方法问世，其中最主要的成就是皮管的发明和植皮术的成熟。第二次世界大战开始时全英国仅有4名注册整形外科医师，他们并不愿意培养更多的竞争对手，但战争迫使他们为军队和急救中心培养医师。由于新式武器在第二次世界大战中的应用，战伤波及全身，伤情复杂，整形外科的治疗范围进一步扩大。其间由整形外科分化出手外科、烧伤科和颌面外科等专科，造就了Converse、Brown、Burrnell、Mclndoe、Taylor和Payep等又一批整形外科大师。整形外科在外科中的地位得到确立和巩固，并普遍受到赞誉。1949年朱洪荫在北京、1954年汪良能在西安、1956年张涤生在上海先后创建了整形外科专科，1957年宋儒耀在北京首创整形外科医院。他们为我国整形外科事业做出了不朽的业绩，是我国整形外科的奠基人。20世纪60年代以后整形外科的技术得到迅速发展，如轴型皮瓣的应用、显微外科技术的出现以及颅面外科概念的形成等。

二、美容外科发展简史

从世界范围来看，第二次世界大战结束后，由于经济的迅速发展，人们生活变得富裕，他们希望提高生活质量，故整形外科的又一分支美容外科随之诞生，并呈现出旺盛的活力。据文献检索结果，我国的美容外科萌芽于 20 世纪 30 年代，但由于战争和其他因素的影响，美容外科于 20 世纪 80 年代才得以形成，90 年代以后才得到发展。现将常用的几项美容手术的历史简述如下。

（一）睑部美容术

重睑术是亚洲东部地区最常施行的眼睑部美容手术，尽管在 1911 年 Kolle 就对重睑术的设计有过描述，但一般都认为日本的内田准和他的父亲（眼科学家）是重睑成形术的先驱，夏威夷的 Fernandezi、菲律宾的 Sayoci、日本的 Uchide、新加坡的 Khoo boochai（邱武才）等都对重睑术的改进做出了贡献。Fucks 在 1896 年就把上睑松垂命名为 "皮肤松弛症"，1906 年，芝加哥的 c.c.Miller 发表了《眼部袋状突出物切除术》，至 20 世纪 50 年代才有涉及确切眶隔的论文发表。

（二）鼻部美容术

1887 年，Roe 等即开始了鼻美容手术，1911 年 Kolle 曾注射液状石蜡隆鼻；德国的 Joseph 在这方面做了大量出色的工作，并且于 1928 年出版了第一部关于鼻部美容专著，因而被誉为鼻美容外科之父。在西方以驼峰鼻缩小成形术为多，在东方则以隆鼻术为多。美国的 Millard 等对鼻下端的改造做了很好的工作，并有成熟的专著发表。

（三）除皱术

除皱术是欧美流行的美容手术之一，开展此项手术的先后顺序是 Hollander（1901 年）、Lexer（1906 年），1919 年 Passot 介绍了切除 "重颏" 的局部除皱术。后来，Noel 和 Hunt 有了正式报道，逐渐形成了第一代皮下分离除皱术。1976 年 Skoog 认识到筋膜下平面分离的益处，首创了 SMAS 悬吊技术。1976 年 Mitz 和 Peyronie 开展了解剖学研究，证实了浅表肌腱膜系统（SMAS）的存在和有效性并予以报道后，才开始有了分离 SMAS 的除皱术，导致了第二代除皱术的产生。1988 年 Psillakis 介绍了骨膜下分离除皱术，即提升的皮瓣包含面部骨骼以上的所有软组织，以提高除皱效果，此即第三代除皱术，但国内外临床尚未证实此项技术的确切效果。1992 年 Harmra 以深部平面为基础，术中掀起皮肤和眼轮匝肌、颈阔肌—复合肌皮瓣的复合除皱术，他将此项技术也称为第三代除皱术。最近兴起的内镜下除皱术和小切口除皱术，比较受欢迎。

（四）耳郭美容术

Morestin（1903 年）从耳后切除皮肤和软骨来调节耳郭，矫正耳甲腔过深的不良外形。Luekett、Tanzer、Converse 等都对耳美容术有深入研究和改进的手术方法报道。

（五）乳房美容术

1. 隆乳术

1963 年，Cronin 和 Gerow 首创内含硅凝胶的硅胶乳房假体，用其置入后的乳房外形优美，手感良好，对于隆乳术具有划时代的意义，为各国广泛采用。我国于 20 世纪 80 年代开始将国产硅胶囊置入应用于临床，目前已得到了很好的发展和应用。

2. 缩乳术

1846 年由 Paulus 首先报道，1930 年 Schwarzmnn 设计了一个蒂在上方的真皮腺体组织瓣，以保证乳头、乳晕的血供，使乳房缩小手术进入了一个新的阶段，1972 年 McKissock 首创的垂直双蒂真皮—乳腺瓣手术方法，被国内外广泛采用。双环乳房缩小术虽有较长的历史，但一直未被重视，不过近年来，我国有较多的临床应用报道。最近，在我国直线缩乳法比较受推崇。

（六）腹部去脂术

1899 年 Kelly 就将腹部去脂手术应用于临床，此后有众多的关于切口设计及手术方式的报道。1972 年 Schradde 在国际美容外科会议上报道了脂肪抽吸术，自 1987 年 Klein 报道了肿胀麻醉技术以后，脂肪抽脂术的安全性大为提高，使其成为体型塑形的一种流行式式，广为医师和患者所接受。

（七）其他美容手术

1. 擦皮术或磨削术

该技术由德国的皮肤病学家 Kromayer 于 1905 年首先创用，虽然我国在 20 世纪 60 年代就有学者将此项技术应用于临床，但较普遍的应用始于 80 年代，并有专著发表。其后由于激光的使用，擦皮术在全球的应用有所减少，但至今仍有其特有的适应证。

2. 皮肤软组织扩张术

皮肤软组织扩张术是把皮下剥离，将扩张器置入其内，从皮肤内部加压，使其呈球面扩张，称为内扩张。其机制是球面负载循环，扩张皮肤。此术，Neuman 在 1957 年就做了尝试，但真正的扩张术始于 1976 年美国年轻的整形外科医生 Radovan。张涤生等人于 1985 年首次在国内报道，此后在临床广泛应用，并有专著发表。

3. 皮肤伸展术

皮肤伸展术是机械地伸展、而水平方向牵张皮肤，是线性负载循环，扩张皮肤。此技术的出现与皮肤扩张术类似，在 1976 年，Barrer 等就有了报道，此后国外有多学者做了临床应用报道。1997 年，查元坤、周黎安在《中华烧伤整形外科杂志》上介绍了此项技术。皮肤伸展术有其独特的适应证，具有简便、安全和有效等优点。此外，美臀、美腿以及乳头和生殖器的美容手术在我国临床也有开展，口内入路的改脸型手术则很流行，柳大烈主刀的改脸型手术已达 6 000 余例，取得了较好的效果，并保证了安全。

（马　旭）

第二节　美容外科的特点与诊疗范围

一、美容外科的特点

美容外科的基本学科特点如下：美容外科是以医学美学理论为指导，以维护、修复和塑造人体美为目的，是运用医学审美技能与整形外科技术相结合的当代新兴医学学科之一。

美容外科学要求其专业工作者具有医学美学和整形外科学的系统训练；要求具有更高的

微创概念和技能以及对三维空间的人体形态塑形概念；还特别需要懂得心理学及善于人际沟通。

二、美容外科的诊疗范围

美容外科手术按其手术目的大概可分为两类：一是以美化人体容貌和形态为目的；二是以容貌年轻化为目的。美化人体形态的手术包括：面部轮廓，眼、耳、鼻、口唇、乳房、胸壁、腹壁、四肢等部位的轮廓和形态的美化。年轻化的手术包括：全身各部位皱纹、松垂和萎缩的轮廓、组织质地的改善和动力功能的改善等。

（马　旭）

第三节　美容外科操作基本原则与基本技术

一、操作原则

（一）无菌

严格掌握无菌技术，包括手术前准备、术后护理、器械的灭菌和最大限度地防止手术野的污染。应在思想和习惯上养成高度的无菌观念，且有规章制度保证并严格执行。

（二）无痛

无痛性是手术应遵守的基本原则，完善麻醉有利于手术操作、术后恢复及获得良好的美容效果。

（三）微创

培养爱护组织的良好观念，要求每一手术步骤要尽量避免造成不必要的创伤，要使每一操作都具有目的性。手法要轻柔、准确、熟练和迅速。

（四）无血

手术中必须确切止血，尽量防止术后形成血肿、创口出血或渗血。

（五）无死腔

手术中必须彻底消除死腔，防止术后形成血肿及感染。

（六）无张力缝合

创口缝合时应力求达到无张力的缝合。

二、基本操作技术

（一）皮肤切口设计原则

（1）隐蔽。
（2）尽量按平行皮纹方向或按轮廓线做切口。
（3）避开重要的血管、神经。
（4）避开功能活动部位。

（二）皮肤切开的方法

做切口时应使用锋利的刀片，一次性切开皮肤全层，切忌拉锯式切开，造成不整齐的切口线，同时刀片应与皮肤垂直或呈45°~60°角。要求切口缘对合紧密、无张力、轻度外翻。

（三）剥离与止血

（1）剥离：剥离组织时要求层次清楚，动作轻柔。剥离以锐性剥离为主，或找准剥离间隙，尽量减少出血、减轻创伤。

（2）止血：手术中应迅速彻底止血，减少失血量，保持手术视野清晰，避免术后出血。常用止血方法有压迫止血法、电凝止血法、结扎止血法；其他止血法有药物止血法、血管阻断法、头皮血管夹止血法等。

（四）缝合技术

美容外科对缝合的要求：创口对合整齐、无张力、无死腔残留、轻度外翻、缝线不宜过粗、针距不宜过宽。常用缝合方法如下。

（1）间断缝合法：每缝一针即打结，缝线互不相连。缝合时进针角度应与皮面垂直，带或不带皮下组织，使创缘平整并稍外翻。面部切口可采用5-0、6-0尼龙线或丝线，针距4 mm，边距2 mm。

（2）双重间断缝合法：适用于深的伤口的缝合。为消除死腔和减少皮肤缝合张力，应增加皮下缝合。

（3）Straith 缝合法：此法是先从深层进针、浅层出针，再由对侧伤缘皮下浅层进针，深层出针，打结在深层，然后间断缝合皮肤。

（4）Pick 间断缝合法：此种缝合方法是在间断缝合时，缝线通过深层组织，从而可消除死腔。但缝合后有时在缝合处有凹陷或酒窝样改变，影响术后形态效果。

（5）梯形间断缝合法（或称皮下组织重叠间断缝合）：对凹陷性有张力的伤口，可进行梯形缝合，以矫正凹陷。

（6）褥式缝合法：褥式缝合有水平褥式缝合和垂直褥式缝合两种。水平褥式缝合有助于对抗张力，使创缘接触面增大；垂直褥式缝合对创缘的血运影响较小。两者均可以使创缘略为外翻，并消除皮下死腔。多用于阴囊等处易内翻的伤口。

（7）连续皮内缝合法：将针从一侧真皮深层向浅层穿出，再从对侧真皮浅层向深层穿出打结。也可以自一侧皮内顺切口方向穿出，再从另一侧皮内穿出，以同样的方法两侧交替缝合，直到切口端收紧，然后缝线打结。皮内缝合后表皮对合无张力，表皮不必缝合，可减少缝线反应引起的增生瘢痕。皮内缝合可以用金属线，拆线时将金属线抽出。

（8）连续锁边缝合法：从一侧皮缘进针，另一侧皮缘穿出，针线从绕的线圈内穿出，拉紧缝合线再缝合下一针。连续锁边缝合数针，不必打结，因此缝合速度较快，常用于皮片移植的缝合。其缺点是如一处断裂，可使较长一段缝线松脱，因此有张力伤口缝合时不用。

（9）枕式缝合法：缝合方法与褥式缝合相似，并在两侧皮肤进针、出针处衬垫小纱布枕，以增大缝线与皮肤表面的接触面积，避免缝线局部张力过大。枕式缝合主要用于鼻尖、鼻翼及耳郭等立体器官结构修复时的两面压迫固定与塑形。

（10）双重连续缝合法：双重连续缝合是由浅层单纯连续缝合和深层单纯连续缝合叠加而成。

（11）环状缝合法：环状缝合是一侧创缘以较大针距穿入，另一侧以较小针距穿出，再从一侧创缘小针距穿入，从另一侧大针距穿出，打结。

（12）连续双重锁边缝合法：此法与连续锁边缝合相似，只是缝线从线圈内穿出后再从线圈内穿出一次，形成双重锁紧。双重连续锁边缝合可以防止因一处缝线断裂而引起的较长一段缝线松脱。

（13）连续褥式缝合法：连续褥式缝合有连续水平褥式缝合和连续垂直褥式缝合两种，这两种缝合由于易产生皮肤不平整，较少应用。

（五）包扎与固定

敷料包扎要求达到 3.33~4.0 kPa 的压力，良好的包扎应能保持 7~14 天。常用的包扎材料有无菌纱布、纱布绷带、各种胶布、通气胶纸、弹性绷带及弹力网套等；固定用材料有石膏夹板、牙科打样膏、热塑夹板、木夹板等，均可按需选用。

（1）一般包扎：创口覆以平整纱布，以疏松纱布压紧或填平凹陷，具有适当压力。也可用多条通气胶带减张粘贴，使切口处皮肤松弛，必要时外加绷带包扎，或以石膏固定。

（2）颜面部包扎：上面部包扎、单眼包扎、双眼包扎、单耳包扎、双耳包扎，还有半颜面、全颜面包扎，鼻部上唇、颌部包扎等。若把耳包扎在内，则耳前后需用纱布垫平后包扎。若把眼包扎在内，则眼部需涂眼药膏并覆盖油纱布，垫敷料后包扎。只用纱布绷带包扎时，应在外露耳、外露眼的上方，以及纵向放一纱布条，再做包扎。包扎完毕后，纱布条打结，使敷料压紧，再加胶布固定。全颜面包扎时，纱布条放于额正中打结。

（六）拆线

一般情况下重睑手术、除皱手术在术后 1 周左右拆线；下睑袋矫正术、面部瘢痕切除手术在术后 5~7 天拆线；乳房手术在术后 8~10 天拆线；关节部位及复合组织游离移植术等，在术后 10~14 天拆线。对老年人、营养不良者、切口张力较大等特殊情况，应考虑适当延期拆线。特殊情况可于术后 5~7 天先间断拆线，待 2~3 天后再全部拆除缝线。

三、术前准备

（一）术前准备内容

（1）确定适应证及禁忌证。

（2）术前社会美容心理状态的判定。

（3）病历采集。

（4）手术知情同意书（一式两份）的签署。

（5）排除体内潜在性疾病的存在。

若为大、中型手术，术前应进行系统检查，判断是否有手术禁忌证。若为老年人，则需预测其手术承受能力如何。局部专科检查需力求详尽、认真、仔细，充分了解局部畸形、缺陷及瑕疵的形成原因、部位、程度、范围和性质，周围组织的健全状况，实验室检查及其他辅助检查结果。小型手术一般只需检验凝血机制及血常规，大、中型手术则需进行系统的血液及有关肝、肾、心和肺功能的实验室检查和辅助检查。

（6）备血：对于较大手术中需输血者，术前应做血型鉴定及交叉配血试验，配好适量血液备用，也可采用自体血回输。

（7）术式选择与手术设计：美容外科医师必须具备良好的医疗道德，具有全心全意为美容就医者服务的思想，从实际出发，制订出一整套的治疗计划，为美容就医者解除痛苦。手术实施者要向美容就医者说明各种术式的优缺点和可能产生的术后并发症及其预防处理的原则，取得美容就医者术后积极主动的配合，以便使术后并发症发生率降到最低程度，这也是审美能力的实施过程。手术设计应简便、安全、可靠，且能满足美容就医者的要求。医师的每个治疗计划及设计都必须征求就医者的意见，得到就医者的理解及配合。

（二）手术区域准备

1. 发际内切口的手术

术前 3 天，可每天用 1/1 000 苯扎溴铵溶液洗头，术前剪去切口两侧 2~3 cm 宽的头发，其余头发扎小辫。

2. 眼部手术

术前 2~3 天，每天用生理盐水冲洗结膜腔，或滴氯霉素滴眼液，每天 3 次。但无须剃去眉毛和剪除睫毛。

3. 鼻部手术

术前 2~3 天用抗生素滴鼻液滴鼻，术前 1 天剃须，必要时剪除鼻毛。

4. 口腔手术

术前 2~3 天，用复方硼砂溶液漱口，术前应漱口刷牙。

5. 乳房手术

术前于立位设计切口线。

（三）术区消毒范围

1. 头面部

（1）全部头发，包括前额、两鬓及颈后皮肤。

（2）鼻部全面部皮肤及鼻前庭。

（3）口唇部、面部、口内及上胸部。

（4）其他按相关专业技术操作规程施行。

2. 颈部

由下唇至乳房乳头部，两侧至斜方肌前缘，或全颈部和胸背上部。

3. 胸部

胸部两侧过腋中线或腋后线，上过肩，下过脐，包括两侧腋窝。

4. 腹部

（1）上腹部：由乳头至耻骨联合两侧至腋后线。

（2）下腹部：上至肋缘，下至外阴部、大腿上 1/3 的前面与内侧。

5. 会阴部

耻骨联合部、外阴部、肛门周围、臀部及大腿上 1/3 内侧。

6. 四肢

以手术部位为中心，包括上、下、前、后四个邻区或受术的整个肢体，范围应较大。

（四）铺无菌巾、无菌单等注意事项

1. 无菌巾、单不可与周围的人或物品接触

巾、单的下界要遮至手术者的腰平面以下，如污染即需更换。

2. 先定好切口部位再铺单

先铺相对有菌区，后对侧；先铺外侧后铺内侧。铺单后，只允许将单子自手术区向周围稍移动，不允许自周围向手术区移动，以免污染手术区。

3. 无菌巾、无菌单大小

尽量应用稍大的单子，减少铺单数目。小单子要重叠盖好，以免散开，导致污染。

4. 手术切口铺单层数

切口四周至少有四层巾、单遮盖。术中一经浸湿，即失去无菌隔离作用，应重新加盖无菌巾、无菌单。

（五）不同部位手术铺无菌巾的要求

1. 头面部手术（额、颞、顶部）

需剖腹单1条、大单2条、中单1条、小无菌巾5块。铺单步骤如下。

（1）中单1条，双折置于美容就医者头下。

（2）小无菌巾4块，遮盖切口的四周。

（3）横置大单1条，双折盖于面部器械盘上。

（4）大单1条，双折铺于头部。

（5）铺剖腹单。小无菌巾1块，盖住器械盘。

2. 眼部手术

需中单2条，小无菌巾4块（或洞巾1块）。铺单步骤如下。

（1）同头面部手术（1），并用无菌巾包裹头部，以巾钳固定。

（2）用小无菌巾2块，于面部左、右各交叉铺小无菌巾1块，露出眼部（将鼻部另用纱布盖住）。

（3）额部（齐眉处）铺小无菌巾1块，盖住头以上部分，于无菌巾交叉点处，用2把巾钳固定。

（4）横置中单1条，盖住鼻以下部分，固定中单。

3. 鼻部手术

需大单1条，中单1条，小无菌巾4块。铺单步骤如下。

（1）同眼部手术（1）、（2），但需盖住双眼。

（2）用无菌巾2块，于面、颈部的左、右各交叉铺巾1块，以显露手术部位。无菌巾交叉点处，用巾钳固定。

（3）大单1条，铺盖全身。

（4）无菌巾1块，盖于器械盘上。

（5）口腔外手术，铺单法同上，但需另加大单2条，铺盖全身。

4. 腹部手术

需小无菌巾5块，中单2条及剖腹单1条。其铺单步骤依具体手术而定。

5. 颈部手术

需小无菌巾 8 块，颈部手术单 1 条，中单 3 条。其铺单步骤依具体手术而定。

6. 胸部手术

需小无菌巾 8 块，剖腹单 1 条，中单 9 条。其铺单步骤依具体手术而定。

7. 会阴部手术

需中单 1 条，小无菌巾 5 块，会阴手术单 1 条。铺单步骤如下。

（1）将中单双折置于美容就医者臀部下。

（2）将 4 块小无菌巾固定于手术区四周。

（3）医生及护士共同铺置会阴手术单。

8. 上肢手术

需大单 3 条，小无菌巾 6~8 块，无菌绷带，中单 2 条。其铺单步骤依具体手术而定。

9. 下肢手术

需大单 2 条、中单 3 条、小无菌巾 3~5 块、剖腹单 1 条、无菌绷带。其铺单步骤依具体手术而定。

四、术后处理

术后处理事项如下。

（1）就医者全身麻醉术后，清醒前应有专人监护，并在床旁备急救设备及器械。

（2）术后应注意敷料包扎情况，有无渗血、出血、感染等并发症迹象。对在美容门诊就医者，要详细交代有关注意事项，以便发生并发症时及时就诊，及时处理。

（3）术后是否需要卧床休息，休息的时间和卧床的体位视手术而定，以减轻肿胀反应和不影响伤口愈合为原则。

（4）术后酌情给予镇静止痛药物，以消除美容就医者的恐惧紧张心理。

（5）手术野暴露时间较长、解剖范围广泛、有感染可能者，可预防性应用抗生素。

（6）敷料的更换应视具体手术而定，小手术后可不必更换敷料直至拆线，但伤口有渗血者应及时查视，并清除血痂。更换敷料时，需动作轻柔，以减少操作中给受术者带来的痛苦。

（7）为减轻手术切口瘢痕增生，拆线后局部可继续应用透气胶带或弹力带减轻张力 2~3 个月，并进行软化瘢痕的综合治疗。

五、常用整形外科技术

（一）分次切除法

利用皮肤于牵伸拉紧后又逐渐松弛的特点，可以将体表任何部位的较大面积色素痣、血管瘤或瘢痕等行分次切除缝合。如一次完全切除，因创面太大，不易或不能拉拢缝合，若行植皮术则痕迹明显有损于外观。分次切除，即每次仅切除病变的一部分，切除量以保证创面可直接拉拢缝合为度。待皮肤恢复松弛后再行第二次切除。这样可使较大面积的皮肤病变，经过几次手术后得以完全切除而最终只遗留一条线状缝合痕迹。

切除方法：应在色素病变或瘢痕范围内顺皮纹做椭圆形切除，切除面积的大小应以创面可以拉拢缝合为准。切除后将创面周围的皮下组织充分潜行分离后缝合。缝合时，按美容手术原则，将皮下及皮肤细致缝合，若缝线瘢痕太宽，影响下次切除的组织量，最终影响手术效果。两次手术应相隔 6 个月以上，待皮肤恢复原有的松弛度后，再行第二次切除。若行皮肤提拉训练，则有利于第二次手术的良好闭合。

（二）"V-Y" 或 "Y-V" 成形术

"V-Y" 成形术常用于某些部位：如口唇、鼻小柱、眼睑、颈部等组织的延长或瘢痕的松解。在拟修整的部位设计 "V" 形切口，形成三角形皮瓣，将皮瓣滑行推进到预期的位置后缝合，缝合后的痕迹呈 "Y" 形，故名 "V-Y" 成形术。这种方法的基本原理是利用横向组织的松动性做纵向延长。同理也可行 "Y-V" 成形术。

（三）"Z" 成形术

"Z" 成形术，又称对偶三角形皮瓣易位术或对偶三角形皮瓣成形术，是在整形美容外科中应用非常广泛的一种基本修复方法。

"Z" 成形术的适应证。

（1）延长短缩的索条状组织；松解挛缩的张力线。

（2）减轻缝合切口张力。

（3）改变切口的缝合方向：其基本原理是利用切口两侧皮肤的松动性，通过位置的转变使组织向一个方向延长。

"Z" 成形术的基本方法是以组织挛缩线为纵轴，分别在轴的两端，向相反方向各做一斜线，形成方向相反的两个相连的三角形皮瓣，将两个皮瓣互换位置后缝合。因切口及缝合后的外形如英文字母 "Z" 故名 "Z" 成形术。"Z" 成形术后增加的长度与皮瓣的角度和皮瓣边缘的长度呈正比。临床上可根据实际需要设计单 "Z" 成形术或多个 "Z" 成形术。相等的挛缩线多个 "Z" 成形术比单 "Z" 成形术可以延长更多的长度。

（四）"W" 成形术

在瘢痕或病变组织的两侧行锯齿状切口，切除病变组织后交错缝合，形成连续的英文字母 "W" 形，故起此名。用以改变切口及皮下瘢痕方向线，避免直线缝合后的瘢痕挛缩。"W" 成形术与 "Z" 成形术不同，因无两侧皮瓣的易位，切口延长作用不甚明显，但可防止直线瘢痕挛缩，较适用于缝合切口及针迹瘢痕显著时的切除修复。

（马　旭）

第四节　医学人体美学的测量和评估

人是生物进化的最高产物，是地球上最高级的动物和完美的生命体，人体是地球上最美的形式之一，人体的轮廓、线条、质感和谐地结合成整体，呈现出无可比拟的美感。人体美学是将人体作为审美对象进行分析和研究的学科。广义的人体美包括由个体的气质风度和言谈举止等组成的内在美及由形体容貌和服装发型等构成的外在美，本章节仅讨论形体美和容貌美构成的狭义的人体美。

人体美的基础是健康的身体，只有身体各个部分生长发育正常，才能显示出体形美和容貌美，离开健康则人体美将无从谈起。人体美的前提是比例和谐，身体上的各个器官的比例只有符合美学标准，才能显示出整体的美。人体美的标准有种族差异和时代特征，比如东西方的审美观就有较大的不同，各个时代的审美标准又有明显的差异，我们需要从中寻找具有共性的规律。

一、黄金分割律

黄金分割律由古希腊数学家毕达哥拉斯发现，古希腊哲学家柏拉图将此称为黄金分割。黄金比例是一种符合审美标准的数学比例关系，如果使用黄金分割法将一条线分为两段，较短的一段和较长的一段之比等于较长的一段和整条线之比（图1-1），也就是全长和短段的乘积等于长段的平方，经过一元二次方程的数学计算后可以得到其精确值为 $\varphi = (\sqrt{5}-1)/2$，其解是一个不会循环的无理数，其近似值是0.618。这是一个充满魔力的数值，蕴藏着巨大的美学价值，广泛地出现在数学、建筑、美术甚至音乐领域内，有学者甚至夸张地认为，世界上所有能使人能产生美感的物品，几乎都符合黄金比例，将其称作"神的比例"。在人体上也有许多比例符合黄金分割，如脐位于整个身高的黄金点上、乳头线位于锁骨至腹股沟的黄金点上、肘关节位于上肢的黄金点上、膝关节位于下肢的黄金点上、面宽和面长的比、手宽和手长的比、内眦间距和内眦到面外侧缘的比等都近似于黄金比例。有学者认为，人体上的许多比例越接近黄金分割，就越漂亮，所以这一数值为美容外科的术前设计和术后评估提供了有力依据。

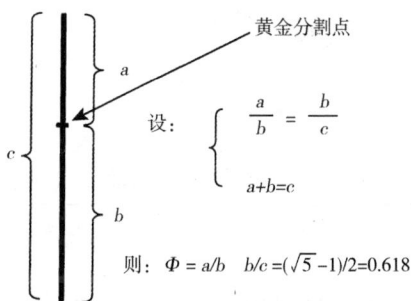

设：
$$\frac{a}{b} = \frac{b}{c}$$
$$a+b=c$$

则：$\Phi = a/b$ $b/c = (\sqrt{5}-1)/2 = 0.618$

图1-1 黄金分割示意

二、面部的美学测量和评估

容貌是人类个体识别的重要依据，容貌美是生命活动的重要体现，是人体美的主要表现和审美焦点，美丽的面容可以给个体本人带来自信，同时还能给周围的人带来愉悦的审美体验。研究证实不满周岁的婴儿就能对美丽的面容产生更多的关注，这种对美的趋向性喜爱是与生俱来的。虽然面部美丽的特征具有种族特点、时代特征和个体差异，但通常一张美丽的面容可以得到世界上大多数人的认同。难以用数字或语言来制订统一的容貌美丽的标准，然而美丽的面容有一些共同特征，主要表现在轮廓、五官和皮肤三大方面。

（一）面部轮廓的美学测量和评估

面部轮廓的美学标准包括骨性轮廓的比例恰当及软组织的适度丰满。

1. 骨性轮廓

由于所有的软组织都附着在颅骨的表面，所以头面部的骨性轮廓的形状、大小及比例是面容美的基础。亚洲人骨性轮廓的长宽比例较高加索人小，面中份及面下份比较宽大，有时需要对颧骨及下颌骨进行缩窄改型。常用的面部骨性影像标记点及平面见图 1-2，标记点及标记平面的中英文名称见表 1-1 及表 1-2。如图及表中所示，头面部有 14 个测量点和 5 个平面在美学测量中比较重要。

2. 面部轮廓

面部轮廓是由骨性轮廓和面部软组织共同组成的外貌效果。

（1）头面部常用的体表测量标记点见图 1-3，它们的名称及定位参见表 1-3。

法兰克福平面（FH）是常用的头面部定位平面，有许多实际意义。经鼻下点的 FH 平面垂直线与颏前点的关系：颏前点在此线后（3±3）mm，经鼻根点的 FH 平面垂直点与颏前点的关系：颏前点在此线（0±2）mm。

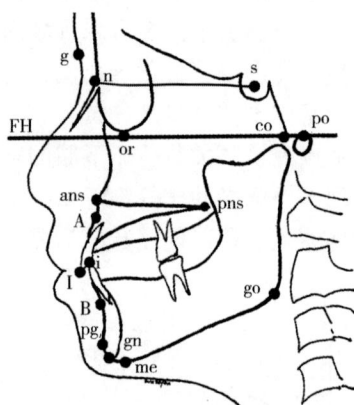

图 1-2　头影像测量标记点

表 1-1　头影像测量标记点

标记点	定位
蝶鞍点/sella（s）	蝶鞍的中心点
眉间点/glabella（g）	额骨最前突的点
鼻根点/nasion（n）	鼻骨和额骨的交界点
外耳道上点/porion（po）	外耳道上缘最高点，位置与颞下颌窝的上缘接近
眶下点/orbitale（or）	眶骨下缘最低点
前鼻棘/anterior nasal spine（ans）	上颌骨前面最凸点
后鼻棘/posterior nasal spine（pns）	上颚骨后缘最后凸点
上切牙点/Incision superius（I）	上颌正中切牙最下点
下切牙点/incision inferius（i）	下颌正中切牙最上点
上齿槽座点/A. subspinale（A）	前鼻棘与上齿槽缘点间骨部最凹点
下齿槽座点/B. supramental（B）	下齿槽突缘与颏前点间骨部最凹点
颏前点/pogonion（pg）	下颌骨颏部最前突点
颏下点/gnathion（gn）	下颌骨颏部最前下方点，大致在下颌颏部颏前点与颏点中间的位置
颏点/menton（me）	下颌骨颏部的最下点
下颌角点/gonion（go）	位于下颌角，为下颌骨降支后缘与水平下缘交点
髁点/condylion（co）	髁状突上缘最高点

表 1-2 头影测量常用平面

标记平面	定位
蝶鞍鼻根平面（SN）	蝶鞍点与鼻根点连线构成的平面，代表前颅底的长度。是决定中下面部结构关系的最关键的参考平面
法兰克福平面（FH）	外耳道上点与眶下点连线构成的平面，即眼耳平面（eye-ear plane），是国际公认的头部定位之标准平面
上颌骨平面/颚平面（PP）	前后鼻棘的连线构成的平面，表现了前后鼻棘的坡度及上颌骨的方向
咬合平面（OP）	指由上、下颌骨牙接触点构成的平面
下颌骨平面（MP）	经过下颌角点（go）和颏点（me）的切线构成的平面

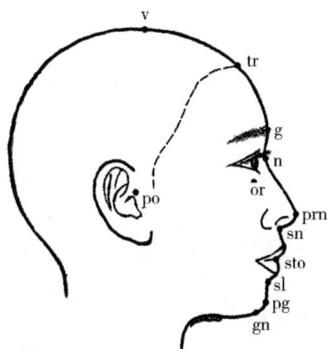

图 1-3 头面部常用的体表测量标记点

表 1-3 头面部体表测量标记点的名称及定位

标记点	定位
头顶点 vertex（v）	头顶部矢状面的最高点
发际点 trichion（tr）	前额发际与正中矢状面的交点
眉间点 glabella（g）	左、右眉弓之间在正中矢状面上最前突的点
鼻根点 nasion（n）	额鼻疑缝（额骨与鼻骨相交之处）与正中矢状面的交点。从侧面看是鼻背的最凹点，位于两侧睫毛连线上
眶下点 orbitale（or）	眶下缘最低点
外耳道上点 porion（po）	外耳道上缘最高点
法兰克福平面（FH）	为左、右耳屏点和眶下点构成的平面，即眼耳平面，是国际公认的头部定位之标准平面
内眦点 endocanthion（en）	上、下睑缘内侧端汇合之处（即内眦处）
鼻尖点 pronasale（prn）	鼻尖部最向前的突出点
鼻下点 subnasale（sn）	鼻小柱基部与人中上端的最凹陷交点
口裂点 stomion（sto）	上下唇自然闭合，口裂的正中点
唇下点 sublabial（sl）	下唇下缘与颏部上缘的交界线的正中点，是颏唇沟的最凹处
颏前点 pogonion（pg）	颏部正中线上最向前的突起点
颏下点 gnathion（gn）	下颌骨下缘最低点，也称为颏点，在头影测量分析中，颏下点和颏点是下颌骨上不同的2点

（2）面部的理想比例：我国很早就有关于面部"三庭五眼"的美学标准，它阐明了人

体面部纵横的比例关系。"三庭"是指将人面部横向分为 3 个等份，即从发际至眉线为 1 等份，眉线至鼻底为 1 等份，鼻底至颏底线为 1 等份（图 1-4）。由于鼻子的长度近似于耳的长度，所以一般认为从发际到颏底的距离等于 3 个耳或 3 个鼻的高度。"五眼"是指面部在眼水平线上，左、右耳孔之间的距离正好等于 5 个眼的宽度，即两内眦之间的距离为 1 个眼的宽度，从外眼角垂线至外耳孔垂线之间为一个眼的宽度（图 1-5）。事实上"三庭五眼"是一个比较粗略的标准，如果精确测量，其数值还是略有出入的。国内赵启明小组的研究结果显示，漂亮脸型的三庭比例为 1 010∶1 000∶989。国外的测量计算的结果是：发际点至眉间点（tr-g）平均距离为 55 mm，眉间点至鼻下点（g-sn）平均距离为 65 mm，鼻下点至颏点平均距离为 68 mm。

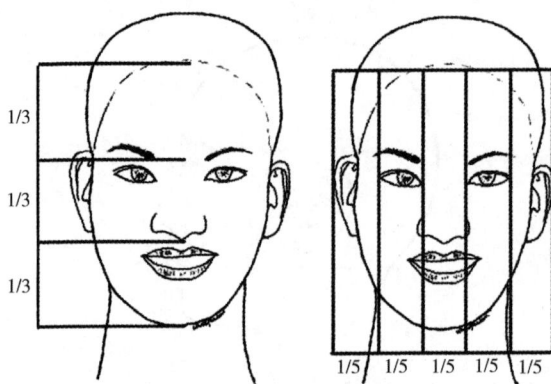

图 1-4　面部的三庭五眼

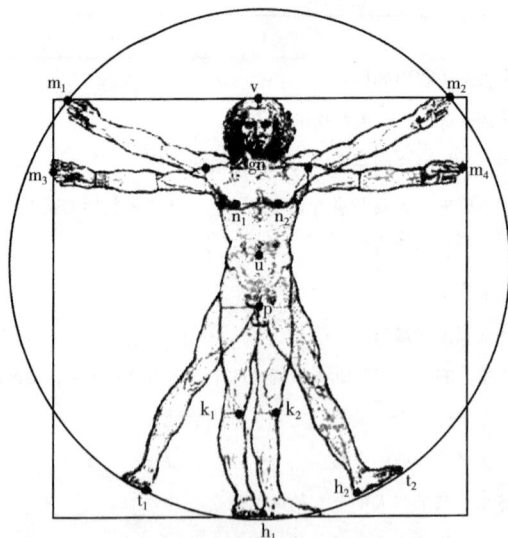

图 1-5　达·芬奇的人体比例作品《维特鲁威人》

面部比例的其他美学标准：横向二等分法，即内眦连线位于头面部的正中线上，从颅顶到内眦连线的距离＝从内眦连线到颏底的距离；横向四等分法，即头顶点至发际点的距离＝发际点至眉间点的距离＝眉间点至鼻下点的距离＝鼻下点至颏下点的距离；纵向四等分法，即面中线、角膜外缘线、面外侧线将面部平分为四等份。

面型对美貌也有影响，赵启明等测量了 500 余例中国年轻女性的脸型，将她们分为 8 种不同的脸型，其中椭圆脸和倒三角脸属于最漂亮的脸型。测量后显示漂亮面容的颞宽：面宽：下颌角间宽为 830 ∶ 1 000 ∶ 865。面部各器官的对称也是容貌美的条件，但事实上面部的左、右都有微小的差异，这种差异可以形成生动的面容美。有研究显示，单用 2 个左侧面或单用 2 个右侧面组成的面容，远不如原来的面容漂亮。所以，对称而略有差别才是最美的，有学者形象地比喻：左、右面部应该是姐妹，而不是双胞胎。

（3）面部软组织的容积。面部软组织的丰满是构成容貌美的重要条件，只有足够的皮下组织的支撑，才能体现出美丽的容貌。皮下组织容积的减少是衰老的重要特征，随着面部软组织减少及萎缩，面部开始出现凹陷和皱纹，有学者将此称作 4D：deflation（萎缩）、deterioration（衰退）、descent（下挂）、disproportion（比例失调）。所以，对于开始退缩的软组织，可以使用充填剂给予补充。

（4）面部各个区域的审美标准。①额部。额部应该平整光滑、宽度适中、曲线流畅、并有一定的凸度，过于低平或窄小的额头是不美观的。随着年龄的增长，额部会逐渐低平并出现皱纹。发际点到鼻根点的距离表现了前额的高度，参考数值是 65 mm。前额倾角为 6°～14°。②眶颧区。应该组织丰满而不过于凸出或凹陷，整个区域构成统一流畅的曲面，使颧骨隐藏在软组织内而不显现。这一区域是最早出现的衰老信号之一，随着年龄的增长，眶颧区逐渐出现低平甚至凹陷。③颊部。按目前的审美标准，略显消瘦的颊部可以使面中份缩小。颊部主要是由软组织构成，在皮肤的深层是腮腺和颊脂肪垫。颊部有酒窝会显得比较可爱，酒窝的位置在外眦向下垂线和口角线的交点。④下颌区。下颌骨和咬肌构成了面下份的宽度，如果下颌骨过宽，会影响整个面部的轮廓。从侧面看，下颌的颏下点应该位于鼻尖和唇前缘连线的延长线上。这是常用的基准线，即 Ricketts 审美平面，三点位于此平面上时被认为是标准的位置。颏部的美学比例有：上唇高：下唇颏高 = 1 ∶ 2；下唇和颏部连线上，最凹陷的部位是唇颏沟，通常认为此点应位于口点到颏点的上 1/3 处（实际测量位置略偏下），即鼻底至口裂线：口裂线至唇颏沟：唇颏沟至颏下 = 1 ∶ 1 ∶ 1。

（二）五官的美学测量和评估

面部五官的美除了它们各自符合美学标准以外，还需要五官之间的位置和比例需要符合面部的审美标准。

1. 眉的美学测量和评估

在面部所有器官中，眉毛的动作是最丰富的，其形状会随着表情而发生明显的变化，表现出个体的内心心理活动。此外，眉毛还可将眼衬托得更加明亮。眉毛的美学标准是左、右对称，毛发密集，眉呈弧形，眉峰最高，眉尾比眉头略高，女性的眉峰最高点位于眉毛的中外 1/3 交界处，男性的眉峰较女性靠内侧，最高点位于眉的中点附近。女性的眉以纤细深长、弧度柔和为美，男性的眉以浓密刚劲、棱角分明为美。

2. 眼的美学测量和评估

眼是心灵的窗户，人类使用眼进行各种情感的交流，目光中可以流露出灵魂的密码，所以眼的美在面部起到最重要的作用。从大小上说，一般都认为眼以大为美，如果再配以重叠的上睑（双眼皮）、长长的睫毛，则眼就更生动立体。从色泽上说，眼的美要黑白分明，东方人特有黑色虹膜配以瓷白的结膜，异常闪亮。从角度上说，外眼角比内眼角高比较漂亮。有关眼的一些美学测量标准如下。

（1）睁眼时上睑最高处位于上睑缘中内 1/3 交界处。

（2）睁眼时下睑最低处位于下睑缘中外 1/3 交界处。

（3）平视时眼裂高度（上、下睑缘间最宽处的距离）为 10~12 mm。

（4）上睑的睑缘覆盖角膜上缘 1~2 mm，下睑缘刚好贴在角膜下缘。

（5）眼裂的宽度（内眦至外眦的距离）为 30~36 mm。

（6）内眦间距为 30~36 mm。

（7）上睑缘与眉毛的距离 15~20 mm。

（8）内眦眼裂角呈 48°~55°，外眦眼裂角呈 60°~70°。

（9）重睑线在睁眼时宽度 2~3 mm，闭眼时宽度 6~8 mm。

3. 鼻的美学测量和评估

鼻是面部最突出的部位，在面容表现上首当其冲，有"五官之王"的美称。鼻的审美标准比较统一，均强调"正""挺""直"，首先是居中，位于正中线上，其次是笔直而挺拔。正面观，以鼻根部最窄，沿鼻背部向下逐渐增宽，至鼻翼部为最宽。女性的鼻子以小巧、柔和为美，男性的鼻子以直线刚性为美。有关鼻子的一些测量标准如下。

（1）鼻根点（n）位于眉中点（g）下方 4~6 mm，与睁眼正视前方时的瞳孔连线平齐。

（2）鼻的宽度（鼻翼外缘的间距）为 32~40 mm。鼻宽应等于内眦间距，实际测量显示约有 1/3 的人鼻翼外缘的间距略宽于内眦间距 1~2 mm；也有学者认为鼻的宽度等于鼻长的 7/10；鼻翼宽度等于两颧弓外缘间宽度的 1/4；鼻翼宽度等于口裂宽度的 2/3。

（3）鼻的长度（从鼻根点到鼻尖点）种族差异较大，欧美人为 60~75 mm，东亚人为 41~49 mm。鼻长应等于外耳的高度，但实际测量显示要略短于耳高数毫米。

（4）鼻根点至鼻下点（n-sn）的距离是鼻的底长，参考值是 53 mm。

（5）鼻尖的高度种族差异较大，欧美人为 23~26 mm，东亚人为 10~18 mm。

（6）两侧鼻翼下缘比鼻小柱下缘高 2 mm。

（7）鼻孔高度为 8~10 mm，鼻孔宽度为 5~7 mm。

（8）侧面观鼻背倾斜角度等于外耳的倾斜角。

（9）鼻额角，即侧面观鼻背线和前额的夹角，参考值 120°~135°。

（10）鼻面角，即侧面观鼻背线和冠状面的夹角，参考值 34°~36°。

（11）鼻唇角，即侧面观鼻小柱和上唇平面的夹角，参考值 90°~105°。

（12）鼻尖角，即鼻背线与鼻小柱线的夹角，参考值 85°~90°。

（13）鼻基底角，即鼻小柱线与眼耳平面的交角，参考值 5°~10°。

4. 耳的美学测量和评估

耳的美学标准首先是左、右对称，其次是大小和角度。外耳是结构最复杂的面部器官，由皮肤包裹耳软骨支架构成三维立体结构，包括多个解剖亚单位，如外耳门、外耳轮、对耳轮、耳轮脚、耳甲艇、耳甲腔、三角窝、耳舟、耳屏、对耳屏、耳屏间切迹、耳垂、达尔文结节（外耳轮后上部内缘的一个小突起）等。外耳的上缘与眉同高，耳郭下端与鼻小柱基底对齐。相关测量数据如下。

（1）耳长 62~65 mm，近似于鼻长，相当于面长的 1/3。

（2）耳宽 30~33 mm。

（3）外耳倾斜角等于鼻背倾斜角。

（4）颅耳角（耳郭与头颅侧面的交角），参考值为 30°～60°。

（5）耳甲后壁与颅侧面垂直。

（6）耳甲后壁与舟甲角垂直。

（7）耳郭上缘与颅骨间距<20 mm。

5. 唇的美学测量和评估

口唇的基本生理功能是进食和语言，对于人类由于其具有亲吻的特殊功能，所以体现了性感和爱，使其在人体美学中具有独特的地位。对唇的审美标准是对称、丰满、红润、柔软，由于东西方文化的差异，对唇的大小、厚薄的审美标准有所不同，我国古代以"樱桃小口"为美，现今的审美观也在逐渐接近西方，认为丰满稍大的口唇为美。动态的口唇是表情的重要组成部分，细微的活动即可表达丰富的心理活动。口唇的测量数据如下。

（1）口唇宽度为 45～55 mm；口唇的宽度等于鼻翼间距的 1.5 倍（实际测量显示大部分人略宽于此数值）、或等于两侧瞳孔中点的间距。

（2）明显的丘比特弓比较漂亮。

（3）人中宽度为 7～10 mm。

（4）上唇高度（鼻底至上唇下缘）为 19～26 mm，上唇唇红厚度 9～12 mm。

（5）下唇高度（下唇上缘到颏唇沟）为 16～21 mm，下唇唇红厚度 6～10 mm。

（6）口唇处于放松状态时，上切牙应微微露出。

（7）口唇处于微笑时，上切牙露出 2/3，下切牙露出 1/2。

（8）侧面观口唇的最前突点应该位于鼻尖点和颏下点的连线上。

（三）皮肤的美学评估

主要表现在皮肤的色泽和质地以及毛发的生长和分布等方面。

1. 皮肤的色泽

根据地区的不同，皮肤的色泽会发生变化。对中国人来说，皮肤以白为美，有"一白遮百丑"之说，所以漂亮的皮肤色泽应该是白皙亮丽的。对于一些喜欢日光浴或是户外劳动的人，皮肤的颜色会深一些，但是其色泽应该均匀一致，表面不应出现各种色素加深的色斑，或是色素减退的区域。

2. 皮肤的质地

由于皮肤内含有大量的水分和胶原，健康的皮肤质地应该柔软并有弹性，其表面一般没有皱褶和凹陷，在光的作用下，皮肤应该散发出特有的质感。随着年龄的增长，皮肤中的水分和胶原会逐渐丢失，其质地会慢慢下降，出现皮肤松弛、干燥、萎缩等变化。

3. 毛发的生长

皮肤的美还表现在毛发的生长方面，除了皮肤表面正常分布的汗毛之外，还有胡须、头发、腋毛、阴毛等体毛，这些毛发都有其特有的分布形状和方式。在男性，胡须及其他体毛加强了第二性征的表达。头发的稀疏也是年老的象征。

三、躯体的美学测量和评估

（一）理想的人体比例

人体美在很大程度上取决于身体的各个部分是否和谐匀称，以及它们是否符合相应的美学比例。在公认完美的人体上存在许多美学比例，早在许多年前达·芬奇就在他的作品《维特鲁威人》中，充分展示了完美人体的各种比例（图1-5）。从图中可以看出许多人体的标准比例：两手平伸时的指尖距离（$m_3 \sim m_4$）约等于身长（$v \sim h_1$），身长（$v \sim h_1$）等于8个头高（$v \sim gn$）或7个足掌的长度（$h_2 \sim t_2$），耻骨联合部（p）位于身长（$v \sim h_2$）的中点，脐点（u）恰好位于身长（$v \sim h_1$）的黄金点上，小腿长（$k_2 \sim h_1$）是头高（$v \sim gn$）的2倍，乳头间距（$n_1 \sim n_2$）等于头高（$v \sim gn$），肩宽是头长的1.5倍。从图中还可以看出，当四肢展开时，整个人体的四肢末点（$m_1 m_2 t_1 t_2$）基本位于以脐点（u）为圆心的圆周上。

还有一些在实践中总结出来的身体测量方法，如女性的三围的估算参考值=身高（cm）×0.535（胸围）/0.365（腰围）/0.565（臀围）；胸围接近于身高的1/2。人体的许多部位还体现出了几何美，如头部呈上大下小的椭圆形、躯干近似椭圆柱体、四肢接近圆柱体、乳房为半球形，而且几乎所有的体表都呈现出曲线和曲面美。此外，人体还存在对称美，如人体的绝大多数体表器官都呈现出左、右对称性，如面部的五官和四肢。

（二）头高法测量人体比例

艺术家在创作时常使用人的头高来衡量人体的各个部位，他们总结出：身高接近于8个头高，头顶至乳头线等于2个头高，膝关节至足跟等于2个头高，锁骨至骨盆上缘等于2个头高，脐孔到头顶等于3个头高，颈长等于1/3个头高，乳头间距等于1个头高。有些部位存在性别差异，如男性的肩宽等于7/3个头高，女性较窄，等于7/4个头高；乳头线至臀下缘在男性等于体宽等于7/3个头高，而在女性位置较低，为6.5/3个头高。

（三）高体重的关系

成年人身高与体重的协调也是人体美的一个条件，需要符合一定的比例，正常体重和身高的关系有多种计算方法。

1. 简单的计算方法

体重（kg）=［身高（cm）-100］×0.9。

2. 不同性别的计算方法

男性体重（kg）=身高（cm）-100；女性体重=身高（cm）-105。

3. 世界卫生组织的计算方法

男性体重（kg）=［身高（cm）-80］×0.7；女性体重=［身高（cm）-70］×0.6。

4. 复杂的计算方法

男性体重（kg）=50+［身高（cm）-150］×0.75+（年龄-21）÷5；女性标准体重（kg）=50+［身高（cm）-150］×0.32+（年龄-21）÷50。

（四）体重指数

体重指数又称作体质指数（BMI），是一个国际通用的体重和身高的关系参数，其计算方法为：BMI=体重（kg）÷身高（m）的平方，即 $BMI = kg/m^2$。对于20岁以上的成年人，体重指数的正常值是18.5~24.9，低于18.5为偏瘦，介于25.0~29.9为偏重、超过30.0为肥胖，如BMI高于35或40则可认为是中度肥胖或重度肥胖。

（马　旭）

第二章

激光美容手术

第一节　概述

一、激光对组织的汽化作用原理

激光与生物组织的相互作用通常可划分为 5 种主要类型：光化学相互作用、热相互作用、光剥蚀、等离子诱导剥脱和光裂解。激光热作用以生物组织局部温度的升高为重要特征，除此之外还使组织产生凝结、汽化、炭化及熔融等热效应。如果组织吸收大量光子后使生物分子和水分子的热运动加剧，局部组织温度升高，则为光的热效应。

各种激光在生物组织中的产热机制不尽相同。有些红外激光的光量子数较小，光子被组织吸收后只能引起生物分子振动和转动的加剧，并转化为平移能，从而致局部组织温度升高。这种直接使分子热运动增强的方式称为直接生热，例如二氧化碳（CO_2）激光照射组织即可直接产热。

一般说来，紫外波段和一些可见光波段的光量子数较高，它们被组织吸收后能将生物分子的电子激发到高能态，电子从高能态回到基态时释放出的能量可引起光化学反应，也可引起热效应。这种情况下的产热途径有两条：一是受激分子的无辐射弛豫，所释放的能量使周围分子热运动增强；二是高能态电子在回到基态的过程中，在其甚为复杂的众多能级之间分次逐级向下弛豫，每次释放较低量子的能量，从而使周围分子的热运动增强。连续波激光辐射造成的组织温度升高，在一定范围内是一种线性吸收过程，能量吸收越多，组织升温越高。

吸收光能后的组织温度升高 ΔT，与激光的能量 E 和组织的激光吸收量成正比，与光斑面积（πr^2）和组织的散热能力（分别为组织的厚度、密度和比热）成反比。对于一个光斑直径和功率固定的激光辐射，曝光时间与组织升温在一定范围内也呈线性关系，即曝光时间越长，组织升温越高。

短脉冲激光作用于组织产生的升温与连续波激光不同，一是因为激光照射时间极短，焦点处的热能来不及向周围扩散，因而计算升温时可不考虑组织的散热能力；二是由于组织对短脉冲激光的能量吸收不是一个线性过程，被组织吸收的光能并未全部转变为热能，一部分转变为机械能。

激光通过热效应对组织的损害与组织密度和升温直接相关，在同一组织，随着温度的升高，组织损伤逐渐加重。临床上可见到以下三种类型。

（一）光凝固

激光辐射造成组织细胞热致性凝固坏死，即为光凝固。其病理改变的肉眼所见为组织发白变硬，光镜下表现为组织结构模糊以至消失，HE染色后呈均匀的粉红色。人体各组织对激光辐射的反应和热损伤的耐受程度不一样。实验表明，在温度为70℃时，持续时间1秒即可造成人体皮肤的浅Ⅱ度烧伤。由于热扩散传导的存在，光凝固损害的范围与曝光时间有关，同样功率密度和光斑直径的激光束，曝光时间长者较时间短者造成的光凝固直径大。

（二）光汽化

用比造成光凝固更高能量的激光束照射组织，使之温度超过100℃，细胞内外的液体就会变为水蒸气，失水的细胞皱缩成微粒与水蒸气一起逃逸出去，这就是水的汽化。水的汽化有使组织升温稳定的趋势，直到水被完全汽化，组织温度才会继续上升。当温度骤然升到1 000℃以上时，软组织细胞可由固体直接变为气体，以烟雾的形式喷射出来，这种热效应称为光汽化。实际上，用连续波红外激光切割组织时，光汽化和水汽化是并存的。除骨皮质外，其他软组织都含有大量的水分。激光对组织的汽化作用与其波长有关，因为水对中、远红外有很高的吸收率，所以波长10.6 μm的CO_2激光和波长3 μm左右的氟化氢（HF）激光、铒钇铝石榴子石（Er：YAG）激光常被作为光刀切割组织，它们均有良好的汽化作用。由于光汽化组织的边缘常有光凝固的发生，因而光汽化切割活体组织很少出血。

（三）光炭化

当激光辐射使组织温度升高到300~400℃而不继续迅速上升时，组织可被烧焦变为棕黑色，即为光炭化。由于热能的传导与扩散，使用大功率连续波激光切割组织时，往往在切口边缘可见到光凝固与光炭化的组织；如果将连续波激光器改为极短的脉冲输出，这时组织切口边缘的光凝固和光炭化就会变得非常轻微。

二、常用于汽化的激光

（一）CO_2激光

连续波CO_2激光是最早用于治疗光老化的工具。然而，这一治疗方法的风险太大，其90%的能量施加在0.1 mm厚的皮层上，而热弥散所致的热凝固可深达1 mm，大量的热弥散可导致严重的组织损伤、焦痂形成、色素改变和纤维化，最终在创面形成明显的瘢痕。研究发现当激光能量密度使组织汽化的速度远高于热量扩散的速度，或脉冲间隔短至能将切除深度控制在每个脉冲10 μm时，组织中水分的高吸收系数可产生组织的精确切除和减小热损害滞留。脉冲CO_2激光的脉宽短于1 ms、能量密度超过5 J/cm^{2}时，对皮肤组织的穿透深度仅为20 μm，而热损伤则控制在100 μm的组织之内，远比连续波CO_2激光损伤少，因此脉冲CO_2激光很快取代了纯粹的连续波CO_2激光。

目前有几种CO_2激光可供使用，它们都能良好地控制组织的汽化深度。一类是真正的脉冲激光，每个脉冲的脉宽≤1 ms；另一类是通过扫描装置使连续CO_2激光快速而均一地从皮肤表面上扫过，使光斑停留在每一点上的时间不超过1 ms。Gross等比较了在同一对象采用连续超脉冲激光、连续扫描激光和脉宽极短的快速超脉冲激光三种不同激光磨削的效果，结果显示三种激光均可使大多数患者的皱纹明显改善，其疗效、术后红斑、患者的满意程度、治疗次数及其他副作用方面无显著差异。但这种治疗的最大问题是色素沉着。

（二）Er：YAG 激光

Er：YAG 激光的波长为 2 940 nm，具有准确的表面汽化功能。当每个脉冲能量高于 0.25 J/cm^2 而脉宽在数毫秒以内时，每个脉冲正好汽化约 1 μm 厚的组织并仅留有 2~4 μm 深的热损伤，所以 Er：YAG 激光具有仅汽化 1~2 层细胞的能力。Er：YAG 激光与 CO_2 激光相比有以下特点：

（1）Er：YAG 激光组织内水吸收率为 CO_2 激光的 10~15 倍。

（2）Er：YAG 激光汽化组织的能量阈值为 1.6 J/cm^2，而 CO_2 激光为 5 J/cm^2。

（3）Er：YAG 激光组织清除深度达 10~40 μm，热损伤仅 5 μm；而 CO_2 激光组织清除深度为 100~120 μm，热损伤为 50~75 μm。

（4）对麻醉的依赖小。

可见，Er：YAG 激光治疗的精确性、方便性和安全性显著优于 CO_2 激光，更适合于面部除皱，但疗效不如 CO_2 激光。Er：YAG 激光磨削术似乎对轻度光老化患者的治疗较理想。为达到脉冲 CO_2 激光相同的效果，治疗时汽化的次数要增多，但增加治疗次数使得止血成为一个问题，且不易判断损伤深度，使愈合变得更不可预测。可见，需要深度清除时 Er：YAG 激光的效率和可控性不如脉冲 CO_2 激光。

（王　涛）

第二节　激光重睑成形术

上眼睑眉弓下缘到睑缘间皮肤平滑，睁眼时无皱襞形成，称为单睑，俗称单眼皮。上睑皮肤在睑缘上方有一浅沟，睁眼时此沟以下的皮肤上移，而此沟上方皮肤则松弛，在重睑沟处悬垂向下折叠成一横行皮肤皱襞，称重睑，俗称双眼皮。在人们的观念中，双眼皮与单眼皮的差别是显而易见的，而事实上，两者间确实存在着美学、形态学及解剖学的差别。

一、病因病理

人类的单睑、重睑与遗传有关，一般终身不变。但也有少数人随年龄增长而有所变化，有的是随年龄增长到成年时，单睑逐渐变为重睑；有的是随着步入老龄，眼睑皮肤松弛下垂，将原来重睑的皱襞遮盖，而给人以单睑的外观印象。亚洲东部人群的眼形特点是单眼皮居多，眼裂较小，上睑有时显得臃肿，有些人同时呈现明显内眦赘皮，两眼内眦间距离较宽。而中老年人随年龄增大，眼睑皮肤松弛、下垂和臃肿更加明显。

二、症状和临床表现

年轻患者主要表现为单眼皮或内双，内眦赘皮，睑裂小。中老年患者由于眼睑皮肤老化、真皮胶原减少、弹性纤维断裂等，眼睑皮肤松弛下垂，甚至超过睑缘，遮盖部分睑裂，影响视野，松弛严重者睑缘被推移内翻，导致倒睫溢泪；过多的松弛皮肤堆积，上睑呈重力性下垂，眼睑皮肤变薄，无弹性，出现皱褶；外眦下垂，睑裂呈三角形；眼轮匝肌变薄，眶隔松弛，眶内脂肪膨出，上睑显现臃肿；眶周组织也可因老化而眉下垂，眼角出现鱼尾纹和鸡爪纹。

三、激光重睑成形术

（一）适应证和禁忌证

1. 适应证

①上睑皮肤松弛下垂，或上睑臃肿的单睑。②形态不美或双侧不对称的重睑要求修改者。

2. 禁忌证

①精神不正常或有心理障碍，期望值不切实际者。②有出血倾向及重要器官的活动性和进行性疾病者。③先天性或后天性的、急性或慢性的各种眼病没有控制者。④上睑下垂者。

（二）术前准备

（1）观察、记录上睑的形状、臃肿程度、皮肤松弛程度、泪腺有无脱垂以及有无内眦赘皮，常规做术前照相。

（2）术前谈话。

（3）检查血常规和出血、凝血时间，对中老年受术者需测血压和做心电图，如有异常则暂不宜手术。

（4）避开月经期和妊娠期施行手术。

（5）术前7~10天停服类固醇激素和阿司匹林等抗凝药物。

（三）手术步骤

1. 画线

重睑线一般取7~8 mm的宽度，用亚甲蓝画线，内端起自内眦，最高点位于上睑内中1/3交界处，然后平行于睑缘，达外眦部时可略斜向颞上方。皮肤松弛者，用无齿镊夹持皱襞线上方上睑皮肤，以睫毛略有挑动为度，画出第二条标志线。原为重睑但皮肤松弛者，应以原有的重睑皱襞线为基线。如原有的重睑皱襞过窄，可重新设计皱襞宽度。

2. 麻醉

2%利多卡因加适量肾上腺素（6~8滴）局部浸润麻醉，一般做切口线全长肌下注射1.5~2.0 mL。

3. 切除

切开用11号尖刀或小圆刀在距内眦5 mm处开始切开重睑线和去皮线全长，仅切开皮肤即可。如用激光直接切开，可能对切缘有热损伤，宜将切缘0.4 mm的皮肤剪除，避免术后切口瘢痕明显。受术眼滴表面麻醉剂，并放入金属眼罩；医者佩戴透光护目镜；激光刀具套无菌防护罩。Acuplulse超脉冲CO_2激光inciseFX模式，选择光斑直径为120 μm，每脉冲能量为250 mJ/cm^2，功率为5 W，频率为2~5 Hz。保持激光器手柄垂直对准治疗部位，距离皮肤0.2~0.5 cm，沿事先标记的重睑切口线一次性切开皮肤、皮下组织。沿上下切缘切开眼轮匝肌，将两条线间拟去除的皮肤和眼轮匝肌切除，尤其在内眦、外眦部位，否则将影响成形。要清晰暴露睑板上缘和内眦、外眦端，若睑板前脂肪和筋膜较厚可适当修剪，睑板上应留有薄薄一层结缔组织。肿泡眼的受术者，当剪除睑板前一条眼轮匝肌后即可见低垂的眶隔及脱垂的脂肪覆盖于睑板的上缘和前方，应将脱垂的眶隔及其中的脂肪组织一并切除。

4. 处理缝合

组织修剪完毕，创面干净，无明显出血，内眦部红肿（为注射局部麻醉药引起）。切口以 7-0 丝线常规挂睑板缝合。术毕切口涂少量眼膏，覆盖敷料，加压 24 小时。手术当天嘱冷敷，术后第 2 天换药，第 7 天拆线。

CO_2 激光在切割过程中能获得极好的无出血的切割效果，若见较粗的细小血管时，宜轻柔牵拉组织用低能量散焦激光先封闭血管，再切断血管。在切除组织时在该组织后面应当用湿棉签遮挡，阻止激光照射到后方组织，避免不必要的损伤。老年性上睑皮肤松弛整复术后肿胀较明显，需一定时间恢复。总之，激光重睑成形术止血效果良好，术野清楚，手术时间短，操作熟练者 30~40 分钟即可完成手术。

四、并发症

1. 感染

眼睑血供丰富，抗感染力强，同时超脉冲 CO_2 激光具有杀菌作用，术后感染极为少见。

2. 水肿和血肿

激光重睑成形术后眼睑淤青和血肿一般不会发生，但有一定程度的水肿，一般 1~3 周消退。

3. 瘢痕

不良的切割技术和粗糙的缝合都会造成明显瘢痕。上睑常规采用手术刀切开，避免采用激光直接切割皮肤，术后切口瘢痕与常规手术无异。

4. 双侧重睑形态不完全对称

因为术前设计、切除皮肤宽度、缝合位置、麻醉、出血肿胀等因素的影响，可能导致双侧重睑形态不完全对称。

（王　涛）

第三节　激光眼袋整复术

下睑皮肤、皮下组织、肌肉及眶隔松弛，眶后脂肪肥大突出形成的袋状突起称为眼袋。眼袋常见于 40 岁以上的中老年人，不论男女均可发生，它是人体开始老化的早期表现之一。由于下睑皮肤、眼轮匝肌、眶隔膜退变松弛，眶脂移位、脱垂等病理改变导致下睑组织不同程度的臃肿、膨隆或下垂，形如袋状的异常形态。一般跟皮肤松弛、眼轮匝肌肥厚、眶隔前筋膜薄弱及眶脂肪疝出等多种因素有关。

一、病因病理

由于眶内脂肪堆积过多或下睑支持结构薄弱而使原本的平衡改变时，眶内脂肪突破下睑的限制突出于眶外。眼袋的形成跟遗传有关，与年龄的增长导致皮肤和肌肉松弛也有关，另外睡眠不佳也是引起眼袋的原因。原发性眼袋往往有家族遗传史，多见于年轻人，眶内脂肪过多为其主要原因。继发性眼袋多见于中老年人，常常是综合性的表现。各种眼部感染，食物、药物或化妆品过敏等原因均可引起眼睑水肿，从而加重眼袋。眼袋不仅使人显得衰老、疲惫，严重的甚至影响视力。

二、症状和临床表现

临床上多根据眼袋形成的原因分为以下 4 型：①皮肤眼轮匝肌松弛型，表现为下睑皮肤松弛伴细小皱纹，眼轮匝肌松垂，有明显皱褶或眶下界呈弧形，眶隔脂肪疝出不明显。常见于中老年人。此型宜行皮肤径路眼袋整复术。②眶隔脂肪疝出型，表现为下睑膨出，皮肤、眼轮匝肌不松弛，眶周无明显皱纹。患者多较年轻，有家族遗传史。在疲劳、睡眠不足、妇女月经期时膨出明显。此型为激光内切口眼袋的最佳适应证。③单纯眼轮匝肌肥厚型，以微笑时明显，有的学者将之称为肌性眼袋。④混合型，临床上最多见，具备上述两种类型的表现。通常见于 40 岁以上的中老年人。此型宜采用皮肤径路眼袋整复术，其中轻中度者可行结膜径路激光眼袋祛除术。

三、激光眼袋整复术

激光眼袋整复术既可以采用结膜径路，也可以像上睑成形一样采用皮肤径路。本节主要介绍结膜径路法。

超脉冲 CO_2 激光用于眼袋整复术的优点有：①出血极少，激光切割的同时即可止血。②损伤小，超脉冲 CO_2 激光避免了不必要的热损伤，近乎获得冷切口的特性。③手术时间短，免去了止血的麻烦。④术后极少血肿、水肿，淤血较轻，恢复快。

激光器采用 Acuplulse 超脉冲 CO_2 激光，选择 inciseFX 模式，功率 5~200 W，光斑大小 120 μm。

（一）结膜径路法

1. 适应证

①眶隔脂肪疝出型眼袋。②混合型眼袋，但皮肤松弛不明显。③对下睑外切口有顾忌者。

2. 禁忌证

①全身重要脏器疾病或糖尿病患者。②出血性疾病患者。③精神状态异常者。④有感染性眼病者。⑤妇女在妊娠期、月经期。⑥对手术期望值过高者。

3. 术前检查

包括血常规、出血时间、凝血时间、心电图、胸部 X 线、血糖等检查，并检查视力。

4. 激光手术步骤

（1）术前标记：坐位观察眶隔脂肪疝出情况，标记范围，两侧对比。

（2）麻醉：患者平卧后，先用 1%丁卡因滴双眼 2 次。暴露下结膜囊后，行 1%利多卡因结膜下局部浸润麻醉。

（3）激光刀切开：激光光源于睑缘下 4 mm 切开结膜囊及其下组织，切口长约 1.5 cm。选择脉宽 1 ms，功率 5~8 W，光斑 120 μm。用镊子轻轻牵拉组织，依次暴露内、中、外脂肪团，用激光刀予以切除，粗大血管用光斑散焦凝固。比较两侧脂肪去除量，检查下睑平整程度。手术切口不必缝合。

（4）术毕用抗生素滴眼液冲洗结膜囊，下睑用敷料加压包扎 24~48 小时。

5. 注意事项

①暴露结膜囊要充分，治疗过程中应注意保护眼球。②激光切割时切口应平滑，避免损伤下斜肌。③内侧脂肪团中常埋有管径达 1~2 mm 的粗大静脉，可用激光散焦凝固止血，切忌直接用激光切断。④脂肪去除应适量，注意双侧对比，术后双侧形态应基本对称。

（二）下睑皮肤径路法

利用超脉冲 CO_2 激光代替手术刀，激光束聚焦在下睑睑缘下侧 1~2 mm 处，切开皮肤和眼轮匝肌，打开眶隔，眶隔后眶内脂肪即显露出来。用镊子轻提脂肪球，将激光束散焦对准其上血管进行凝固，随后将激光束聚焦切除脂肪。用同样的方法切除颞侧及鼻侧睑袋脂肪并切除多余皮肤，用 6-0 线缝合。

如伴有眼轮匝肌松弛者选择超脉冲 CO_2 激光连续波皮肤径路眼袋整复术。先按常规眼袋整复术方法切开下睑皮肤并分离至眼轮匝肌表面，然后在皮肤切口下 2 mm 用激光刀平行于皮肤切口切开眼轮匝肌，暴露下睑眶隔膜，用光刀打开眶隔膜，此时可见眶隔脂肪组织向前膨突，继续用激光刀切割、汽化脂肪组织。一般先处理中央脂肪团，再酌情处理内、外侧脂肪团。继而用光刀切除部分松弛的眼轮匝肌，缝合眶隔膜及眼轮匝肌，外侧可向外眦韧带处悬吊，以增加眼轮匝肌张力。剪除多余皮肤后缝合切口，下睑加压包扎，术后口服抗生素。

（三）激光眼袋整复术的优点

（1）良好的止血效果。术中出血极少，使医师的可视程度增加。一些重要的结构可以在相对无血的状态下进行剥离，手术操作更加容易。术后患者也很少出现瘀斑和血肿。

（2）手术很少或没有疼痛。

（3）术后恢复时间缩短。有对比研究表明，术后恢复时间可以缩短近 1/3。

（4）术后切口自然，无瘢痕形成。

（5）手术操作简捷方便。

因此，超脉冲 CO_2 激光是眼袋整复术的一种十分有效的工具。

四、并发症

（一）出血

激光眼袋整复术后出血非常少见，分为原发性出血和继发性出血。

1. 原发性出血的原因

①术中止血不彻底：血管直径小于 0.5 mm 时，可提高手具散焦凝固止血；对血管直径大于 0.5 mm 的血管则需缝扎止血。尤其在处理内侧脂肪团时，其上血管较丰富，形成网状，单靠激光凝固止血效果不确切。②凝血机制不全：如凝血酶原缺乏、原发性血小板减少、血友病等。③血压波动：尤其是有原发性高血压史者。④妇女月经期或使用避孕药。⑤使用激素：如肾炎或系统性红斑狼疮患者长期服用激素易使创面渗血。

2. 继发性出血的原因

①封闭血管的凝痂脱落，尤其在咳嗽、便秘时用力解便或体位变动时。②肾上腺素反跳。

3. 预防

①严格选择适应证，有出血倾向的患者应暂停手术。②麻醉时不应加入过多的肾上腺

素，以免药效过去后出现反跳性出血。③术中止血彻底，对于较粗的血管宜用结扎止血。④术后局部加压包扎24~48小时。

4. 治疗

轻度出血、血肿可予以加压包扎，1周左右热敷、理疗等促进吸收；严重的血肿应手术处理。

（二）感染

一般情况下，激光手术感染的机会少。引起感染的常见原因：①眼部自身的炎症，如结膜炎、沙眼、睑缘炎、睑板腺炎、睑板腺囊肿及泪囊炎等。②全身免疫功能下降，如糖尿病、上呼吸道感染或老年人。③外界混浊空气对眼的刺激。④用眼过度，眼肌疲劳。⑤饮食不当。应针对病因采用止血、消肿、抗感染治疗。

（三）眼鼻沟畸形

表现为鼻骨外方一条明显的沟槽，从内眦起延到眶下缘的中部，眼球下视时沟槽更明显，为眶隔脂肪去除过多所致。因此术中去除脂肪要适量，且术中应边观察边去脂，以免出现此并发症。

（四）其他

激光切割、汽化后创面坏死组织的液化吸收时间较长，因此伤口愈合时间延长。故对于皮肤径路的切口我们仍主张用手术刀或眼科剪剪开，以便对齐缝合，且切痕不明显。同时激光在汽化脂肪组织时所产生的高温液化物对结膜、角膜有少许刺激性。部分患者出现畏光、流泪等眼部不适，但一般较轻微，经氯霉素滴眼液滴眼1~2天消失。

（王　涛）

第四节　激光瘢痕磨削术

瘢痕是真皮损伤后组织异常修复的结果，是美容整形外科最棘手的问题之一。由瘢痕增生及挛缩而产生的畸形及功能障碍在临床中时常遇到，如何有效地防治瘢痕的增生及形成，一直是创伤修复领域的研究难点和热点。随着生活水平的提高及人们美容观念的转变，此类患者越来越多。

一、病因病理

瘢痕的发病机制复杂，目前还不十分清楚。瘢痕是人体创伤后，在伤口或创面自然愈合过程中的一种正常的、必然的生理反应，也是创伤愈合过程的必然结果。创伤修复有两种类型：一种是皮肤的表浅伤口，仅仅影响表皮，由毛囊、皮脂腺的上皮细胞起始，通过简单的上皮形成而愈合，修复后均能达到结构的完整性和皮肤功能的完全恢复；另一种是深达真皮和皮下组织的损伤，通过瘢痕来修复。瘢痕的本质是一种不具备正常皮肤组织结构及生理功能的、失去正常组织活力的、异常的、不健全的组织。瘢痕对损伤组织来说是一个不完善的替换，从机械角度看，抗张力性减弱；从营养角度看，形成了氧和营养物交流的障碍物；从功能角度看，则常常由于收缩和牵拉引起受损组织的畸形及功能障碍。如果瘢痕组织形成不充分，受损组织得不到正常的张力，由此可以引发许多并发症，如腹壁切口愈合的瘢痕薄弱，在腹内压的作用下可使瘢痕处重新裂开或腹内容物逐渐向外膨出而形成腹壁疝。相反，如果瘢痕过度形成，瘢痕突起发硬，色泽大多与周围组织不一致，造成严重的外形或功能上的障碍。

二、症状和临床表现

瘢痕的临床表现差异性较大，根据瘢痕组织学和形态学的区别，可以将其分为以下 4 种类型。

（一）表浅性瘢痕

表浅性瘢痕是指皮肤轻度擦伤，或浅Ⅱ度灼伤，或皮肤受表浅的感染后所形成的瘢痕，一般累及表皮或真皮浅层。临床表现为外表稍异于正常皮肤，表面粗糙或有色素变化，局部平坦、柔软，一般无功能障碍。随着时间的推移，瘢痕将逐渐不明显，因此不需要特殊处理。

（二）增生性瘢痕

凡损伤累及真皮深层，如深Ⅱ度以上灼伤、切割伤、感染、切取中厚皮片后的供皮区等，均可能形成增生性瘢痕。临床表现为瘢痕明显高于周围正常皮肤，局部增厚变硬。在早期因有毛细血管充血，瘢痕表面呈红色、潮红或紫色。在此期，痒和痛为主要症状，甚至因为搔抓而致表面破溃。在环境温度增高、情绪激动，或食辛辣刺激食物时症状加重。增生性瘢痕往往延续数月或几年以后，才渐渐发生退行性变化，充血减少，表面颜色变浅，瘢痕逐渐变软、平坦，痒痛减轻以致消失。增生期的长短因人和病变部位的不同而异，一般来讲，儿童和青壮年增生期较长，而 50 岁以上的老年人增生期较短；发生于血供比较丰富的部位如颜面部的瘢痕增生期较长，而发生于血供较差的部位如四肢末端、胫前区等的瘢痕增生期较短。增生性瘢痕厚度有时虽可超过 2 cm，但与深部组织粘连不紧，可以推动，与周围正常皮肤一般有较明显的界限。增生性瘢痕的收缩性较萎缩性瘢痕小，因此，发生于非功能部位的增生性瘢痕一般不致引起严重的功能障碍；而关节部位大片的增生性瘢痕，由于其厚硬的夹板作用，妨碍了关节活动，可引致功能障碍。位于关节屈面的增生性瘢痕，在晚期可发生较明显的收缩，从而产生如颌颈粘连等明显的功能障碍。

（三）萎缩性瘢痕

发生大面积Ⅲ度烧伤、长期慢性溃疡愈合后，以及皮下组织较少部位如头皮、胫前区等受电击伤后的患者，一般损伤较重，累及皮肤全层及皮下脂肪组织。临床表现为瘢痕坚硬、平坦或略高于皮肤表面，与深部组织如肌肉、肌腱、神经等紧密粘连。瘢痕局部血液循环极差，呈淡红色或白色，表皮极薄，不能耐受外力摩擦和负重，容易破溃而形成经久不愈的慢性溃疡。如长期时愈时溃，晚期有发生恶变的可能，病理上多属鳞状上皮癌。萎缩性瘢痕具有很大的收缩性，可牵拉邻近的组织、器官，而造成严重的功能障碍。

（四）瘢痕疙瘩

瘢痕疙瘩实质上是皮肤上的一种结缔组织瘤，是以具有持续性强大增生力为特点的瘢痕，其发生具有明显的个体差异。瘢痕疙瘩的特点：①全身因素，可能起主要作用，尤其是特异性身体素质，有时还表现出遗传的特点。大部分瘢痕疙瘩通常发生在局部损伤 1 年内，包括外科手术、撕裂伤、文身、灼伤、注射、动物咬伤、预防接种、粉刺及异物反应等。这些患者的瘢痕疙瘩常与皮肤损伤的轻重程度无明显关系，甚至轻微外伤，如蚊虫叮咬、预防接种等都可形成瘢痕疙瘩。因为损伤很轻微，许多患者的原发病史可能被忘记。②种族差异，据统计分析，深肤色人种的瘢痕疙瘩发生率较浅肤色人种高 6~9 倍，可能与促黑素细胞激素的异常代谢有关。③显著的好发部位，常见于胸骨柄、肩三角肌部、耳郭、下颌、上背部。④病变时间漫长，长势多年不衰，随病变进展，瘢痕超出原有基底逐渐向四周正常皮肤浸润扩大。

三、激光瘢痕磨削术

治疗瘢痕的方法虽然多种多样，但效果均不满意。目前较确定的增生性瘢痕治疗方法有手术治疗、机械压迫、放射治疗、硅胶薄膜敷贴、基因疗法、类固醇激素治疗、与细胞因子相干的治疗、中药治疗等。单一的治疗方法存在疗效不满意或不良反应严重的问题，目前较统一的主张是多种方法联合应用，进行综合治疗以提高疗效。因此，寻找治疗增生性瘢痕的方法仍然是一项艰巨的任务。

磨削治疗一直是人们探索的治疗方式之一，传统的治疗方法有手术切除、砂纸、钻头、普通 CO_2 激光或微晶磨削等，各有其优缺点。其中，激光具有单色性强、方向性强、能量密度大、相干性好四大特征，是一种不同于其他医用光技术的医疗技术，被广泛地用于医学的各个领域。激光的种类很多，随着激光技术的发展，已有多种激光用于瘢痕的治疗，在临床已取得良好的疗效，为瘢痕的治疗开辟了新途径。目前常用于治疗瘢痕的激光有超脉冲 CO_2 激光、掺钕钇铝石榴石（Nd：YAG）激光、Er：YAG 激光、脉冲染料激光（FPDL）、点阵激光以及治疗机理与激光相似的强脉冲光。

激光从以下几个方面对瘢痕进行治疗：①脉冲染料激光能选择性作用于皮肤的微血管，使血管管径缩小，减少瘢痕的供血，从而使瘢痕萎缩变平、变软及颜色变淡。②利用 CO_2 激光的强热作用使瘢痕组织汽化，达到治疗作用。③弱激光如氦—氖激光照射，可引起光化学效应和生物刺激作用，明显促进创面肉芽组织生长和表皮形成，同时可刺激成纤维细胞分裂，促进成纤维细胞合成胶原纤维，加快创面的愈合，从而减轻瘢痕增生的程度。这些作用都已经在烧伤瘢痕的临床治疗中被证实。用脉冲染料激光对深 Ⅱ 度烧伤创面进行照射治疗后，能明显改善早期瘢痕的外观，并能明显减轻深度烧伤瘢痕形成过程中伴随的瘙痒症状。

（一）常用于瘢痕治疗的激光器

1. CO_2 激光

CO_2 激光在医学上应用十分广泛，可通过光热作用切割组织。CO_2 激光为波长 10.6 μm 的远红外不可见光，能迅速被水吸收，使细胞内外的水分即刻加热并汽化，但连续过量的热传导导致了非特异性的周围组织损伤，易于出现增生性瘢痕等并发症。然而近年来出现的超脉冲 CO_2 激光经过技术革新，可用于萎缩性痤疮瘢痕的临床治疗，而且不易产生传统皮肤磨削术中色素沉着等并发症。超脉冲的设计使热的作用时间恰到好处，既提高了手术的安全性，避免瘢痕出现，又对皮肤有恢复作用。只是亚洲人的肤色易出现色素沉着，虽然国内已开展但不是很普遍，需筛选病例进行治疗。欧洲人开展得较早、较多，例如 Koosh 等自 1996 年 1 月始的两年中，用超脉冲 CO_2 激光治疗痤疮瘢痕 71 例，取得了机械磨削、化学剥脱以及其他美容方法所不能达到的疗效，且治疗后无增生性瘢痕形成。治疗中依据瘢痕形态和深度的不同，采用不同的换肤技术，能量密度为 300~500 mJ/cm²，较深的瘢痕可联合应用强脉冲治疗，一般病例经 2~5 次治疗，严重病例经 3~7 次治疗，可达到满意效果。

2. Er：YAG 激光

Er：YAG 激光过去主要用于除皱、治疗皮肤色素沉着等，近年来，有应用 Er：YAG 激光治疗瘢痕的尝试，报道最多的是应用 Er：YAG 激光治疗萎缩性瘢痕。Mezzana 等应用 Er：YAG 激光治疗多例萎缩性瘢痕，均取得较好疗效，外观有明显改善，且未发现严重不良反应。Er：YAG 激光治疗增生性瘢痕、凹陷性瘢痕疗效肯定，除了个别凹陷性瘢痕患者出现轻度色素沉着或轻度红斑外，未见其他严重并发症。Er：YAG 激光用于治疗烧伤后较轻微的瘢痕效果很好，其最大的优点是对于如眼周、鼻、嘴唇和手指等治疗不便的地方，用 Er：YAG 激光也非常便利。

3. 585 nm 脉冲染料激光

通过 5 年的使用，Liew 等认为 585 nm 脉冲染料激光对瘢痕疙瘩的治疗效果是肯定的，它选择性地攻击病理性瘢痕的靶器官——血管。Konno 等用 585 nm 的脉冲染料激光治疗增生性瘢痕，取得了很好的疗效。585 nm 的脉冲染料激光可以被血红蛋白选择性吸收，可以加热局部皮肤的血管，引起局部缺血和胶原的降解；还通过抑制 TGF-β 的表达和瘢痕中成纤维细胞的凋亡使瘢痕缩小，有效地改进瘢痕的柔韧性、皮肤的纹理，同时还减少治疗后红斑的出现，但应注意治疗后的皮肤色素沉着。

4. Nd：YAG 激光

Nd：YAG 激光可以选择性地抑制胶原的合成。1988 年 Sherman 等报道了 20 例 Nd：YAG 激光治疗瘢痕的临床效果，方法是以连续 1 064 μm Nd：YAG 激光照射，功率 20~70 W，照射时间 0.2~0.3 s，距离 0.5~1 cm，以瘢痕局部颜色变白为准，每隔 3 周治疗 1 次，经过 2~5 次治疗，有效率达 95%。

Versapulse 可调脉宽 Nd：YAG 倍频激光系统波长 532 nm，其脉冲宽度 2~10 ms 可调，治疗血管性病变疗效较理想。使用 Versapulse 可调脉宽 Nd：YAG 倍频激光治疗瘢痕，瘢痕内的血红蛋白吸收激光，损伤瘢痕内血管，抑制瘢痕的增生。有学者用 Versapulse 可调脉宽 Nd：YAG 倍频激光治疗增生性瘢痕 72 例，其参数为：脉宽 7 ms 或 10 ms，光斑 3 mm，能量密度 12~15 J/cm²，最大可达 20 J/cm²，照射 1~2 遍。多数患者治疗 2~3 次，少数患者治疗 5~6 次，治疗间隔 2~3 周。激光照射后，瘙痒、疼痛症状明显缓解或消失，红色瘢痕颜色接近稳定期瘢痕，瘢痕变得柔软、缩小，表面平整、光滑，对增生期瘢痕可抑制其生长。另外，还可以联合应用 CO₂ 激光与脉冲染料激光来治疗瘢痕，可获得更加明显而持久的治疗效果。方法是用 CO₂ 激光汽化、脱掉瘢痕表皮后，再用脉冲染料激光照射局部。

5. 强脉冲光

强脉冲光属于普通非相干光，但具有能量高、波段相对集中、脉宽可调等特点，其治疗机制和激光相似，也是依照选择性光热作用理论，具有和激光相似的生物学功用。强脉冲光穿透皮肤，并被组织中的色基以及血管内的血红蛋白优先选择吸收后，光能转化为热能，产生光热效应，血红蛋白则会变性、凝固，同时损伤扩张的毛细血管内皮细胞，最终导致血管的闭塞退化，从而抑制血管增殖，进行血管靶向治疗。强脉冲光在血管性病变的临床治疗中取得了很好的效果，同时通过抑制瘢痕内的血管抑制瘢痕的增生。强脉冲光还可以抑制组织氧合作用，导致胶原降解和胶原酶释放，使瘢痕胶原及黏蛋白合成水平下降，对成纤维细胞的生长具有抑制作用，使瘢痕变平、变白、变软，恢复到接近正常表皮状态，是目前治疗增生性瘢痕和瘢痕疙瘩安全、可靠、有效、理想的方法。治疗瘢痕一般选用 570 nm 或 590 nm 波长，脉宽 15~25 ms，能量密度 35~50 J/cm²。Bellew 等比较了强脉冲光和脉冲染料激光的临床疗效，发现两者效果相近，但是强脉冲光不良反应相对较小，安全性较好，患者更容易接受。

6. 点阵激光

点阵激光与传统的有创激光磨削不同，点阵激光治疗后，皮肤上出现矩阵样排列的微小损伤区，基于选择性光热作用理论，创建可控的宽度、深度和密度。这些受控的组织加热损伤区与周围间隙处正常的皮肤组织可形成微型网状结构，使表皮和真皮具有活力，并加快治疗区的修复，不易留瘢痕。

病理性瘢痕治疗水平的提高有赖于人们对瘢痕形成机制的认识。相信随着分子生物学技术的发展，在细胞分子水平进一步阐明病理性瘢痕的形成机制，病理性瘢痕的治疗必将会取得新的突破。新的药品和治疗手段的出现，不仅具有临床治疗价值，而且对于病理性瘢痕形成机制的认识也具有启发意义。目前，病理性瘢痕的治疗方法较多，但是，单一的治疗方法存在疗效不满意和不良反应严重的问题，较统一的主张是多种方法联合应用，进行综合治疗以提高疗效。激光治疗瘢痕的原理是利用激光的烧灼、汽化、切割、凝固及散焦等特有作用，去除瘢痕组织或损伤瘢痕内血管，抑制胶原合成和细胞增殖，诱导细胞的凋亡，以达到对不同种类及不同部位瘢痕的治疗目的。激光技术治疗瘢痕疗效已经肯定，不良反应较轻，在面部瘢痕的早期美容修复方面具有明显的优势。

应用适当的激光治疗不同类型的瘢痕不但可以提高疗效，还可以减轻不良反应及并发症。Nd∶YAG 激光适用于治疗增生性瘢痕，脉冲染料激光和可调脉宽 Nd∶YAG 倍频激光适用于治疗增生性瘢痕、瘢痕疙瘩，超脉冲 CO_2 激光和 Er∶YAG 激光适用于治疗浅表性瘢痕。强脉冲光对于病理性瘢痕也有很好的治疗效果，既可以独立应用，又可以和其他方法配合使用。各种激光的临床疗效均有局限性，应根据瘢痕的类型、瘢痕的不同时期制订综合的治疗方法。

但由于激光存在穿透深度有限、治疗费用贵、疗程长等缺陷，目前还不适合大面积瘢痕的治疗。再者，激光技术的问世和临床应用时间较短，对其治疗瘢痕的作用机制的深入研究较少，激光作用于病理性瘢痕后，其组织中的成纤维细胞、毛细血管和细胞外基质等的变化规律也有待于进一步研究。

（二）浅表性瘢痕的治疗

浅表性瘢痕是临床上很常见的一种稳定成熟性瘢痕，分为凹陷瘢痕和微凸出皮面瘢痕（微凸出皮肤表面 1 mm 以内）两大类，包括手术伤口缝合瘢痕、擦伤挫伤瘢痕、浅度烧烫伤瘢痕等，多因皮肤轻度损伤，或浅Ⅱ度烧烫伤，或受浅表感染后所形成，一般累及表皮和真皮浅层。临床表现为表面粗糙，偶有色素改变，局部柔软，微凸出或凹陷于周围正常皮肤，一般不影响功能，但影响美观，可采用点阵激光治疗。

1. 治疗过程

超脉冲 CO_2 激光和 Er∶YAG 激光适用于治疗浅表性瘢痕。术前表面涂敷利多卡因凝胶可有效防止或减轻疼痛。治疗中依据瘢痕形态和深度的不同，采用不同的换肤技术，能量密

度为 $300 \sim 500 \ mJ/cm^2$，较深的瘢痕可联合应用强脉冲光治疗。一般经 $2 \sim 5$ 次治疗，严重的病例经 $5 \sim 7$ 次治疗，可达到满意效果。

2. 治疗体会

Sulimov 等提出激光治疗后术区喷射特制的低浓度盐水加局部涂抹润滑膏可显著减轻红斑、刺痛、瘙痒等症状。Mortensen 等也报道，他们在对患者进行激光治疗后，给予局部涂抹保湿软膏（其中含有与人体皮肤中脂肪、类固醇成分近似的物质），结果显示激光治疗后渗出明显减少，术后感染率明显降低。邹勃生等对 38 例患者行激光磨削治疗后，创面外用湿润烧伤膏 $1 \sim 2$ 周，随访 $3 \sim 6$ 个月，结果显示，一次治疗痊愈 14 例，显效 6 例，有效 4 例；二次治疗痊愈 8 例，显效 4 例，有效 2 例，总有效率 100%，无一例出现瘢痕增生、色素加深及感染；说明面部瘢痕激光磨削后创面使用湿润烧伤膏能促进创面愈合，无明显不良反应，且使用方便，效果良好。李康英等在重组人表皮生长因子（rh-EGF）促进激光烧灼表皮组织修复的实验研究中用 CO_2 激光汽化兔背部皮肤的表皮层，造成浅 II 度烧伤创面，其中治疗组给予术后常规换药加局部喷洒 rh-EGF，对照组不喷洒 rh-EGF。结果治疗组创面出现上皮化至完全愈合的时间较对照组快 2 天，有显著性差异（$P<0.01$），表明激光术后创面应用 rh-EGF 能有效地缩短疗程，具有促进表皮细胞增殖分化、加速表皮层生长的作用。通过术后避光保护，结合外用防晒霜（SPF15～20），口服维生素 C、维生素 E，可进一步减轻色素沉着的发生。在出现色素沉着后，也可在面部色素沉着区涂搽 0.1%氢醌软膏或 0.025%维 A 酸膏治疗，可恢复到正常肤色。点阵激光治疗后至少应防晒 2 周，应用美白乳膏可预防或减少色素沉着的发生。

（三）增生性瘢痕和瘢痕疙瘩的治疗

瘢痕疙瘩及增生性瘢痕是以胶原纤维等细胞外基质过度产生和沉积为特征的皮肤纤维化疾病，临床表现为长时间显著的瘢痕增生。局部增生局限于病损区域内者称为增生性瘢痕，超出原损伤范围不断侵袭周围正常皮肤者称为瘢痕疙瘩。

1. 增生性瘢痕的治疗

（1）脉冲染料激光：肥厚、红肿、伴有瘙痒症状的早期增生性瘢痕可用脉冲染料激光进行治疗。采用 Cynergy 血管工作站，波长 585 nm，能量密度为 $6.0 \sim 7.5 \ J/cm^2$（7 mm 光斑）或 $4.5 \sim 5.5 \ J/cm^2$（10 mm 光斑），脉宽 2.0 ms，脉冲相互毗邻但不重叠。脉冲染料激光照射后瘢痕颜色变暗，部分出现紫癜，表面扩张的毛细血管即刻收缩。对于肤色较深的患者以及前胸等皮肤脆弱的部位，激光的能量密度需降低 10%。在脉冲染料激光的照射下，患者会感受到类似皮筋击打一样的刺激感。治疗后 $15 \sim 30$ 分钟内受热的皮肤会感到轻微的皮肤晒伤感。

（2）汽化性激光：单独应用 CO_2 激光和 Er：YAG 激光等汽化性激光治疗增生性瘢痕，复发和加重的风险比较大，因此一般在临床上常联合应用脉冲染料激光及汽化性激光进行治疗。铒激光波长为 2 940 nm，组织内水的吸收率高（是 CO_2 激光的 $10 \sim 20$ 倍），剥脱更为准确，对于周围组织热损伤小，色素沉着发生率低，但是其较 CO_2 激光的穿透深度低，有限的热损伤区对胶原的刺激较差。虽然光斑重叠能够弥补此缺陷，但是由于其缺乏热凝止血作用造成的渗血给激光治疗术后创面的护理带来不便，因此在临床上更偏向于应用 CO_2 激光进行增生性瘢痕的剥脱。超脉冲 CO_2 激光选择能量密度 $300 \sim 500 \ mJ/cm^2$，功率 $5 \sim 7$ W，光斑 1.3 mm；脉冲染料激光（585 nm）选择能量密度 6.5~7.0 J/cm²，光斑 7 mm，脉宽 2 毫秒。CO_2 激光使其表皮剥脱至瘢痕高度的基本平皮面，之后立即行脉冲染料激光治疗。疗程间隔 1 个月，平均需要 3~5 个疗程。

（3）等离子体技术：传统激光和物理磨削方式主要针对瘢痕表面的平整度处理，在皮肤深部的热刺激是不甚理想的，其胶原刺激和胶原重塑作用较差。传统激光和物理磨削方式都会造成皮肤组织的物理缺损，使得皮肤色素沉着的风险大大增加。等离子体技术不同于激光和其他普通光能，通过等离子能量对皮肤产生热作用，其主要特点是不需要和皮肤色基相作用，也不汽化组织，完整保留分离的表皮，利用它作为天然的敷料，可促进瘢痕修复，从而具有显著的优越性。应用 plasma 治疗部分增生性瘢痕患者，可以观察到瘢痕在高度、色泽等外观方面的改善。

根据瘢痕的部位、深浅、时间长短及皮肤角质层厚度不同选择合适的治疗模式及治疗参数（以飞顿公司生产的 micro-plasma 仪器为例）。

1）滑动 tip：宽度 10 mm，像束排数为 6，每排 38 针。适用于深度<0.5 mm 表浅瘢痕的治疗，既有剥脱作用，又有热作用。tip 紧贴皮肤处为射频热效应，前后两端未接触皮肤处为 plasma 剥脱效应。

2）固定 tip：直径 12 mm，像束点之间的间距为 1 mm，适用于深度>0.5 mm 瘢痕的治疗。

3）套管 stationary tip：内置弹簧，利用弹簧的弹力及皮肤的弹性，使 tip 自然贴合皮肤，产生明显的 RF 热效应。热作用相对更多。

4）不带套管 tip：热作用弱，剥脱作用相对较强。

治疗 tip 使用技巧：保持 tip 与皮肤的平行接触，轻按；以 2 秒滑行 10 cm 距离的速度治疗；滑动方向从水平→垂直→多个方向滑动，保证皮肤组织均匀受热，不能在同一轨迹往返滑动。

术后用药：术后 7 天内，应保持创面干燥，防止创面感染，并且每天在创面涂抹金霉素软膏 2 次。创面的结痂应让其自然脱落，不可强行揭下痂皮，防止出血和感染。

2. 瘢痕疙瘩的治疗（仅以耳部瘢痕疙瘩为例，其他部位慎用）

（1）治疗步骤：①切割瘢痕疙瘩，用较大功率（27~30 W）的激光，于距瘢痕疙瘩与正常组织的基底部 0.5 cm 处，将肿块完整切割（此步骤操作时，应与正常组织之间留有足够的安全距离，防止灼伤正常组织）。②汽化、炭化瘢痕疙瘩基底部，用稍大功率（23~25 W）的激光汽化、炭化瘢痕疙瘩基底部，使基底部与周围正常组织齐平。③治疗结束后，创缘表面涂一层金霉素软膏，用于保护创面。

（2）治疗体会：①治疗瘢痕疙瘩的激光参数较增生性瘢痕大，最好选用大光斑、高能量，以达到一定的治疗深度。②治疗指征均为瘢痕表面变苍白。③治疗范围包括整个瘢痕疙瘩，但瘢痕疙瘩患者均有瘢痕体质，应注意避免皮损边缘造成新的损伤。④红色瘢痕效果更佳，这与激光选择性损害瘢痕组织中的血管有关。⑤瘢痕疙瘩较增生性瘢痕治疗次数多，痊愈率低，复发率高。

（四）萎缩或凹陷性瘢痕的治疗

萎缩或者凹陷性瘢痕多见于痤疮后，治疗方法很多，如化学剥脱、外科切除、磨削、植皮和皮肤扩张器手术等，但这些方法的疗效不甚理想，有严重的不良反应，如术后感染、瘢痕加重和色素变化。尤其是亚洲人群，Ⅲ型或Ⅳ型皮肤居多，色素沉着是其主要的不良反应，可持续几个月。激光换肤用于治疗皮肤瘢痕（包括痤疮瘢痕）已经被大多数人所接受，这种激光主要包括剥脱性、非剥脱性及点阵激光。过去认为传统的剥脱性超脉冲 CO_2 激光是治疗痤疮瘢痕的金标准，但是创面大，恢复慢，并发症多。Cooltouch Ⅲ激光是一种较有代表性的非剥脱激光，治疗面部痤疮凹陷性瘢痕疗效显著且非常安全，不影响患者的日常生活和工作。CO_2 点阵激光的疗效和传统超脉冲 CO_2 激光接近，同时降低了并发症的风险。点阵 CO_2 激光传统用于痤疮瘢痕和光损伤皮肤的烧灼重建，可以显著改善风险预测。另一方面，非剥脱性装置是更安全的，但有效性较差。剥脱性点阵激光治疗的发展改善了传统剥脱性和非剥脱性装置设备的缺点。

剥脱性点阵激光的治疗过程：治疗前，嘱患者清洁面部，外涂复方利多卡因乳膏（2.5%利多卡因和2.5%丙胺卡因 50 mg），封包 1 小时。术前将表面麻醉药除去。采用的 CO_2 点阵激光为美国科医人公司的 Ultrapulse Encore，手具为 Deep FX。激光参数：能量 10 mJ，密度 10%，频率 300 Hz，时间间隔 0.5 秒。治疗时垂直对准皮肤开始逐个光斑治疗，光斑重叠 1/3，重点部位重复照射治疗 2~3 遍，术后局部外用重组人表皮生长因子，无须包扎，保持创面干燥，配合冰敷至少 30 分钟。治疗后皮肤发红，有灼热感和疼痛。术后第二天创面基本退红结痂，患者可以轻柔地清洗治疗部位。48 小时内禁止化妆或使用功能性化妆品。术后严格防晒，建议使用 SPF30 以上的防晒霜至少 3 个月。

（五）激光治疗的并发症

激光治疗出现的并发症一般都是一过性的，很少出现永久性的并发症。非剥脱性激光由于不破坏皮肤的角质层，因此治疗后皮肤无渗出、结痂、水疱等现象，也无感染、炎症、瘢痕等并发症。剥脱性激光将表皮点状剥脱，会出现红斑、水肿、色素沉着等短期的并发症。①疼痛：最常见的并发症，一般于 10~60 分钟内缓解，不同设备治疗引起的疼痛程度可能不同。②红斑：治疗后 1 小时皮肤可发红，如被阳光暴晒后，可持续 5~7 天。③水肿：选择高能量治疗时，会引起皮肤轻度水肿，于 1~3 天自行消退。④脱皮：随着皮肤的进一步修复，含有色素细胞的表皮层脱落，皮肤会出现轻微的脱皮现象，持续约 2 周。⑤皮肤炎症：如痤疮样皮疹、单纯疱疹病毒（HSV）感染、脓疱疹等。⑥炎症后色素沉着：单次过大剂量对深色皮肤易导致炎症后色素沉着，主要与点阵密度相关，发生率为 12.4%。

（王　涛）

第五节　激光悬雍垂腭咽成形术

一、概述

激光悬雍垂腭咽成形术主要用于治疗阻塞性睡眠呼吸暂停低通气综合征（OSAHS）。OSAHS 是指睡眠时上气道塌陷阻塞引起的呼吸暂停和低通气，伴有打鼾、憋气、睡眠紊乱、频繁发生的血氧饱和度下降、CO_2 含量增高、血压升高、心率减慢（或心律失常）、白天嗜睡等。目前 OSAHS 发病呈上升趋势，发病率 1%~4%，尤其是 65 岁以上老年人患病率达 20%~40%。

（一）社会危害

鼾声扰民，影响家庭幸福，交通和安全生产事故上升；儿童打鼾会影响智力及身体发育，导致身体素质下降。

（二）自身损害

儿童出现面容变丑、鸡胸畸形及智力发育障碍等。成人因长期缺氧，全身各脏器损伤严重，出现顽固性头痛、高血压、冠心病、脂肪肝、血糖升高、老年性痴呆，女性显得特别衰老，男性出现性功能减退，严重者可出现心脑血管意外而发生猝死。解除上气道结构性异常是治疗 OSAHS 的主要方法。

二、病因病理

各种原因引起的气管平面以上的上呼吸道狭窄都可以引起打鼾甚至呼吸暂停，具体包括鼻中隔偏曲、鼻息肉等引起的鼻部狭窄，扁桃体肥大、软腭松弛、悬雍垂过长引起的咽部狭窄，舌体肥大、舌根部肿瘤、小颌畸形、肥胖或过度疲劳引起的舌后坠；小儿多见于腺样体肥大。其发病机制可能与睡眠状态下上气道软组织、肌肉的塌陷性增加，睡眠期间上气道肌肉对低氧和 CO_2 的刺激反应性降低有关，此外还与神经、体液、内分泌等因素的综合作用有关。

三、临床表现

患者通常表现为睡眠时张口呼吸、严重打鼾和反复出现的呼吸暂停，以至于反复憋醒，睡眠不宁。经常发生夜间心绞痛及心律失常。严重者恐惧睡眠，夜间多梦、多尿，儿童容易出现遗尿症状。醒后头痛、头晕，口干舌燥；白天疲乏无力、困倦、嗜睡，甚至在工作开会或者驾驶时入睡；记忆力下降，反应迟钝，工作学习能力下降；性功能减退等。儿童多动，注意力难以集中。

局部检查可见鼻中隔偏曲，下鼻甲肥大；咽部有不同程度的软腭松弛，悬雍垂肥大，咽腔狭窄。全身检查常合并高血压、冠心病。依据睡眠呼吸暂停低通气指数（AHI）和血氧饱和度（SO_2）指标进行病情程度分级：①轻度，AHI 5~20 次/小时，最低 $SO_2 \geq 85\%$。②中度，AHI 21~40 次/小时，最低 SO_2 65%~84%。③重度，AHI>40 次/小时，最低 $SO_2 < 65\%$。纤维喉镜检查阻塞部位均位于腭咽平面。

四、激光悬雍垂腭咽成形术

对鼻中隔偏曲或者下鼻甲肥大患者，在局部麻醉下鼻内镜下行鼻中隔矫正术及下鼻甲部分切除术，术后 3~5 天再行高能脉冲 CO_2 激光保留悬雍垂腭咽成形术。OSAHS 患者全部在局部麻醉下手术。方法：术前 4 小时禁饮食，术前 0.5 小时肌注苯巴比妥 0.1 g、阿托品 0.5 mg。采取坐位，用 1%丁卡因喷雾咽部行表面麻醉，用 1%利多卡因加 1%肾上腺素行软腭及腭弓局部麻醉。在软腭游离缘左、中、右缝扎 3 根线保留于口外。用湿盐水纱布包裹压舌板，助手压舌暴露咽腔全貌，让患者发"啊"声，确定软腭凹点并做标记。术者左手提拉起软腭缝线，使软腭向前下方伸展；右手拿高能脉冲 CO_2 激光手柄，距软腭 1~1.5 cm，调连续输出，能量 18 mJ，频率 17 Hz；脚踏开闭控制。于悬雍垂两侧近倒 U 形从一侧软腭游离缘切割软腭黏膜至切除高点（软腭凹下 0.5 cm），反折至悬雍垂侧面，逐层斜行前高后低切割黏膜下脂肪组织至软腭背面黏膜,勿贯透黏膜。用艾利斯钳钳夹下切缘向外下提起,再用激光沿背面黏膜向下切割掉软腭表面的黏膜及黏膜下组织,保留悬雍垂,注意勿损伤腭肌,保留软腭背面黏膜长约 1 cm,多余黏膜剪掉。调激光为重复输出,从切口处汽化掉悬雍垂根部及腭帆肌间隙的多余脂肪,使剩余部分软腭变薄,剪开悬雍垂两旁背侧黏膜,向上反折与切缘黏膜牵拉缝合。

传统的保留悬雍垂的腭咽成形术能达到保留咽部正常结构、维持咽腔正常生理功能、消除阻塞症状的手术目的。由于手术过程出血多,手术时间长,需在全身麻醉下进行,故危险性大,术后局部肿胀疼痛明显,患者痛苦大。随着激光医学的发展,用先进的激光代替手术刀使鼾症和 OSAHS 的治疗向前迈进了一大步,激光辅助悬雍垂腭咽成形术已广泛应用于临床。可用高能脉冲 CO_2 激光器,选用连续输出模式,无焦化逐层切割和汽化软腭组织,封闭凝固小血管,术中不出血或仅有少许渗血,术野清楚,使手术时间缩短,局部麻醉下即可进行。该激光对生物组织穿透力小,对周围组织热损伤轻,既能将腭帆肌间的脂肪组织汽化掉,又不易损伤腭帆肌,患者术后反应轻,并发症少,治疗效果与传统的保留悬雍垂的腭咽成形术疗效相近。高能脉冲 CO_2 激光保留悬雍垂腭咽成形术适用于轻、中度 OSAHS 患者,阻塞平面在腭咽部,检查软腭松弛和悬雍垂肥大所致的腭平面狭窄。软腭切除的最高点定于软腭凹点下 0.5 cm,因为软腭凹点是悬雍垂肌和腭帆提肌交界点,也是腭帆张肌的下缘,这样可防止激光损伤腭帆肌。激光手术中保留悬雍垂,汽化掉悬雍垂根部、腭帆肌间多余脂肪后,将软腭背部黏膜向上反折覆盖创面间断缝合,对维持咽部正常结构及功能、扩大咽腔、防止咽腔瘢痕性狭窄有重要意义。

五、并发症

应用激光治疗时注意勿损伤咽后壁黏膜以免造成鼻咽部粘连,同时注意用吸引器及时排除激光治疗产生的烟雾。患者伤口多可以一期愈合,术后仅有轻度水肿,很少出现术后出血、咽腔粘连及鼻腔反流等并发症。

(于 颖)

第六节 激光毛发移植术

一、概述

既往对于永久性秃发多采用外科手术的方法,即将有毛发的皮瓣转移到秃发区。这种手术痛苦大,且需多次手术,术后留下手术瘢痕,毛发的生长方向较难控制,从美容的角度来说效果不甚理想。近年来,随着激光技术在医学领域的广泛应用,激光毛发移植术已在国内逐渐开展,并取得了良好的效果。

二、适应证与禁忌证

(一)适应证

①雄激素源性秃发。②各种类型的瘢痕性秃发(包括外伤、烧烫伤、感染、手术切口等)。③经久难愈的斑秃(神经性秃发):斑秃经解除精神因素、药物治疗一般可重新长出

头发，若经多种措施治疗1年以上仍长不出头发可考虑移植手术。④其他：头发密度太稀需加密者，需调整发际线者。

（二）禁忌证

①严重的心脑血管疾病、肝肾功能不全、出血性疾病患者。②精神异常者。③全秃或1年内药物治疗有效的斑秃。④肿瘤患者。⑤结缔组织病患者。⑥头皮局部有急性炎症者。⑦瘢痕体质者。⑧妇女妊娠期、月经期。⑨近期服用过抗凝药、扩血管药者。⑩对手术疗效存在不切实际期望者。

三、激光毛发移植术

激光毛发移植术是目前广受重视的一种治疗手段，可以用手动法将0.1 mm或0.2 mm光斑完成2~3 mm长的植床准备，也可用扫描头或计算机模式产生器自动完成，或由激光专用植发切刀完成。激光毛发移植制备的受床孔径一般为1.25 mm，放置头发5~6根；而传统方法则多以14号打孔针完成受床准备。

一般使用CO_2聚焦的光斑0.5 mm制备圆孔状受植床，每空放置2~3根头发；传统的方法则是由18号打孔器完成受床准备。

首先是秃发区域（受植区）的准备。激光头在计算机的驱动下，根据秃发的部位及毛发生长的方向，完成激光光斑的匀速移动切割，从而产生一个精确的、均匀一致的切割线，以供头发的植入。供发区主要选择枕部及颞部的有发区域。在局部麻醉下，利用CO_2激光刀进行3 mm宽的长带状切割，然后将此长条进行5~7根/组头发分割后，嵌植入受植区的切割线内。移植块成活后，秃发区域就可长出毛发。

激光植发最显著的优点是术中出血少，术后水肿及疼痛极轻，同时由于移植块较小，术后从美观的角度讲，与周围秃发或疏发区以及各移植块之间的反差较小，无须移植过密仍显自然外观。总之，激光植发能大大提高手术的精度，缩短手术时间，外观自然。尽管各种激光植发方法存在一定的不足，但目前仍是治疗永久性秃发的一种有效的方法。

四、并发症

（一）感染

由于头部血液循环丰富，只要按常规进行严格消毒与操作，感染发生率较低。

（二）术后肿胀

一般较轻，大多无须特殊处理。重度水肿可用硼酸等湿敷。

（三）毛胚下陷或突出

毛胚植入时如嵌入过深可致毛胚下陷，毛胚受挤压可向外突出。一般无须特殊处理，经过半年以上的时间可能会与周围皮肤逐渐一致。如1年以上皮肤仍明显不平整，可用激光磨削法等修整。

（四）表皮囊肿

偶尔在已植入1个毛胚后在其上又叠加1个毛胚，或植入的毛胚滑向1个植孔之内的情况下，可形成表皮囊肿。明显者可手术切除。

（五）瘢痕

供区瘢痕多由取皮过宽、缝合技巧欠佳，或皮下止血损伤太重等造成，因此每次取皮宽度最好在 2 cm 之内。少量帽状腱膜层缝合可大大减轻表皮的缝合张力，也是减轻表皮瘢痕的有效措施。

（六）感觉迟钝或麻木

由表浅神经损伤所致，一般数月至半年内多能恢复，少数可迟至 1 年以上。仅极个别出现永久性感觉障碍。

（七）毛发生长不良或失活

多数由人为因素引起，缩血管药的延迟效应或者移植物排列得过于紧密是缺血损伤毛囊的另一个重要原因。人为错误和粗心大意对毛发移植是一种危害，其中，物理损伤常见于干燥、镊夹或手术刀意外切割，生化损伤可能由于接触水、盐、防腐剂、乙醇或过氧化氢。最主要的损伤原因是干燥而非镊夹的压力等，置于戴手套的手背上的移植物在 3 分钟内将发生不可逆的损伤。

（八）毛发生长不匀称

除手术技巧之外，还可能与头皮局部血供有关，有时原因不能明确。

（九）内生毛发与异物反应

毛胚在制作过程中毛干被切离，仅毛囊部分残留于毛胚中，这样的毛胚移植后，毛发失去了向外滋生的原有上皮孔道，因而可向皮下组织强行生长，进而引起异物反应。局部可表现为红肿、疼痛，可反复发作，长期不愈者可手术切除。重要的是预防，毛胚制作过程中一定要将无用的毛囊剔除干净。

（于　颖）

第七节　女性多毛症的激光治疗

一、病因

女性有雄激素产生的初始迹象发生在月经初潮前的 2~3 年，雄激素由肾上腺分泌。引发这种变化的原因可能是 $C_{17\sim20}$ 裂解酶活性增加，导致糖皮质激素前体改变方向进入雄激素通道，或者可能通过减少 3β-羟类固醇脱氢酶的活性来减少脱氢表雄酮（DHEA）的前向代谢，这就是肾上腺网状带成熟过程。在青春期黄体生成素（LH）分泌后，卵巢分泌雄激素，产生于膜细胞内。卵巢分泌的雄激素在生育期主要是雄烯二酮，在绝经期后则是睾酮。雄激素在月经期间持续分泌，高峰在排卵期。有优势卵泡时卵巢分泌雄烯二酮的数量更多。在正常女性中，大多数睾酮的产生（50%~70%）来自皮肤和其他部位中雄烯二酮的转化。剩余部分直接由肾上腺和卵巢分泌。评价各个腺体分泌雄激素的比例在不同研究之间有所不同，卵巢占 5%~20%，肾上腺占 0~30%。DHEA 是不到 10% 循环雄烯二酮和 1% 循环睾酮的来源。

造成女性多毛症的主要因素是血清中雄激素水平增高，主要是睾酮水平的增高。在女性，睾酮主要在肾上腺和卵巢分泌。循环中的睾酮80%与球蛋白结合，19%与白蛋白结合，1%为未结合的游离型。毛发男性化的程度依赖于游离睾酮的水平和毛囊对雄激素的反应能力。在雄激素的作用下，雄激素敏感部位的毳毛向终毛转化，出现女性多毛症的表现。通过对毛囊毛乳头细胞系的研究，有学者提出毛囊对雄激素反应性的提高是因为毛乳头细胞对睾酮向二氢睾酮转化（由5α-还原酶催化完成）的能力提高和雄激素受体的浓度增加。

女性多毛症的常见病因。

（一）分泌雄激素的肿瘤

①肾上腺肿瘤：腺瘤、腺癌、分泌促肾上腺皮质激素（ACTH）的异位肿瘤。②卵巢肿瘤：性腺基质细胞瘤、泡膜细胞瘤、类脂瘤。

（二）功能性雄激素过剩

①肾上腺酶缺乏（先天性肾上腺增生）：21-羟化酶缺乏症、11β-羟化酶缺乏症、3β-脱羟酶缺乏症。②皮质醇增多症。③多囊卵巢综合征；伴或不伴肾上腺受累，卵泡膜细胞增殖症。

3. 特发性多毛症

没有检测到潜在内分泌疾病的多毛女性称为特发性多毛。发病可能是由于毛囊皮脂腺单位中5α-还原酶的活性增强，毛囊对雄激素的敏感性增加。

二、临床特点

女性多毛症患者异常增多的毛发首先出现在上唇，随后是颏和颊，然后是小腿、大腿、前臂、腹、胸及上背部等。原有细而软的毳毛逐渐成为粗而硬的终毛。大多数雄激素水平升高的患者可出现月经不规律，还会有其他雄激素敏感性表现，如痤疮、雄激素性秃发等。出现系统性男性化体征如阴蒂增大、声音低沉和男性体形等是很罕见的，如出现，应注意检查是否有产生雄激素的肿瘤。

不同病因女性多毛症的临床特点。

（一）家族史

特发性妇女多毛症有遗传因素，卵巢和肾上腺疾病引起的多毛症也常有家族发病史。

（二）发病年龄

先天性肾上腺增生、男性化肾上腺肿瘤及医源性多毛症多在儿童期发病。迟发性先天性肾上腺增生、特发性多毛症、妇女长须糖尿病综合征、男性假两性畸形多在青春期发病。肾上腺肿瘤、皮质醇增多症、多囊卵巢综合征、卵巢肿瘤多在生育期女性发病。

（三）起病方式

起病急剧者提示为肾上腺或卵巢肿瘤，但边缘性肾上腺增生者可因过度紧张或妊娠突然发生。

（四）月经史

除特发性女性多毛症外，患者常有月经异常。先天性肾上腺增生、青春期前的肾上腺肿瘤、早发的多囊卵巢综合征、单纯性腺发育不全、男性假两性畸形常有原发性闭经。卵巢男性化肿瘤或肾上腺肿瘤、多囊卵巢综合征、皮质醇增多症常有继发性闭经。

三、辅助检查

（一）生化检查

首先可检测血清游离睾酮或总睾酮水平，有学者认为只有当血清游离睾酮或总睾酮水平高于正常值上限的 2 倍时，才需要进一步检查是否存在卵巢或肾上腺的肿瘤。大多数情况是雄激素水平略高于正常值，多见于多囊卵巢综合征和迟发性先天性肾上腺皮质增生症。多囊卵巢综合征时黄体生成素水平升高，卵泡刺激素正常或降低，睾酮和（或）雄烯二酮轻度升高。迟发性先天性肾上腺皮质增生症脱氢表雄酮升高，并可根据促肾上腺皮质激素刺激试验明确诊断。

（二）染色体检查

有助于确定性别。

（三）影像学检查

有助于卵巢或肾上腺肿瘤的发现，或多囊卵巢的诊断。

四、诊断和鉴别诊断

女性多毛症缺乏客观的诊断标准，判断受种族、文化和社会因素的影响，但面部、胸部或上背部出现终毛是重要的诊断指征。应进一步详细询问病史、做全面体格检查和必要的实验室检查，以发现导致多毛的内在原因，指导治疗。从病史中可以判断患者多毛的类型，或其他皮肤男性化的特征和是否有多囊卵巢综合征的证据（例如不规律的月经或不育）。药物史是指激素摄入史，例如糖皮质激素或类固醇。许多避孕药的孕激素成分有雄激素样作用，从而常常被认为是多毛的原因，不过也有观点认为它不是一个相关因素。

皮肤检查包括判断毛发生长的形式和程度，以及是否合并痤疮、雄激素性脱发和黑棘皮病。全身男性化的特征包括嗓音低沉、体格强壮和皮肤粗糙、高血压、妊娠纹和阴蒂肥大，其中阴蒂肥大是最重要的特征。病史较短的全身男性化可能是由于肿瘤引起，与"皮肤男性化"完全不同。

女性多毛症需与多毛症进行鉴别。女性多毛症是指男性型的毛发生长，在雄激素敏感部位出现终毛的生长，如上唇、颏和颊、胸和上背部等，这些毛发的毛干粗。而多毛症表现为在无毛区（即仅有毳毛生长的部位）出现均匀分布的毛发生长，毛干细长而均一。女性多毛症源于雄激素刺激，而多毛症的原因尚不清楚，可能有遗传因素。

五、激光治疗

脱毛的定义为：暂时性毛发缺失是指毛发生长延缓，一般持续 1~3 个月，与诱导的静止期一致；持久性毛发缺失是指特定治疗后终毛数目显著减少，其稳定持续的时间长于特定部位毛囊的完整生长周期。完全性毛发缺失是指再生长的毛发缺失（即再生长的毛发数目减少至零），可为暂时性或持久性。激光脱毛通常导致完全的暂时性毛发缺失，持续 1~3 个月，随后演变为部分的但却是持久性的毛发缺失。

脱毛的疗效可总结如下：毛发减少、毛发变细、毛发再生迟缓、毛发色泽变浅。

（一）长脉宽红宝石激光（波长 694 nm）

长脉宽红宝石激光可用于脱毛，包括 E2000、Epitouch Ruby 及 RubyStar 等多种激光系统。由于黑色素吸收红宝石激光较多，故最适于毛发黑且肤色浅（皮肤Ⅲ型）的患者。

E2000 采用蓝宝石冷却治疗手柄以保护表皮。冷却至 0 ℃ 或 −10 ℃ 的蓝宝石透镜直接与皮肤接触。与外源性空气冷却不同，蓝宝石在激光脉冲前、中、后通过热传导而冷却表皮。该激光使光束与皮肤耦合，并通过参数匹配减少内反射。除了表面冷却外，蓝宝石透镜使光束会聚，以最大限度将光导入真皮，其表面形状还有利于对皮肤表面施压，从而挤压真皮，缩短表皮至深部毛囊结构的距离。此外，还能挤压真皮内的血管以减少血红蛋白对激光的吸收。该激光通过光导纤维输出，并有两种光斑直径（10 mm 和 20 mm）。手柄内装有后反射镜，这可将散射的光子反射至前方，从而保证足够的能量传递。根据皮肤类型或毛发粗细度，可选用单脉冲（3 ms）或双脉冲（即两个脉冲宽度均为 3 ms，中间脉冲延迟为 100 ms）。

Epitouch 长脉宽红宝石激光采用 3 脉冲技术，即脉冲之间延迟为 10 ms，这使毛囊温度高到足以破坏毛囊，同时表皮的温度则低于损伤阈值。理论上，这一同步脉冲技术应可治疗深肤色患者。在皮肤表面涂一厚层透明冷凝胶可以冷却表皮，冷凝胶上面可覆盖一层导光薄膜，可使激光瞄准治疗区并有助于激光能量均匀分布并减少光的反射。

RubyStar 具有双重模式，并采用皮肤接触冷却法。它既可在调 Q 模式下治疗文身和色素性损害，也可在长脉宽模式下脱毛。接触性手柄上的冷却装置在激光脉冲照射前冷却皮肤。

红宝石激光波长为 694 nm，可被黑色素较强吸收并具有良好的穿透能力。临床研究证实了红宝石激光对毛囊的选择性损伤，动物实验也显示红宝石激光照射后毛囊中黑素细胞被选择性破坏，甚至出现白发。但由于治疗对黑色素的依赖，限制了对黑色素含量少的毛发的治疗效果，同时增加了表皮损伤等不良反应的风险。早期的研究显示治疗很可能引起毛发的长时期的生长延迟或者永久性的脱毛。大多数具有棕色或黑色毛发的患者，在接受一次治疗后能获得 2~6 个月的生长延迟期，之后毛发再生，但是再生长的毛发通常较细，颜色也较浅。

20 世纪 90 年代，一些研究者用 Epitouch（脉宽 1.2 ms）激光进行脱毛，患者具有浅色皮肤（Ⅰ、Ⅱ、Ⅲ型）及棕色或黑色毛发。一次治疗 3 个月后大约有 40% 毛发减少，3~6 次治疗 3 个月后毛发清除率>70%。大多数患者术前、术后使用冷凝胶，并发症仅表现为少量红斑和毛囊轻度水肿，偶可伴有暂时性色素沉着及色素减退。

考虑到加长激光脉宽，接近毛囊的热弛豫时间可提高疗效。Epilaser（换代型 E2000）是被美国食品药品监督管理局批准用于脱毛的长脉宽红宝石激光。Grossman 等报道了用 Epilaser（脉宽为 3 ms）祛除 13 例白种人患者的深色毛发，部分患者在术后 2 年有不到 50% 毛发再生，再生的毛发较前细，术后有短暂的并发症，如色素沉着或色素减退。Williams 等用波长 694 nm，脉宽 3 ms，光斑 7 mm 或 10 mm，能量 $10~40\ J/cm^2$ 的激光祛除 25 例白种人患者金黄色、棕色、黑色毛发，隔月治疗 1 次，第 1 次术后 1 个月计数毛发再生率为 65.5%，疗效随治疗次数增加而逐渐提高，第 3 次术后 4 个月毛发再生率为 34%，黑色毛发疗效更佳，无色毛发无疗效或疗效不佳，腿部及背部毛发术后疗效较面部及腋下毛发疗效差，暂时的并发症有红斑和水肿、色素沉着或色素减退。

有学者还研究探讨了皮肤类型与疗效的关系，以及术后色素改变的原因，发现皮肤光型Ⅰ~Ⅳ型患者疗效优于皮肤光型Ⅴ型患者，统计学上两者有显著差异；术后色素改变可能是由于黑色素合成受抑制而非基底层中的黑色素细胞数发生变化。

红宝石激光用于较深肤色患者时，表皮黑色素吸收了较多的能量，易造成表皮色素沉着或色素减退，因此大多数研究者建议，该激光不适合治疗皮肤光型Ⅲ型以上患者。

目前从临床实践及观察上看，为了达到长期脱毛或者更长时间地推迟毛发再生的目的，一系列的反复治疗是必须的。考虑到现有脱毛激光的波长都较红宝石激光有优势，不容易引起表皮损伤及其他一些并发症，红宝石激光的使用已较少。

（二）掺钕钇铝石榴石激光（Nd：YAG laser，波长1 064 nm）

调Q模式下该激光脉宽在纳秒级、长脉宽模式下脉宽在毫秒级，根据选择性光热作用原理进行脱毛。由于黑色素对属于近红外光的1 064 nm激光吸收少，因此手术时常借助外源性色基（碳涂抹剂）导入毛囊中以利于能量的吸收。Nanni等使用调Q Nd：YAG激光（脉宽50 ns）治疗12例白种人患者（18个部位），发现所有患者的毛发都延迟生长，术后1个月毛发减少60%，术后3个月毛发减少仅为30%。未见色素改变或其他长期并发症。Nanni等还发现，术前不用碳涂抹剂，经调Q Nd：YAG激光治疗后，也能使毛发延迟生长，但6个月后所有毛发都再生。该法不足之处包括：有些碳粒并不能到达毛囊，汗腺和皮脂腺沾染上碳颗粒后，也易受损伤。除了碳以外，可采用其他染料，使其分布于毛囊表皮并吸收红光或近红外光。这种外源性色基可被毛囊选择性吸收，从而暂时成为激光的作用靶。Meladine是一种以磷酸卵磷脂为基质的包裹黑素的脂质体，喷洒于治疗区后可选择性将黑色素直接导入毛囊，而不会污染周围皮肤。脂质体分子体积小，足以穿透至毛囊漏斗部，这样毛囊暂时富含黑色素，使浅色毛发的患者得以取得脱毛的疗效。在欧洲的一项研究中，90%应用Meladine的患者可达到75%以上的持久脱毛效果，而不用Meladine者则达不到这一效果。疗效与Meladine的用量成正比。事实上，治疗前使用86 mL以上Meladine者毛发减少可达95%以上。然而，也有研究发现，在使用Meladine的患者中仅达到毛发生长延迟，而不是持久性脱毛。

同时，临床上将长脉宽Nd：YAG激光也用于脱毛，长波长使其可用于深肤色人群的治疗。长脉宽Nd：YAG激光虽然穿透很深，但黑色素对这一波长吸收少，因而需要用高剂量来破坏毛发。不过，黑色素对该激光的低吸收加上表皮冷却装置，使该激光治疗深肤色（包括Ⅳ型皮肤）更为安全。

有医生用长脉宽Nd：YAG激光进行脱毛，局部不用碳涂抹剂。每隔1个月治疗1次，每次治疗毛发减少20%~40%，经4~6次治疗，末次治疗12个月后毛发清除率>35%（甚至>70%）。除红斑、水肿及腋部治疗时有疼痛外，未见有色素改变等不良反应。

有研究对长脉宽Nd：YAG激光进行参数比较评价，结果显示，增大能量密度（60~80 J/cm^2）、加大脉宽（50 ms）能够有效减少毛发数量，提高临床疗效。但另外的试验显示，能量密度分别为30 J/cm^2、50 J/cm^2、100 J/cm^2，脉宽50 ms，照射后的病理及临床疗效差异均无统计学意义。

目前研究显示，长脉宽Nd：YAG激光对黑色、棕色毛发的脱毛疗效最好，对金黄色的毛发也有效，但对白色毛发无效。关于疗效的最佳部位尚无一致意见，但通常认为，其疗效从腋下、下肢、面部依次降低。

Liew等比较了Nd：YAG、紫翠玉宝石和红宝石激光的疗效，以17例面部及腿部多毛患者为研究对象（皮肤光型Ⅱ型，毛色为黑色）。3次术后6个月比较，疗效无显著差异。但长脉宽Nd：YAG激光安全性明显高于其他两者，尤其适合Ⅳ、Ⅵ型皮肤的患者使用。同时由于 Nd：YAG 激光治疗时间相对较短，产生疼痛时间也较短，因此患者乐于接受。另外，与调 Q Nd：YAG 激光比较，长脉宽 Nd：YAG 激光无须照射前涂抹碳霜、使用方便、疗效好，具有明显优势。

（三）紫翠玉激光

有多种紫翠玉激光在临床上用于脱毛。这一激光波长接近红外线光谱，穿透较红宝石激光更深一些，黑色素对此波长吸收率低于红宝石激光，所以真皮蓄积的激光能量与表皮之间的比值更大一些，这样深肤色的患者表皮损伤的风险得以降低。

紫翠玉激光波长为 755 nm，其破坏毛囊的机制与红宝石激光相同，临床上利用选择性光热作用原理进行于脱毛。对肤色浅而毛囊黑色素含量高的患者效果佳、不良反应小。由于毛发色素优先吸收较多激光能量，而对含黑色素较少的表皮则伤害甚微，所以皮肤、毛发间色素差异大的患者是理想的治疗对象。许多学者在研究中发现，疗效因脉宽、治疗部位和次数而异。虽然延长脉宽可能增加疗效，但是部分研究显示脉宽在决定最终疗效的作用方面并不是非常突出，并发症都无显著差异。

目前，有 5 种不同的紫翠玉激光，包括 Apogee、Epitouch Alex、Gentelase、Ultrawave Ⅱ~Ⅲ，以及 Epicare。Apogee 激光脉冲宽度 5~40 ms，剂量可高达 50 J/cm^2。通过持续冷气流喷射至治疗区达到冷却目的。Epitouch Alex 的频率很高（5 Hz），同时配有扫描装置，可在 6 s 内覆盖 40 mm^2 的治疗区域。Gentelase 用动态冷却装置（DCD）保护表皮，DCD 从电控螺线管阀中将冷却剂在极短时间内（5~100 ms）喷射至皮肤表面，冷却剂的喷射量与喷射时间成正比。冷却剂液滴喷射至发热的皮肤表面后气化，带走热量导致皮温降低。这一方法可迅速且选择性地冷却表皮。Epicare 激光具有冷空气冷却装置，借助 Smart-screen 软件包可记录病历及治疗方案。Ultrawave Ⅱ~Ⅲ 在同一设备内具有 755 nm 和 1 064 nm 两种波长，适于对各种肤色的人群进行脱毛。

Finkel 等用较短脉宽紫翠玉激光（脉宽 2 ms）治疗 126 例皮肤光型Ⅲ型患者，每隔 4~14 周治疗 1 次，第 2 次术前毛发再生率为 65%。根据治疗部位不同，清除率也不同，在比基尼线、前臂和两颊部胡须清除率最大，上唇和下巴清除率最小。3~6 次治疗后 3 个月时毛发减少 75%~95%，不良反应少且短暂。

Raulin 用长脉宽紫翠玉激光（脉宽 20 ms）治疗 30 例女性面部多余毛发，共经 18 个月，平均约 8 次治疗，毛发平均清除率为 70%，而白色、棕色、红色毛发仅为 10%，术后未见色素异常，最常见的不良反应为散在的结痂和毛囊炎。国内晋红中等用紫翠玉激光脱毛，治疗了 1 386 例皮肤光型Ⅲ~Ⅴ型患者，2 次治疗有效率为 8.39%，6 次以上治疗有效率为 81.31%，治疗次数与疗效呈正相关，不良反应轻微，仅有少量色素沉着。

（四）半导体激光（diode laser，波长 800 nm）

高功率（2 900 W）半导体激光是一种广受欢迎的脱毛设备。半导体激光系统一般体积小，对电力供应无特殊要求，不需外置冷却系统或通风设备。对长期疗效的观察表明，800 nm 半导体激光对深色终毛非常有效，很大一部分患者可达到持久性毛发减少。这一激光波长 800 nm，脉冲宽度 5~400 ms，剂量 10~60 J/cm^2，并具有自主专利的接触式冷却装置。由于该激光波长更长，具有主动冷却装置，脉冲宽度也更大，所以治疗深肤色患者较红宝石及紫翠玉激光更安全。

其他一些800 nm半导体激光包括Apex-800、Apogee 100、F1半导体激光、Mediostar、LaserLite、SLP1000、Epistar。

Dierickx以50例白种人患者为研究对象，用不同脉宽5~30 ms及能量密度10~40 J/cm²，光斑为9 mm×9 mm的半导体激光脱毛，发现大多数患者在9个月内毛发再生明显延迟，经多次治疗后疗效更显著；且该法也可达到持久性脱毛的疗效，术后有暂时性色素改变，未见长期并发症。有学者还进行一个回顾性研究，比较Epilaser（脉宽为3 ms）与半导体激光的疗效：术后1个月，用Epilaser治疗的患者毛发密度减少较多，但术后2个月用半导体激光治疗的患者毛发密度减少较多。

Baumler等治疗了20名志愿者，肤色为皮肤光型Ⅰ~Ⅲ型，用不同光斑直径治疗，间隔时间为3周。治疗3个月后毛发再生率为54%~67%，15个月后再生率<25%，疗效与治疗时间呈正相关。不良反应轻微，无永久性色素异常及其他严重并发症。该研究还显示，光斑直径越大，疗效越好；再生率黑发最低，其次是棕色毛发，最后是浅色毛发。

国内刘建航等报道，共有90例患者117个部位接受了3次及3次以上的治疗，腋窝、上肢、下肢的1次治疗平均脱毛率达30%以上，2次治疗平均脱毛率达50%以上，3次治疗平均脱毛率达70%以上，唇部1次治疗平均脱毛率达15.6%，2次治疗平均脱毛率达29.8%，3次治疗平均脱毛率达36.8%。无一例出现水疱、紫癜、色素沉着及瘢痕。

多数研究证实，半导体激光疗效一般与上述的红宝石或紫翠玉激光相近，可能稍好一点。但不良反应更轻微，更为安全，可能是目前综合指标比较理想的脱毛激光。

（五）强脉冲光（IPL）

强脉冲光是一种多波长的非相干光，也可基于选择性光热作用用于脱毛。通过滤光片，可产生515~1 200 nm的光。滤光片可滤除短波长，因而只有穿透更深的长波长得以发射出来。治疗时可在毫秒范围内调节脉冲宽度，还可选择单脉冲或多脉冲模式以及不同的脉冲延迟。由于波长、脉宽、脉冲延迟都可在一个相当大的范围内自由调节，因而脉冲强光可有效治疗各种类型的皮肤。同时一些强脉冲光还配有软件，可根据患者皮肤类型、毛发颜色、毛发粗细度帮助治疗人员选择各项参数。

同时也有公司将强脉冲光与1 064 nm激光结合起来，可针对多种肤色和各种颜色的毛发进行治疗。

Gold等用Epilight系统治疗30例白种人患者的37个部位，脱毛前局部应用透明凝胶可促使激光更好地进入皮肤，也起到冷却皮肤的作用，1次术后12周，毛发减少约60%，毛色越深，疗效越好。

Weiss等的研究显示，黑肤色患者也能接受治疗，1次治疗12周后，毛发减少63%，4次治疗后毛发持久性减少可超过1年，在身体不同部位均可观察到毛发生长延迟。

复旦大学附属华山医院的临床研究表明，强脉冲光在治疗细小毛发（如上唇部毛发）方面效果较好，只是远期疗效还需进一步观察。

从理论上说，宽谱波长光源系统增加了非靶目标对光线的吸收，因此也增加了不良反应的发生风险。文献报道，术后一过性并发症包括红斑、水肿、水疱及色素沉着，未见有其他并发症报道。用强脉冲光治疗前，毛发剃除时可保持高于皮面1~3 mm，可能有助于提高疗效。

（六）E 光技术（ELOS）

使电能（射频）和光能（激光或其他光源）的作用协同起来，电能产生的热集中于毛囊和隆突部位，而光能产生的热则主要集中于毛干。两者结合起来就使毛干和毛囊都被均匀加热，从而达到有效的脱毛效果。

基于 E 光技术，有两种设备可用于脱毛。Aurora 将射频与强脉冲光结合起来，而 Polaris 则将射频与半导体激光结合起来。应用射频可治疗所有类型的皮肤，因为其能量不被表皮黑色素吸收。

E 光的能量集中作用于毛囊，与强脉冲光脱毛最大的区别在于 E 光对于包括浅色和白色在内的所有颜色、所有粗细和深度的毛发都有较好疗效，而强脉冲光脱毛只对深色或黑色的毛发祛除效果较好。相关文献报道暂时不多，还需进一步观察及证实。

（七）其他脱毛技术

光动力学疗法（PDT）：主要用于恶性皮肤肿瘤的治疗，利用光敏剂和光源以达到治疗效果。PDT 的作用机制为光源激活光敏剂启动光化学反应，产生单线态氧等活性自由基。近来，外用光敏剂 5-氨基酮戊酸（ALA）的应用，为许多适应证提供了治疗的选择。

在一项对 12 例患者的小型研究中，蜡脱毛后外用 ALA 3 小时后用 630 nm 氩离子泵浦可调染料激光照射。一次治疗 6 个月后，观察到剂量依赖的毛发再生延迟，最高剂量的光照射区脱毛效应最佳（达 40%）。不良反应仅为暂时性色素沉着。

光动力学疗法可能成为脱毛的有效手段。由于光敏剂倾向于分布在毛囊表皮，因而不管毛发颜色如何，都可以通过光化学作用摧毁毛囊。同时由于真皮损伤相对较小，不良反应也非常轻微，可达到不错的美容效果。这一技术不需要专门的激光脱毛设备，使之较激光脱毛更为价廉，但尚需长期随访资料和大样本研究，以确定光动力学疗法的安全性和长期疗效。

（八）小结

从目前的研究看，事实上无论使用哪种激光或技术，医生和患者都应该知晓永久性脱毛是不太可能的，激光只是延迟了毛发的再生，很难彻底清除干净。至于使用哪种技术更好则要根据当地设备的配置、患者自身情况及重复治疗的比率。实际上只要处理得当，大多数现有的激光技术都可以使患者和医生在比较安全的情况下获得满意的结果。

六、术后护理

冰袋可减轻术后疼痛和水肿。通常不需要止痛剂，除非大面积治疗。如有必要应预防性地给予抗病毒治疗。若有任何表皮损伤，应每日 2 次外用抗生素软膏。应避免对治疗区的任何损伤（如搔抓）。在愈合的第 1 周内，应避免直接日晒，也可外用遮光剂。若无水疱或结痂，术后 1 日即可化妆。术后数周内破坏的毛发就会脱落，应告知患者这并非毛发再生的征象。

七、不良反应、并发症及处理

激光脱毛术后的不良反应主要与能量密度、皮肤中的黑色素含量以及治疗部位有关。此外，波长也是一个重要因素，波长越短，被表皮黑素吸收的激光能量也越多，因此更易引起表皮损伤。Nanni 等报道了红宝石、紫翠玉激光和调 Q Nd：YAG 激光的不良反应，大多数不良反应发生在皮肤光型为Ⅲ、Ⅳ、Ⅴ型的患者中。红宝石激光和紫翠玉宝石激光较调 Q Nd：YAG 激光更易发生不良反应；在前两者中，不良反应的发生与季节变化、治疗部位和日光照射有明显关系。

激光脱毛并不是无痛手术，大多数患者在术中和术后即刻都有一些不适。术前表面或局部麻醉剂可减轻不适，在用较高剂量治疗时，许多患者都会出现毛囊周围红斑、水肿，其强度和持续时间取决于毛发颜色和密度，通常持续数小时。

如果剂量过高，可发生表皮损伤，后者更多见于晒黑的患者。单纯疱疹暴发虽不常见，但可能发生，若患者既往有单纯疱疹治疗史，且治疗口周、耻骨或比基尼区域则这一风险更大。细菌感染的风险极低，不过表皮损伤后可能发生。

毛囊炎可发生于出汗或运动过多的部位，若治疗期间游泳或泡热水澡，则此风险将进一步加大。

如果选择合适的治疗剂量和患者，可预防暂时性色素异常如色素减退、色素沉着，这些色素异常一般可以数月内消退。这一情况大多见于深肤色或最近晒黑的患者。除了深肤色个体，一般不会发生永久性色素异常。瘢痕一般不会出现，除非治疗剂量过大，或术后继发感染。脱毛后可能发生雀斑消失，文身或色素性损害减轻，可告知患者这一情况。

据报道，暂时性或永久性毛发变白可出现于激光或强脉冲光脱毛后，不过这一潜在不良反应并未得到确切的证实，可能是在各色毛发混合的部位治疗后，深色毛发脱去后残留的白色毛发。

尽管脱毛后同形反应罕见，但从理论上说寻常型银屑病、白癜风、扁平苔藓、毛囊角化病患者均应被告知这一潜在可能的治疗后不良反应。

术后网状青斑、剧烈瘙痒、荨麻疹均有报道，还包括 1 例严重的水肿和红斑。这些现象的病理生理机制还不清楚。处理措施包括外用皮质激素，给予抗组胺药，并停止脱毛治疗。据报道，数例深肤色年轻女性患者激光脱毛后，反而诱导毛发生长。对此观察到两种不同的现象：细小的毳毛转变为粗黑的终毛，或诱导治疗区毗邻部位细长毛发生长。这种情况的发生机制有待于进一步的研究，处理措施包括继续治疗。

以光为基础的脱毛装置主要是利用黑色素对光的强吸收，以及光对深部组织的穿透。因而这些机器可能导致视网膜损伤，故患者及操作人员均需要恰当的眼部防护。一般不主张在眼睑上或周围进行脱毛，身体其他部位则可安全治疗。

脱毛过程中毛干气化会产生具有典型含硫气味的烟雾，当其量较大时会刺激呼吸道，建议采用吸尘装置。

（于　颖）

第三章

微创美容

第一节　概述

微整形作为整形美容的修复手段，在我国的整形外科领域已经有 30 余年的历史。但是由于学界内的认识程度和相应的材料限制，还是处在整形美容业内的边缘。由于众所周知的氨鲁米特问题，我们对微整形所应用产品的安全性定位相当严格，基本上局限于肉毒毒素和自体脂肪移植的框架内。

随着透明质酸（HA）和新生代胶原及其他注射美容产品从国外的引进，并获得国家药品监督管理局的审核通过，使我们的微整形手段得到了跨越式的提高。由于治疗门槛不高，效果和效益确切，被各个层面的整形美容医生所接受，迅速广泛的开展起来。

一、注射美容的定义

注射物质于人体局部，以达到修正皮肤及轮廓缺陷的美容方法，称注射美容。

二、注射美容能达到的目的

解决皱纹、改善脸型、体积的修饰和凹陷的填补。

三、适合注射美容整形的年龄

最适合的年龄为 18~50 岁，这是因为人体在 18 岁以后皮肤细胞的生长代谢基本稳定，而 50 岁以上的人皮肤较为松弛、弹性较差，多数得不到理想的效果。因此，趁较为年轻皱纹较少时进行注射美容整形术，效果最理想。

（徐良土）

第二节　A 型肉毒毒素美容注射

肉毒毒素是一种能特异性阻断乙酰胆碱释放的奇特物质。肉毒毒素由厌氧的肉毒梭状芽孢杆菌产生后，经过分离纯化、稳定，最终可作为药物使用的。不同菌株的肉毒梭状芽孢菌，产生不同的抗原特异性，这些毒素分子靶点各不相同，它们作用的结果却是相同的。

不同类型的肉毒毒素中，只有 A 型和 B 型肉毒毒素可以作为药物使用。虽然 B 型肉毒毒素应用于临床试验已有报道，但到目前为止，美容医学领域应用的肉毒毒素，绝大部分仍是 A 型肉毒毒素。

肉毒毒素具有抑制乙酰胆碱的作用。乙酰胆碱是一类常见的神经递质，可以刺激横纹肌、平滑肌收缩以及汗腺等腺体的分泌。肉毒毒素注射后，在体内特异性地与胆碱能神经末梢突触前膜的表面受体相结合，从而有效地阻抑了胆碱能神经介质——乙酰胆碱的释放。

（徐良土）

第三节　肉毒毒素美容注射的常用部位

一、额纹

额纹是由额肌收缩而在额部形成的 2~3 条横行皱纹。

（一）建议注射点位和注射量

国内外目前在处理额纹时，肉毒毒素的用量为 10~12 单位，注射的部位在眉上 1.5 cm 处，每点为 1~1.5 单位，分两排 10 个点。额部注射切忌点位低，剂量大，否则会形成眉毛下垂，受试者眉、眼有压迫感。

额部肉毒毒素注射最常见的并发症是眉下垂，当发生时没有任何药物可以治疗，因此重点在于预防。

（二）注意要点

注射前要明确眉毛及前额是否存在不对称，治疗的目的是减弱额肌的作用，但不要麻痹额肌，低位水平的额纹不可用肉毒素治疗。

二、眉间纹

眉间纹由三种肌肉的收缩引起：降眉肌、皱眉肌和皱眉间肌。

建议注射点位和注射量：在文献中治疗眉间纹的标准注射位点是 3 点或 5 点法。平均在 20 个单位的药量。但是在实践过程中，由于皱眉肌群的不同表现也会有一定的问题出现，如皱眉动作解决的不彻底，或者是形成内低外高的所谓飘眉。

经过国内外学者近年来大量的临床应用总结，同样的药量采用 7 点或者 9 点法，可以解决这些问题。

当形成飘眉的时候，有两种解决方法。

（1）在眉毛最高点上方 1 cm 处注射 2 单位的肉毒素。

（2）在两侧的降眉肌各注射 2 单位的肉毒素。

三、鱼尾纹

鱼尾纹是由眼轮匝肌在微笑时收缩而在外眼角形成的状似鱼尾的皱纹。

建议注射点位和注射量：临床中一般用 6~8 单位/每侧，5 个点注射。

四、眼袋纹

眼袋纹是由眼轮匝肌在微笑时收缩而在内外眼角的下方形成的。内眼角收缩产生向内的拉钩样皱纹、外眼角下方的向心性团状皱纹。

建议注射点位和注射量：内眼角拉钩处皮下注射 1 单位肉毒素。外眼角团状皱纹处注射 3~4 单位肉毒素在肌腹中。应该注意的是在有可见的脂肪袋存在时，要和患者讲清楚，注射后眼袋脂肪会更加膨出，应当选择注射后 1 周左右将眼袋脂肪去除，可以得到更好的综合效果。

五、咬肌肥大

不良咀嚼习惯或者是先天的肌肉发育异常会造成咬肌肥大。

对于现代的女孩子越来越追求女性柔顺的轮廓，明显的咬肌轮廓在男性是一种阳刚之美，在女性则恰恰相反。通过肉毒毒素抑制咬肌动度从而使肌肉失用性萎缩，达到下面部的柔顺曲线。

（一）建议注射点位和注射量

在咬肌前后缘之间、耳垂和口角连线之下、咬肌肌腹内深层均匀注射 50 单位的肉毒素，在第一次注射后，可以让其在 8~12 个月之间复诊，观其咬肌恢复到 80% 左右，可以进行下一次的治疗。

（二）注意事项

注射点位不要过高，不能够影响笑肌和咬肌的颧弓起始部位，否则会笑时咧不开嘴和颧弓下塌陷成骷髅脸。

六、颈纹

颈纹是由于颈阔肌的长期收缩运动形成。

建议注射点位和注射量：在治疗方案上采取每侧沿着颈纹方向做两排注射，每排 4 个点，每个点 2 单位，双侧共计 32 个单位。颈阔肌和皮肤相连紧密，注射点位在皮下就好，相当于垂直进针 2~3 mm。注意一定避开颈部血管。

七、露龈笑

露龈笑是由提鼻翼上唇肌和上唇提肌收缩过度造成的。

建议注射点位和注射量：在鼻唇沟沿线的鼻骨旁进行两点注射 2 单位/每点，双侧 4 点共计 8 单位肉毒毒素。

八、颏纹

由颏肌的过度收缩造成，临床上可以在检查时发现颏肌覆盖区，有大量致密的皮肤凹陷。

（一）建议注射点位和注射量

在颏部中线两侧的颏隆突出，注射层次为颏肌肌肉层。每侧 3 个单位。

（二）注意要点

注射点应低于颏唇沟；注射到较深的肌层；大剂量注射或错误的注射技术可使肉毒素扩散至口轮匝肌、降下唇肌，致使功能障碍；使用高浓度的少量的肉毒毒素注射颏肌，否则可能发生流涎和发音不清；使用肉毒毒素可以延长注射填充材料的维持时间。

九、腋臭

人体的大汗腺由迷走神经支配，由于肉毒毒素可以抑制乙酰胆碱的神经递质传递，可以减少汗液的过量分泌，从而减轻腋臭的症状。

建议注射点和注射量：在腋窝毛发区域设计出 4~5 排 1 cm 见方的格子，共 50 个为好，在每个格子中点皮丘注射法注射 1 单位肉毒素。由于注射点位很多，可以在皮下做局部浸润麻醉。

（徐良土）

第四节　填充物注射

理想的填充材料应该具有用途广泛、生物相容性好、效果肯定、无排异、使用安全、效果持久、价格合理等特征，但是到目前为止还没有一种填充材料能完全符合以上的条件。

注射美容填充材料大概可分以下几种。

1. 可生物降解的非活性注射美容填充材料

如胶原、透明质酸、羟基磷灰石。

2. 可生物降解的活性注射美容填充材料

如左旋聚乳酸。

3. 不可生物降解的活性注射美容填充材料

如聚甲基丙烯酸甲酯。

4. 不可生物降解的非活性注射美容填充材料

如硅酮。

可生物降解的非活性注射美容填充材料在全世界的注射美容领域占了较大的比例。尤以透明质酸为首选。

（冯姗茹）

第五节　透明质酸注射

透明质酸或称醣醛酸，由双糖单位（葡萄糖醛酸与 N-乙硫氨基葡糖）组成的直链高分子多糖，是一种人体组织中自然存在的成分，广泛地存在于细胞间质中。由于它是人体的组成成分之一，所以对人非常安全，没有不良反应。透明质酸还是皮肤的保湿因子，可以吸收大于自身体积 1 000 倍的水分，比起胶原蛋白分子只能携带 30 倍的水分，可说是当今世上最强的保湿物质。滴眼液、保湿剂、高级化妆品中都可以看见它的身影。后来透明质酸广泛地用于注射美容，即软组织的填充上。目前，透明质酸已成为公认的最安全的注射填充物，只需将它注射入真皮皱折凹陷，或希望丰润部位，即可立即达到除皱纹与修饰脸部的效果。

透明质酸在所有动物种群中构成相同，所以几乎无抗原性，注射前不需要皮试，有的透明质酸产品是从动物提取的，也有的透明质酸产品是非动物源性的，是由细菌发酵形成的。透明质酸产品可以通过互相交联从而增加在体内的维持时间。

通过交联技术的透明质酸产品是现在使用最多的填充材料，他们的作用时间可达9个月，一般来说透明质酸比胶原维持的时间长2~4个月。

透明质酸提供了一种即刻的容积替代，多分子交联使得它在真皮层保持的更长久，透明质酸是亲水的，所以在注射后它们可以持续锁水保持容积。透明质酸另一个优点是存在有效的逆转剂，如果注射的位置不正确或有移位，罕见的血管闭塞，可以用透明质酸酶来修复。

一、透明质酸的美容注射原则

（一）适量注射

1. 即时效果最佳

每次都能达到顾客满意的效果。

2. 并发症风险降到最低

适量注射减少并发症发生的概率。

3. 为重复多次注射做铺垫

每一次的适量，是为下次重复注射做铺垫。

4. 保证吸水后效果

透明质酸材料在注射至面部48小时内短期会吸收水分，48小时之后达到相对稳定期。

（二）多次注射

效果叠加。累加的注射效果会使顾客满意度提高，同时使透明质酸维持的时效叠加。提醒顾客及时复诊、复诊的时间、顾客面部情况，适时进行补充注射。不要等到全部吸收再来注射，这时候就不是补充注射了，要在适当的时候进行补充注射，以保证让顾客维持面部最佳状态。

二、真皮层、肌肉层谨慎注射

因为真皮层、肌肉层是我们皮肤中组织相对致密的两个层次，如果将填充剂注射在这两个层次，材料会被组织挤压变形，不利于塑造我们想要的形态，影响美观，由于透明质酸有吸水力，注射入空间小的层次，会使疼痛感加重，严重时可产生并发症。

三、面部注射透明质酸的应用

目前在注射美容领域的领军产品——透明质酸，可以用于额纹、鱼尾纹、眉间纹、口周细纹的除皱治疗；鼻唇沟、泪沟、眶面凹陷、额部、颞区、颊部凹陷的填充治疗；隆鼻、隆颏等面部塑形治疗；丰唇治疗。

（一）去除皱纹

（1）皱纹与沟凹可以用质硬的透明质酸产品，注射于真皮层或真皮下层。

（2）纠正浅纹、皱纹和皱褶。通常在注射6~12个月后需要再次进行注射。

（二）软组织填充

1. 上面部注射填充

上面部常见填充部位包括：颞区、眉区、眉间。

（1）颞部填充。颞区内包括颞肌、颞浅筋膜和脂肪，颞区的容积缺失会导致明显的老化外观，填充这个区域可以获得显著的年轻效果。颞区使用透明质酸产品时必须注射到颞浅筋膜下，注射过浅会导致出现结节，平均每个患者每侧使用 1.0~1.5 mL。

（2）眉部填充。眉区容积缺失是面部老化进程的一部分，在老化过程中连接眉与眶上缘之间的软组织萎缩、肌肉老化、韧带拉长等因素导致眉下垂。注射填充是一种有效的方法。使用透明质酸填充注射在眼轮匝肌深面，剂量为 0.8 mL。

（3）眉间填充。眉间是两侧眉毛中间的区域，最常见的眉间老化是反复皱眉引起的川字纹，透明质酸填充剂注射致真皮深层可治疗眉间纹，常用剂量为 0.3~0.5 mL。联合应用肉毒素治疗可以达到更好的效果。

眉间区域注射注意：避免损伤局部血管，防止发生血管阻塞。

2. 中面部注射填充

中面部常见的填充部位包括：眶下缘区、前面三角区、鼻唇沟区。

（1）眶下缘区（泪沟）填充。眶下缘的内侧常被称作泪沟，下睑老化最初表现是由于容积缺失造成眼睛下方出现阴影，逐渐波及整个眶下缘。沿眶下缘填充泪沟处的凹陷可以消除眼睛下方的阴影，重塑眼睑与面颊部自然流畅的轮廓。眶下缘区域的首选填充材料为非动物源性透明质酸制剂，其延展性优于其他填充材料，在注射后可以通过指压进行塑形。

注射方法：在眶下缘内侧部的泪沟处，眼轮匝肌与骨膜间存在一较薄的间隙将针进入眼轮匝肌下层后，一边退针一边推注透明质酸，将透明质酸注射到骨膜浅面。在眶下缘中间部，注射层次为眼轮匝肌深面。泪沟处注射量为 0.2~0.3 mL。眶下缘外侧需要注射 0.3~0.4 mL。注射后需要进行局部轻柔按摩，保证填充材料分布均匀。

（2）面前三角区（俗称苹果肌）填充。面前三角区内侧界为鼻面交界线，外侧界为前面部与侧面部交界线，上界为眶下缘下方。中国人审美以面前三角肌饱满为美。面前三角区平坦或凹陷显现出苍老、严肃或略带悲伤的外观，注射填充可以增加面部立体感，改善严肃悲伤的外观。面前三角区填充首选透明质酸填充材料，由于透明质酸的注射层次可以选择，所以能够对皮肤表面进行精细雕刻。

注射方法：注射方式可以选择多点注射，透明质酸产品注射层次为深筋膜下，注射量一般为每侧 1.0~1.5 mL。维持时间可达 9 个月。

（3）鼻唇沟凹陷填充。鼻唇沟位于前面颊部与上口周区交界部，当面部老化发生后，最先注意到鼻唇沟的加深，鼻唇沟填充的目的是恢复面颊部与上唇之间过渡流畅的轮廓，不可完全消除鼻唇沟，否则将会显得不自然。

透明质酸类产品、胶原产品均可在该区域应用，透明质酸产品的优势是能很好地修复鼻唇沟外下方的细纹。

注射方法：矫正鼻唇沟可用多种入路注射于不同平面。注射技巧为线性退针注射，层次在内上方为真皮下层和提鼻翼上唇肌深层，外下方为真皮层。增加上颌和鼻部突出度，同样有利于减轻鼻唇沟。将材料注射于梨状孔的肌肉下或骨膜上层可有效提升鼻翼基底至较年轻时的位置，同时也可使鼻唇沟变得柔和、提升鼻尖。维持时间为 9 个月左右，注射量一般在 1~2 mL 每侧。

特别注意：在鼻唇沟部位注射填充剂可导致面动脉终末支的血管栓塞，其原因可能是注射到较大的血管内，导致血管栓塞发生，或者是局部张力过大压迫血管造成皮肤组织苍白、缺血。如不及时处理可发生皮肤坏死，结痂和瘢痕形成。

（三）塑形

1. 鼻部注射填充

透明质酸不仅能除皱，还能塑形，例如注射隆鼻，把透明质酸打在鼻梁中间，除了可以隆鼻之外，还有把鼻子两边的肉往中间拉的效果，使视觉上集中在眼睛的部分，这样眼睛就会看起来比较大。

对于鼻背低平程度较轻的患者，尤其是不希望接受手术者，注射填充材料为较好的选择。另外，注射填充材料的另一优势是：非永久性产品，经过一段时间可以完全吸收，如果患者对隆鼻后的面容改善存在顾虑，该治疗方式为最佳选择。

产品选择：透明质酸类产品为首选。

注射方法：注射层次为骨膜上层，可行点状注射和退针注射，注射后轻柔按摩使材料均匀分布，塑造出良好的鼻背外形。透明质酸用量为 1.0~1.5 mL。患者需要在注射后 3~4 周复查，根据情况决定是否需要补充注射。

2. 颏部填充

在下颏处、骨及软组织的容量缺失可以显出下颏的短小或后退畸形，患者一般关注的是颏部的突度与轮廓，注射填充可以用于不希望植入假体或拒绝接受外科手术的患者，另一优势是可以进行颏部表面轮廓的精细雕刻，并适用于颏部不对称的患者。颏部填充可以选择任何一种透明质酸产品。透明质酸的优势在于可以解决多数颏部的不规则形态。为了增加颏部突度，可以联合应用高亲水性的透明质酸材料。

注射方法：以点状和线状相结合。进行隆颏的注射层次为骨膜上层和皮下层。为了有更好的颏部皮肤表面轮廓，可以同时应用 2~4 单位的肉毒素进行颏肌松弛注射，效果能够持续 9 个月或更长。

3. 唇部填充

唇部老化是因组织容积缺失导致的红唇缩小内卷，唇突度、人中嵴、唇弓变平，唇部年轻化治疗时上述因素都应当被矫正。

在唇部填充时，透明质酸类产品最安全、最广泛、时效最长，较易被患者接受。透明质酸填充剂可注射于唇部黏膜下潜在的腔隙。注射在这一层透明质酸会均匀地分布，而不形成结节，可用钝头侧孔针推注，以避免损伤唇部冠状血管。唇珠再造时填充剂应注射在黏膜下方，缓慢注药，手法矫正，使唇珠与两侧隆起的突度相似。

通常要在注射 6 个月后进行再次注射。总体而言，再次注射的时间受多种因素影响，如皮肤的结构、生活习惯、年龄、患者要求的完美程度和注射技术、注射剂量等。临床经验证实再次注射可以有效延长治疗效果的持续时间。

四、透明质酸注射后的不良反应

多数不良反应都为轻度的注射后常见反应，且会在短期内自行缓解，可能出现的反应包括以下一种或几种：发红、肿胀、疼痛、瘙痒、淤青、触痛，多出现在注射当天，于注射后 3~7天内自行缓解。术后渗血也较为多见，出血可能带来的问题是：①出血造成注射周围皮肤短期的淤青。②出血造成远期的色素沉着。③出血造成皮肤致密皮下组织的结节，是由于血肿包裹透明质酸后形成积化物，一般短时间不会吸收，在影响形态时，可以用玻璃酸酶来降解处理。

（冯姗茹）

第六节 胶原蛋白的注射

胶原是一种可降解的、非活性填充材料，于 1981 年被美国 FDA 批准用于面部美容填充治疗。胶原可生物降解、可吸收，维持时间大约一年，适用于软组织凹陷的填充，可以扩张皮肤，从而减轻细纹，主要注射层次位于真皮层。

（冯姗茹）

第七节 透明质酸酶（玻璃酸酶）的注射

局部注射透明质酸酶，能很快降解透明质酸，使用 150 U/mL 浓度，用量和之前注射的透明质酸体积相当就可以。软化颗粒或者是小突起，使用 15 U/mL 或更低浓度的制剂，用量略微大于小突起的体积就好。注射后一般在 30 分钟以内就可以看到透明质酸物的缩小。有报道鱼尾纹注射 5 年后仍然存在的结节，经透明质酸酶注射后很快就消退了。

（谢靖宇）

第四章

面部软组织轮廓整形美容术

第一节　概述

脸形对容貌有一定的影响，而影响面部形态的因素除了骨性结构形态的支持所表现的轮廓形态外，附着在骨性支架外的软组织如肌肉、脂肪、皮肤、韧带等松弛下垂以及软组织体积的异常也可影响面部轮廓形态。由于儿童的脸形大多为圆形，人们将圆形脸习惯称为"娃娃脸"，给人一种不成熟的感觉。所以大多圆形脸的求美者希望能通过外科手术的方法得到改善，此类求美者多为年轻女性。临床上常见的有面颊部肥胖、皮下脂肪堆积较多、颊脂肪垫肥大、咬肌肥厚，以及皮肤、皮下组织退行性变化造成的下颌缘部组织松垂、颌底部松垂、颈阔肌松弛等。

（谢靖宇）

第二节　颊脂肪垫去除术

一、概述

优美流畅的面部轮廓是构成美丽容貌的条件之一，面颊部是面中部与面下部过渡区域的关键，面颊部凹陷会使面容显得衰老，而过度丰满又会使人面容显得稚嫩。对于圆形脸的求美者，在面部轮廓软组织整形美容手术中除了吸除浅层的皮下脂肪外，还要考虑应去除颊部深层的颊脂肪垫，可起到明显的瘦脸作用。

二、应用解剖

颊脂肪垫最早被认为是一种腺体组织，直到 1802 年 Bichat 才提出颊脂肪垫的解剖学观点，描述其是位于颊肌层的浅面，填充于面部多个组织间隙的脂肪组织块。脂肪组织块周围表面包裹一层薄而透明的包膜，与周围组织形成疏松连接，并通过少数菲薄的纤维束与周围的骨膜或腱膜连接固定。颊脂肪垫的深面前下方有面动脉、面静脉由深层向前上方浅层通过，如切除颊脂肪垫入路切口定点过低而且靠前时，会伤及面动脉及面静脉，如不及时发现可造成术后血肿（图 4-1）。

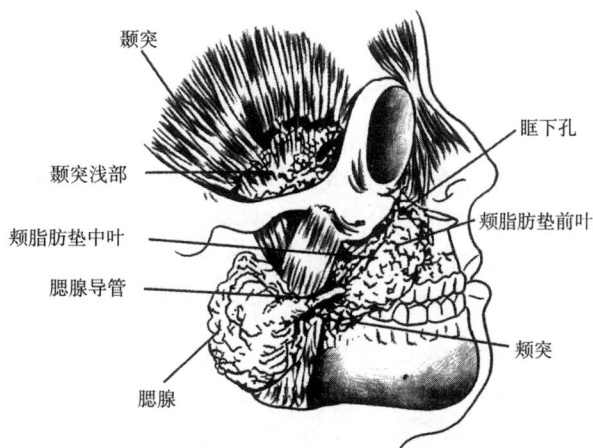

图 4-1　颊脂肪垫解剖

三、临床特征

临床上该类求美者多为年轻女性，圆脸，面部或全身有肥胖征象或身体不胖，但面部较丰满，面颊部饱满突出，缺乏线条感。除皮下脂肪较厚外，颧弓下区咬肌前缘较隆出，双侧对称，X 线摄片显示上、中、下骨性面宽，无明显不对称者可考虑颊脂肪垫肥大。

四、手术适应证

（1）面颊部丰满，圆脸，局部轮廓与周围界限不清，呈"娃娃脸"面容。
（2）健康，无严重疾病，无口腔炎症、溃疡及感染性病灶。

五、治疗方法

口内切口颊脂肪垫部分摘除术。

六、术前准备

（1）采集病史，询问个人史、月经史、手术史、过敏史等。
（2）做好血常规、出血时间、凝血时间等检查。
（3）术前与求美者沟通，介绍手术方法及手术前后的注意事项。
（4）签署手术同意书。
（5）术前照相。

七、手术方法

（1）切口入路定位：在颧弓下缘咬肌附着点前缘向下标记一垂线，两口角水平横向标记一水平线。在口角水平线与咬肌前缘垂线交点处沿垂线向上 1 cm 处即是切口位置的中心点，并用画线笔标记。
（2）麻醉：2%利多卡因 2.5 mL+生理盐水 2.5 mL+肾上腺素 0.2 mL 的混合液在口腔颊黏膜做浸润麻醉。
（3）切开：用尖刀对准定点位置，切开颊黏膜及颊肌，切口长度 0.5~0.8 cm，切口走行方向应与腮腺管及面神经颊支走行方向平行，如此可减少损伤腮腺管及面神经的概率。

（4）剥离：用蚊式钳钝性分离。将蚊式钳插入切口内通过颊肌后，边向前进边轻轻张开止血钳，直到触在张开的钳子中间有黄色脂肪浸出为止。如分离至皮下仍未见到脂肪团时，则需退出止血钳，调整方向将止血钳略向上方角度进入。

（5）去除脂肪垫：当找到脂肪垫后脂肪垫会从切口内涌出，此时用两把镊子提拉起脂肪垫包膜，用组织剪剪开包膜，从包膜内用镊子轻轻提拉，脂肪团会被顺利提出，当提拉有阻力感时切不可强行提拉。在脂肪垫位于切口处的蒂部，浸润麻醉后用蚊式钳夹住蒂部将脂肪团剪下。电凝烧灼剪下脂肪垫的断端，放开止血钳，断端自然退回切口内。去除脂肪量因人而异，少者 2~3 g，多者 4~6 g。

（6）关闭切口：缝合切口。

（谢靖宇）

第三节　咬肌肥大的整形美容治疗

一、概述

咬肌肥大又称咬肌良性肥大。由于亚洲东部人群面型在人种学上多属于短宽脸形，下面部相对较宽。亚洲东部人群，尤其是女性，对缩小下面部的宽度有着强烈的需求。咬肌的大小、形态与下颌角轮廓形态有明确的关联，过度发达的咬肌导致下面部过宽，影响审美。

二、应用解剖

咬肌由前上至后下斜行列于下颌骨升支外侧面。上起于颧弓下缘及其深面，止于下颌支外侧面的下颌角及下颌体的咬肌粗隆。咬肌的浅面后侧上部被腮腺覆盖，前下部为咬肌筋膜。咬肌由 4 个肌肉组织单位构成，分为深层两组与浅层两组。其深层咬肌主要肌腹部分在上方的起始部，下面止点部分主要为腱性部分；而浅层咬肌主要肌腹部分位于靠近止点部。咬肌浅部体积较大，肌束较长，纤维行向下后方，在其内部可见 3~4 层腱板由浅至深，与肌表面平行排列，其中一条长的腱板由肌的前缘纵贯后缘，其余均稍小，未及全长。肌纤维以这些腱板按由浅至深方向排列成羽状，纤维排列方向从倾向垂直到稍水平。咬肌深部体积较小，肌束近乎垂直向下，肌束内部肌纤维排列方向较一致。

咬肌的主要功能是提升下颌完成一定的咀嚼功能。咬肌是 4 对咀嚼肌之一，其他咀嚼肌为颞肌、翼外肌、翼内肌。4 对咀嚼肌共同完成咀嚼功能，所以，为改善面部轮廓而进行部分或大部分咬肌切除不会对咀嚼功能造成明显的影响。

在咬肌的前下部即咬肌筋膜下有面横动脉、腮腺管及面神经的颊支和下颌缘支通过，在切除咬肌时一定要十分注意勿损伤该处的血管神经。

咬肌的血管主要来自上颌动脉分出的第二段翼肌段的咬肌分支供应，自上而下走行于咬肌之间，尚有翼外肌段发出的颊动脉支在咬肌前上方通向颊肌和颊黏膜。在颧弓下方，腮腺管在咬肌的表面横行跨过，在咬肌前缘，以直角转向内侧穿过颊肌在颊黏膜下潜行到上颌第 2 磨牙相对的黏膜部位穿出，形成腮腺开口乳头。

三、临床表现

临床上咬肌肥大者多为方形或梯形脸形，主要表现为双侧腮腺前下方及下颌角区表面可见有明显突出，做咀嚼运动或咬牙时咬肌区突出加重，双侧基本对称。

四、诊断

咬肌肥大可与下颌角肥大并存，但要排除腮腺肥大或腮腺肿瘤的可能，突出部位明确位于咬肌区，咬合牙齿时可触及明显突出的咬肌轮廓即可诊断为咬肌良性肥大。

五、治疗方法

咬肌肥大的治疗主要有以下两种方法。

（一）咬肌部分切除术

1. 适应证

面下部宽大，咬肌区域明显隆起突出，排除腮腺肥大因素，无严重全身性疾病，口腔无感染病灶，无口腔溃疡。

2. 术前准备

（1）全身体格检查，了解个人史、月经史、手术史、药物过敏史等。

（2）血常规、出血时间、凝血时间、肝功能等检查。

（3）术前测量面上、中、下宽度，体表标记出咬肌范围。

（4）与求美者沟通，详细介绍手术方法、过程及恢复时间。

（5）签署手术同意书。

（6）术前照相。

3. 手术

（1）麻醉：手术在静脉复合麻醉加局部浸润麻醉下进行。

（2）切口：选择下颌颊龈沟近齿侧部位自第1~2前磨牙处切开黏膜达骨膜表面。

（3）剥离：用骨膜剥离器在骨膜浅层剥离，后侧剥至下颌支后缘，上至颧弓下缘，下至下颌缘及下颌下缘。将咬肌粗隆及下颌角周围的咬肌附着点完全剥离开。

（4）咬肌切除：用长组织剪钝性剥离找到咬肌前缘，用两把组织钳提起咬肌组织或用7号丝线顺咬肌纤维走行方向，分上、下两端各缝合一针提起咬肌，而后用电刀或组织剪贴咬肌浅层深面，将咬肌中层及深层切除；也有学者认为在咬肌浅层剥离后将咬肌浅层与中层切除。在切除咬肌过程中，一定在直视下进行，令助手配合一边向前剪切，一边止血，并将拉钩跟随切口向纵深移动，始终保持每一次剪切均在直视下进行，遇有活跃出血点，一定要钳夹电凝止血。

（5）切除后检查切下的咬肌是否完整，厚薄是否均匀，无误后，用生理盐水冲洗创口，检查无出血，分层缝合切口。

（6）局部加压包扎72小时。

（二）A 型肉毒毒素注射咬肌萎缩

1. 适应证

咬肌肥大诊断明确，无全身性疾病，无感染病灶，精神心理无障碍。

2. 麻醉

局部适量定点麻醉，也可在无麻醉下直接注射。

3. 设计注射点

准确设计注射点和注射剂量。

4. 注射方法

肉毒素注射咬肌时要准确判断咬肌位置，在下颌由咬肌止点向上、向前至咬肌最突出处及其周边的部位（注意注射点最高勿超过耳垂与口角连线水平），均匀地将 30~50 U 肉毒毒素注射到咬肌内，对侧同法处理。治疗前咬肌不对称者要注意调整治疗剂量，从而使面部大小均衡。有学者习惯在最突出点应用 20 U，周围部分 30 U 分三点均匀注射于距离最突出点 1 cm 的地方。一般注射后 3 天开始起效，1 个月达到比较好的效果，最佳效果常见于注射后 3~4 个月时。在开始起效的时候有咬肌无力的感觉，无力感常在 2 周左右消失。如果每侧注射 100 U，效果可以持续 6~9 个月。有报道对 30 例咬肌萎缩的患者每例注射 3 次，每次 100 U，两次之间间隔 6 个月，其咬肌的萎缩情况均趋向稳定。

肉毒素应用注意事项。

（1）孕妇及 12 岁以下儿童禁用。

（2）注射现场应备有氧气等急救设备，预防产生急性过敏反应。

（3）不可超过注射范围，不可进针过紧。

（4）术前、术后 1 周不能应用氨基糖苷类抗生素。

（5）对蛋白类制剂有过敏史者禁用。

（赵振德）

第四节　面部轮廓脂肪抽吸整形美容治疗

一、概述

面部脂肪堆积主要是由深、浅两部分组成，浅部主要分布于皮下，深部分布在脂肪垫内，决定面部轮廓的不仅是骨组织，软组织的形态也起重要作用。目前，临床上对下面部过宽者，常根据下颌骨、肌肉、脂肪的情况来制订治疗方案。对于骨性肥大者，多首选下颌角切除整形术；对于咬肌肥大者，则多采用切除咬肌或者行肉毒毒素注射的方法；除皮肤外，对面、颈部脂肪堆积所致的面部肥胖、臃肿及轮廓不清晰的老态面容，应采用脂肪抽吸技术、溶脂技术进行面部整形。

颏下区域（即下颌骨下方）是颈部脂肪最突出的部位。位于颏部下方的颈阔肌下脂肪垫较为致密，占颈部总脂肪量的 35%。颈中部和颈外侧部深层的脂肪量较少，如果颏下区域脂肪增加或皮肤松垂，颈颏角就会增大，年轻颈部的美学特征就会消失，老年特征就会出现。

二、适应证

面部圆形，面颊及下颌部脂肪丰厚，颌颈部、颏底部脂肪堆积伴松垂，颌颈角度钝，颌颈界线不清者。

三、术前准备

（1）采集病史，包括个人病史、月经史、药物过敏史等，无较重全身疾病。

（2）全面体格检查，常规化验检查及心、肺、肝、肾功能检查。

（3）检查面颊、颌颈、颌底脂肪堆积情况。

（4）确定吸脂部位及吸脂范围。

（5）与受术者沟通，了解吸脂目的和要求，介绍手术过程、手术前后注意事项以及可能出现的并发症。

（6）签署手术同意书。

四、术前设计

（一）确定颌颈、面颊及颌底吸脂的部位

用等高线方式标记出吸脂部位的厚度和范围。

1. 面颊部吸脂范围

上至颧弓下缘，前至鼻唇沟外侧，下至下颌缘，外侧到耳前。

2. 颌颈部吸脂范围

上至耳垂与口角连线，下至颌颈角下缘，前达颏底中线，后止于胸锁乳突肌前缘。

3. 颌底脂肪抽吸范围

上至颏下缘，下至胸骨上凹，双侧至口角垂线以内。

（二）吸脂针的入路切口

吸脂针的入路切口要小而隐蔽。面颊部及下颌缘、颌颈侧面吸脂的入路设计在耳垂后方，颌底部切口可设计在颏底近下颌缘中线处。

五、吸脂方法

（一）麻醉

手术在静脉复合及局部肿胀麻醉下施行（配制肿胀液 250~500 mL）。

（二）吸脂工具

吸脂针尽量选择 2~3 mm 以内多孔钝头或单孔钝头针，小面积少量吸脂可直接用 10~20 mL 注射器手持负压抽吸；范围较广、吸脂量较多时则采用负压吸脂机吸取。

（三）吸脂操作要求

（1）皮下隧道式扇形往复抽吸，为避免一个部位抽吸过度，每个隧道往复抽 3 次即移向下一隧道，抽吸依次完成后可返回再次抽吸，如此反复抽吸 2~3 遍，可达到均匀的抽吸效果。

（2）抽吸过程中左手一直平放在抽吸区表面，仔细感受抽吸的厚度及抽吸平面，防止

抽吸过度，并随时提起皮肤，感觉抽吸过部位皮下脂肪的厚薄及是否均匀。

六、不同部位的抽吸方法

（一）面颊部脂肪抽吸术

1. 抽吸范围

用画线笔标记出上至颧骨颧弓下缘，下至下颌缘内侧到鼻唇沟外侧，外侧到耳前，用云纹等高线方法标出脂肪最厚部位。吸脂区的吸脂入路切口以扇形分布。

2. 手术切口

设计在耳垂后皮肤皱褶处，术后不遗留瘢痕。

3. 手术方法

（1）在静脉复合麻醉下，局部麻醉注射 0.25% 肿胀麻醉液，每侧 60~80 mL。

（2）应用 2~3 mm 直径两孔或单孔钝头吸脂管。

（3）负压吸脂机负压控制在 0.08~0.1 kPa。

（4）受术者取仰卧位，耳垂后切口插入吸脂管，在未开动负压吸脂机之前，先用吸脂针在皮下及表浅肌肉腱膜系统（SMAS）层之间向不同方向穿刺，形成的隧道要保持在一个层面内，开动负压吸脂机，使负压达到 0.08 kPa 开始平稳、匀速往复抽吸。随时用左手在皮肤表面感觉抽吸的方向和所维持的抽吸平面。抽吸时不可在同一个隧道内反复次数太多或抽吸时间太长，要边抽吸边变换抽吸隧道，保持抽吸管在距皮肤表面 3~5 mm 处，吸脂口朝向深面向下方抽吸脂肪，如此可防止皮下抽吸过薄或不平整。

（5）术后处理：①弹性绷带持续加压包扎 24~48 小时，注意加压包扎时局部衬垫 3~5 mm 厚棉纱垫，防止颏部及下颌缘造成压伤。②口服抗生素 3~5 天。③1 个月内佩戴弹性颏托。④3 个月后逐渐呈现术后最佳效果。

（6）术中注意事项：①不可在一个隧道内反复抽吸，确保吸脂后部位平整。②避免皮下脂肪吸除过多造成皮肤与深部组织粘连。③保持吸脂平面在 SMAS 浅层，勿伤及深层的血管神经。

（7）对局部明显的不平整，术后 3~6 个月时可给予凹陷处行自体脂肪充填，对于较大范围不平整需在术后 1 年左右瘢痕软化后再进行调整处理。

（二）颌下脂肪堆积（下颌袋）吸脂术

面部颏下区及颈前属多脂肪区。人至中年以及随着体内脂肪的堆积，下颌部的脂肪也随着增多，皮肤显得松弛，形成所谓"下颌袋"，俗称"双下巴"。"双下巴"是面部肥胖和老化松弛的象征，因为年轻时人的面部侧位形象从下颏经颈前至胸部该是一条流畅曲线。临床上下颌袋可分为 3 种类型。

1. 适应证

（1）下颌皮肤松弛型，形成火鸡蹼。

（2）下颌皮下脂肪堆积型。

（3）混合型。

2. 术前准备

（1）采集病史。

（2）做详细体格检查，了解全身健康情况。

（3）常规实验室检查。

（4）专科检查：端坐位时颏下颌颈角>100°，甚者出现"双下巴"又称下颌袋。当低头时，颌下堆积脂肪向前下突出，重者松垂部位向前突出颏部垂直平面。

（5）用画线笔标记出脂肪堆积范围。

（6）切口可设计在颏底中线位置，也可设计在双侧耳后皱褶处。

3. 手术方法

（1）手术在静脉麻醉下加局部肿胀麻醉下实施。

（2）术中采用 30 mL 注射器，将肿胀液缓缓注入，使术区皮肤发白。将 2~3 mm 吸管插入后进行扇行方向吸脂。如果伴有下颌皮肤松弛，可设计横行梭形切口，切除松弛皮肤。

（3）术毕用弹性绷带包扎 24 小时，随后更换为弹性颌托，持续佩戴 2~3 周。

（赵振德）

第五节　颌颈部松垂的整形美容治疗

一、概述

随着年龄的增加，皮肤出现退行性改变，使得皮肤开始老化，容貌开始衰老，这是不可抗拒的自然规律。但美容整形外科技术也随着时代的发展而发展，并在不断地改进逆转皮肤衰老变化的手段和技巧。虽然外科手段不能阻止生命生理的衰老，却可以使衰老的容颜恢复青春，并可以使年轻的容颜延缓衰老。

二、皮肤皮下组织松垂衰老的原理

（一）年龄

年龄是衰老的根本原因。随着年龄的增加，皮肤的退行性改变会越来越明显，如真皮变薄，皮下脂肪减少，以及皮肤与深部组织、骨组织之间起维持作用的纤维韧带样组织被拉长，肌肉筋膜组织松弛等，这是无法阻止和不可抗拒的，至少目前是如此。

（二）重力作用

重力是使自然退行性改变的松弛组织表现出向下松垂的推手，但不能算做元凶。它只是将松弛退变的软组织下沉而形成独特的松垂现象。

（三）光老化

光老化是在日常生活中可见到的情景之一，如经常在日光下劳作的农民的皮肤要比起在室内工作少见阳光者明显衰老，其中的重要因素是长期日光照射引起皮肤弹性组织变性。

（四）生活习惯

饮食营养、内分泌、激素变化、烟酒嗜好、精神压力等也可成为促进皮肤老化退化的因素之一。

（五）其他因素

目前讨论的形成松垂皱褶和袋状脱出的问题，一个重要原因是组织韧带及支持纤维的松弛退变不平衡。附着在骨膜上的韧带样组织较坚韧处的松垂程度比薄弱处要少得多，远端松垂速度较近端慢，使得松垂组织由近端向远端堆积，才导致了袋状脱出现象。

三、颌颈部松垂的手术治疗

颌颈部松垂主要是颌颈部皮肤、皮下组织松弛，腮腺咬肌筋膜 SMAS 组织松弛，松垂的皮肤及皮下组织滑向前下方，被颏部外侧的致密纤维组织阻止后，使松垂的组织呈袋状脱出，并在颏外侧部成角畸形，形成特有的颏皱褶。

（一）适应证

（1）身体健康，无全身性严重疾病，常规实验室检查结果正常。
（2）颌颈部皮肤、皮下组织松垂明显，甚者呈袋状脱出。
（3）有手术治疗要求，女性不在月经期，2 周内无抗凝及活血化瘀药物服用史。

（二）术前准备

（1）采集病史，如个人病史、药物过敏史等。
（2）常规实验室检查。
（3）术前与患者交流沟通，介绍手术前后注意事项。
（4）签署手术同意书。
（5）术前照相。

（三）手术设计

（1）手术主要是提紧松垂的皮肤及皮下组织，用画线笔标记出松垂的范围及手术皮下剥离区域。
（2）采用耳前或耳垂前至耳后切口。

（四）手术步骤

1. 切开
沿设计切口切开耳前、耳后皮肤。

2. 剥离
（1）用中长（14~18 cm）组织剪在皮下钝性分离向前至第 1 前磨牙平面，向上至耳屏与口角连线，向下至颌颈交界处。
（2）耳后皮瓣自耳后筋膜浅层翻起。
（3）自耳前耳下方面部 SMAS 及腮腺咬肌筋膜深层向前方剥离至口轮匝肌外侧缘，向下剥离至颌颈交界下方。

3. 提紧
将剥离的 SMAS 用组织钳在耳前及颌下缘提起，分别向耳前上方及耳后提紧，使 SMAS 向前上及耳后滑移 1.5~2 cm，在耳垂基部位置顺下颌缘方向将 SMAS 剪开 1.5~2 cm，并在此处将 SMAS 与耳后皱褶深面的筋膜用 3-0 可吸收线固定 1 针，而后分别将耳垂下方及耳前部剪开提紧的颈阔肌及 SMAS 固定缝合（图 4-2）。

提起耳前 SMAS，将其形成猫耳状的折叠多余部分楔形切除边长为 1.5~2 cm，将切口缘断端缝合。

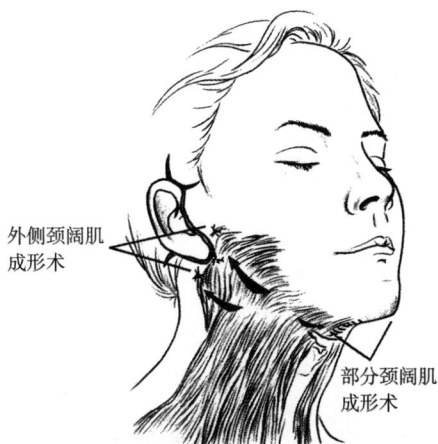

图4-2 当存在颈阔肌明显松弛时，有必要将松弛的颈阔肌收紧

4. 固定

提向耳后的 SMAS 及颈阔肌形成一舌状瓣提紧固定于耳后筋膜处，并在颌颈交界处加强向耳后及胸锁乳突肌筋膜表面固定 2 针。

提紧耳前耳后皮肤，剪除多余部分，舒展平整后分皮下皮肤层缝合，缝合皮肤应用 5-0 ~ 6-0 尼龙美容用缝合线。

5. 引流、包扎

放置负压引流管后加压包扎。

（五）术后处理

（1）术后 3 天解除包扎，换为弹性颌托固定 2~3 周。

（2）术后 24 小时拔除引流管。

（3）术后 7 天拆线。

（六）典型病例

一位 55 岁的女性患者存在过量的颈阔肌下脂肪，以及舌骨水平上方颈阔肌前缘松弛。将多余脂肪切除并行颈阔肌前缘部分"紧缩束衣样"成形术及下部松解术。

（吴 诗）

第六节 颈阔肌松弛的整形美容治疗

一、概述

颈阔肌松弛也是皮肤及皮下组织肌肉筋膜组织退行性改变的衰老征象，一般 35 岁以上即可出现，45 岁比较明显，55 岁可显出老态，65 岁可出现松垂性皱褶。有时颈部的衰老比面貌的衰老表现更明显，故临床上有许多求美者迫切要求对颈部松弛的皮肤给予治疗。

二、颈阔肌应用解剖

颈阔肌为颈前、颈侧一片膜状肌肉组织，上起自腮腺咬肌筋膜，前缘至口轮匝肌与降口角肌外侧缘，前部起自颏下缘，呈膜片状自上斜向外下方跨越胸锁乳突肌、胸骨头及锁骨头，继续向外下方跨过锁骨，止于锁骨下方胸大肌上缘。颈阔肌上方与面部 SMAS 交错连接在一起，故当剥离 SMAS 跨过下颌缘进入颈部时即达颈阔肌深面层次。

三、适应证

（1）身体健康，无全身性疾病，无精神心理性疾病，本人要求手术治疗。
（2）颈部皮肤松弛，保守疗法难以奏效。
（3）无感染病灶存在。

四、术前准备

（1）采集病史，如个人病史、月经史、药物过敏史等。
（2）全身检查，即常规血液化验检查如出血时间、凝血时间、凝血因子及肝、肾功能等，同时做心、肺功能检查。
（3）专科检查，了解皮肤松弛情况、颈部横行皱纹情况。
（4）与受术者沟通，介绍手术过程及手术前后注意事项。
（5）签署手术同意书。
（6）术前照相。

五、手术方法

（一）麻醉

全身麻醉加局部浸润麻醉。

（二）切口设计

将切口设计在耳前及耳下至耳后，在体表用画线笔标记切口线及剥离范围，如将切口选在颏底，切口走行与颏下缘平行，在距颏下缘下方 1~1.5 cm 处标记一横行切口线，长 3 cm 左右，并标出拟缩窄颈阔肌之宽度范围。

（三）切开

沿耳前、耳下、耳后设计切口线，切开皮肤及皮下组织。

（四）剥离

用组织剪沿 SMAS 浅层皮下剥离，向上剥离至颧弓下缘，内侧剥离至口轮匝肌外缘，向下剥离至锁骨上凹颈侧缘，向前剥离至颈外静脉内侧 2~3 cm 及胸锁乳突肌前缘 1.5~2 cm 处。用组织钳提起耳前 SMAS，在腮腺咬肌筋膜表面向内侧小心剥离。耳前部剥离过深可伤及腮腺组织与深部面神经颊支，剥离过浅则可将 SMAS 剥离过穿剥断，难以保持其连续性而无法将其提紧。剥离至下颌缘时 SMAS 移行为筋膜组织与颈阔肌交错连接向下延续，在此深面向下跨过下颌缘进入颈阔肌深层，剥离至胸锁乳突肌后缘为止。

（五）提紧固定

用两把组织钳分别提起耳前 SMAS 及颌颈部颈阔肌向后上方提拉，耳前可将 SMAS 向上外侧滑移 1.5~2 cm，颈阔肌向颈后方向滑移 2~2.5 cm。在耳垂基部顺下颌缘方向将

SMAS 颈阔肌部分剪开 2 cm，将此处与耳后筋膜用 3-0 可吸收线固定 1 针，将耳前 SMAS 剪除 2 cm×3.5 cm 一块三角形组织后与耳前筋膜组织缝合固定数针。颈阔肌部分自颌颈交界处尽量向后提紧，用 3-0 可吸收线，先从胸锁乳突肌后缘筋膜组织进针，在筋膜深面穿行约 1 cm，缝合出针，再从提紧的颈阔肌深面相对应点穿出颈阔肌，在距出针点 1 cm 距离处再穿回颈阔肌深面，与深面的线尾端打结，将线结埋在颈阔肌深面。而后用相同方法，再自深层向浅层缝合 1 针。此缝合线与前一缝合线形成"十"字交叉，可起到加强固定目的。

修剪多余的颈阔肌 SMAS，再次用 0-5 可吸收线缝合固定数针（图 4-3）。

提紧耳前及颈部皮肤，剪除多余皮肤，缝合（图 4-4）。双侧放置负压引流管。

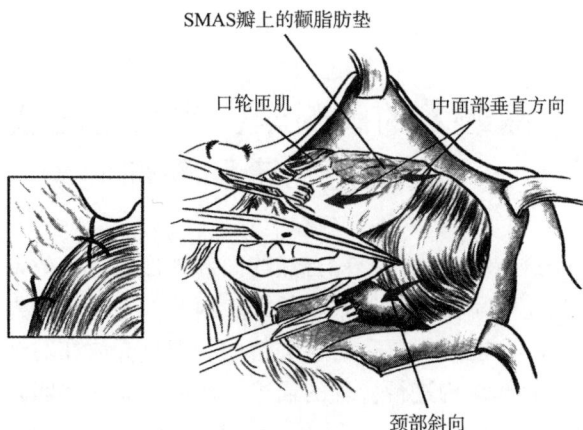

图 4-3 颈阔肌提紧固定

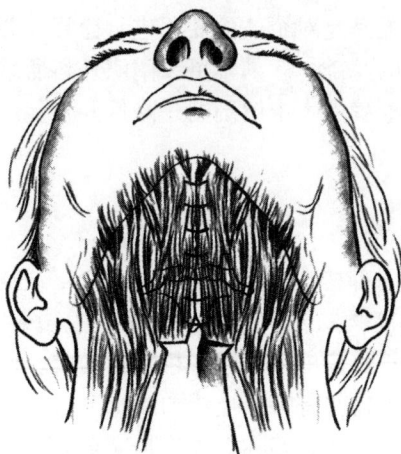

图 4-4 颌底颈阔肌缩紧

（六）包扎

术后加压包扎。如为颈前颏底切口，其剥离范围较耳前、耳后切口要小，向下剥离至胸锁乳突肌上凹，两侧剥离至胸锁乳突肌前缘，颈阔肌深面剥离较浅层剥离范围小 2 cm 左右。颈阔肌的收紧固定主要是将两侧颈阔肌折叠重合缝合至颈中线位置，而后缝合皮肤，进行包扎。

（吴 诗）

第五章

除皱术

第一节　除皱术的解剖学、浅表肌腱膜系统、支持韧带和面部间隙

解剖学上的准确性是进行除皱术、获得自然的面部外形和持久效果的基础。面部，特别是颊中部解剖学的复杂性，提示面部整形难度很大。因此，很多整形外科医师在设计其面部年轻化手术流程时，都会尽可能避开复杂的解剖结构，把目标放在对老化进行掩饰上。

本章的目的是通过对面部结构进行合理的描述，从而确立一些明晰的基本原则，来建立提升面部年轻化手术效果的基础。

在面部年轻化手术中，正确的解剖学认识是手术取得较好效果的根本。在解剖学的基础上，对面部老化的发生机制，尤其是对个体的变化进行诠释，并制订合理的计划来对这种老化进行修正，以作为术前评估的基础。解剖学可以阐明外科所采用的许多手术流程与结果之间的差别。对外科医师而言，准确的术中解剖图是降低并发症的发生率，安全有效进行操作而不损伤面神经的基本保证。

一、面部功能的演化

当从演化和功能的角度对面部构成进行分析时，更容易理解面部的解剖学（图 5-1）。面部位于头部的前面，在胚胎前肠的入口处，生成口、咀嚼器，以及特殊的感觉器官，如眼、鼻和耳。面部骨骼的 4 个骨腔皆由多块骨互相结合构成。这些骨腔使特殊感觉器官具有明确的骨性边缘，这与由唇颊覆盖并有关节连接的颌骨宽大的开口形成对比。面部的软组织对面部的美观和吸引力而言不可或缺，实际上，也是完全为其功能服务的。

软组织覆盖各个骨腔，经组合形成面颊部，包括唇、眼睑、鼻和耳。每个骨腔均由全层软组织环绕在其周围，其中浅表的面部肌肉控制这些功能结构开闭口径的大小。这在人的眼睑及唇部表现得最为明显。这些具有括约功能的可关启结构的主要效用是保护骨腔的内容物，并进一步起到表达感情、传递信息的作用。这一重要的功能要求肌肉具有更好的协调力，在运动与稳定这两种相反的功能之间取得平衡。老化引起了年轻面容平衡的变化，导致在静止或活动时表情的改变。需要通过面部年轻化手术使衰老的面容修复还原至年轻时的平衡状态，并拥有正常外表的生机，这对外科手术而言具有巨大挑战。

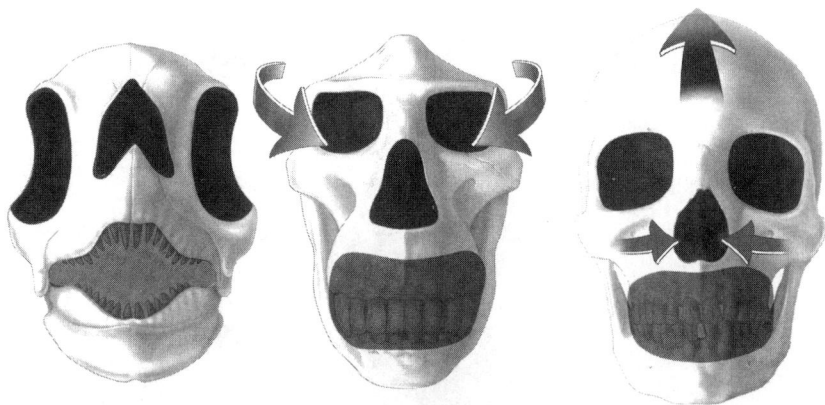

图 5-1　面部骨骼功能的演化

注　图示从原生脊椎动物（如鱼），到灵长类动物中的黑猩猩（中间图），再到人类的演化过程。面部
的骨骼支撑着 4 个多骨的骨腔，它们的大小与位置与其特殊的功能有关。眼睛作为具有立体双目视觉
功能的器官被移到前面，而由于嗅觉的重要性较小，鼻孔被降低，耳朵保持在它原先的位置上，即位
于在面部的后面。随着颅骨的发育，眼眶的位置跟着发生变化，形成了新的上 1/3 的面部。

二、面部的区域

在临床应用中，通常将面部分为三部分（上部、中部和下部），但这种区分方式不是以
逐步演化形成的结构为基础的，因此过于概念化。具有重要的面部表情功能的肌肉都位于面
部的前面（前方），主要在眼周和口周，其作用在人进行沟通交流时得以表现。由于这些功
能，面前部存在很多微妙的富于表情的区域，也是易于引发衰老变化的部位（图 5-2）。

相反，面侧部活动相对较少，这是因为负责咀嚼功能的组织结构都在其所覆盖的深筋膜
的深侧。在颧弓的两侧是颞肌和咬肌，与腮腺及其导管在一起。在面侧部唯一表浅的肌肉是
在其下 1/3 区内的颈阔肌，它的延伸范围最高不超过口角。在内侧，存在一清楚的边界，将
面侧部与前面富于活动、易变的面前部分开。垂直方向呈线形的支持韧带附着在面部的骨骼
上而形成这一边界（图 5-2）。

从面部年轻化手术应优先考虑的方面来看，面颊中部是最重要的一个区域，这是因为其
位于面部表情的两个中心，即眼和口之间的中央核心区。眶周部和口周部在面颊中部重叠
（图 5-2）。眶周部覆盖颧骨体及其眶突；而口周部覆盖生长着牙的上颌骨。功能部分是固
有的活动部分，与相对固定的边界汇合在面颊中部斜行的边界线处，这是颧弓韧带向皮肤延
伸而形成的面颊中沟（图 5-3）。

面前部的软组织按其为覆盖骨骼或由多骨构成的骨腔而被进一步细分。构成眼睑或面颊
区的软组织容易活动，是因为此处没有深筋膜。面颊区中覆盖颧骨的部分被确定为过渡区；
而易于活动区（下睑、易动的面颊及鼻唇部分），年轻时鲜见衰老的变化，这是由于年轻时面
颊中部的形状结实圆润。以后随着时间的推移，由于面颊中部老化松弛，这些转化逐步可见。

面神经分支的分布平面与面部区域有关（图 5-4）。在面侧部颧弓以下部分，面神经分
支分布在深筋膜深面。在面前部（包括颧弓下界以上部分），面神经分支更表浅地分布到肌
肉。在支持韧带界面存在一过渡区，为转变到易活动的面前部之前最后的稳定部位。面神经
在向外走行至其位置终点前，在此处受到保护。

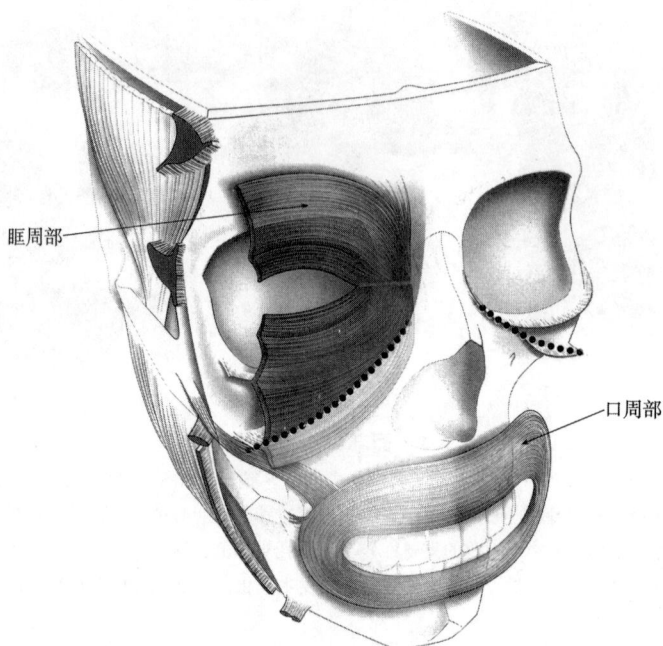

图 5-2 面部区域

注 变化较少的面侧部（阴影部分）由咀嚼肌覆盖，由面部韧带的垂直线将其与面前易动的肌群分开。这些韧带从上往下依次是：颞部韧带、眶侧部韧带、颧弓韧带、咬肌韧带和下颌骨韧带。面部的表情肌位于前部。面颊中部被斜裂分成与邻近骨腔相关的两个独立的功能部分。上方的眶周部，以及下方的口周部，共同构成面颊中部，两部分相接于颊中沟（斜的虚线）。

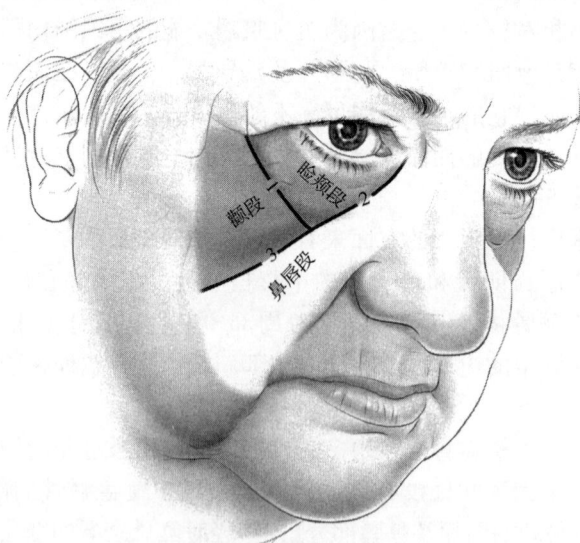

图 5-3 面部老化

注 面部老化时，表面解剖学揭示了面颊中部的内部结构。面颊中部的两个功能区与其下面的骨腔有关，并且由覆盖在骨骼上的面颊中沟（3）斜线分开。面颊中部有 3 个部分：睑颊段和在眶周部里的颧段，以及在口周部内靠近鼻唇的鼻唇段，它覆盖口腔前庭。这 3 部分的边界由 3 条沟划定，互相连接起来像斜体的字母 Y。睑颧沟（1）覆盖在外下眶缘，鼻颧沟（2）覆盖在内下眶缘，续接颊中沟。

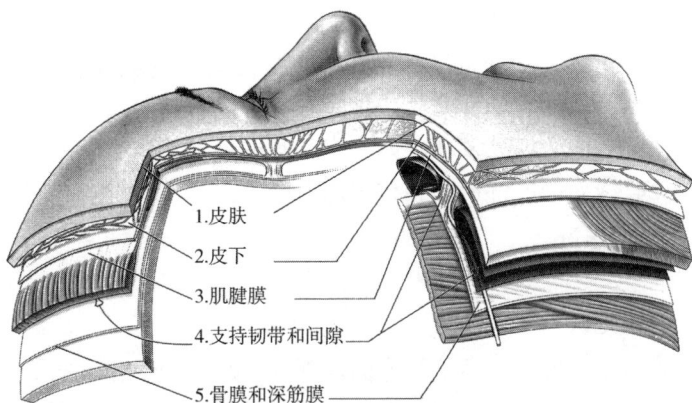

图 5-4 面部的层次

注 头皮的 5 个层次是面部解剖层次的原型，也是面部其他部位复杂结构的最简单的基础。其中第 4 层是变化最大的层次，由交替的间隙和韧带组成。面神经走行的层次在韧带的边界处出现变化，从面侧部转变到面前部。

三、面部的层次

面部结构的要素可以被很简单地概括成以下几方面。

（1）头皮是理解面部解剖的基本原型，这是因为在面部这一部分出现的变化最少。

（2）面部由同心圆状轴心的软组织层构建在骨骼上。

（3）头皮的 5 个层次是：①皮肤层。②皮下层。③肌肉腱膜层。④细小间隙组织。⑤深筋膜。

（4）这些层次在面部并不是均匀一致的，这是因为在相应功能区层次会改变。

（5）相应功能的关键区域覆盖在骨腔上面，尤其是在眼睑、面颊和口部。

（6）一个多链交织的纤维支持系统将皮肤与骨骼支撑在一起（图 5-5）。这一系统的组成成分穿过全部层次。

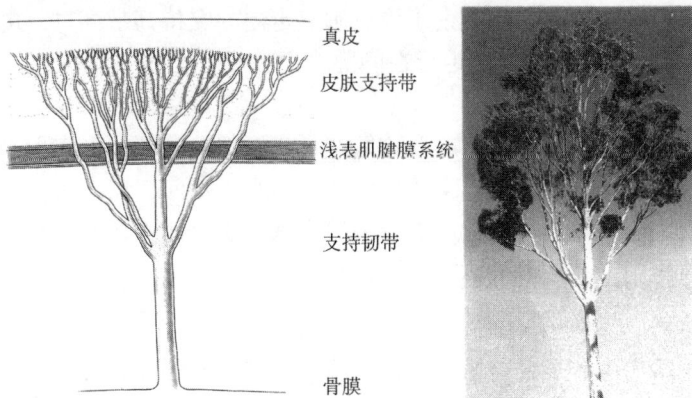

图 5-5 面部纤维支持韧带系统

注 可将面部多链交织的纤维支持韧带系统比做一棵树。这一系统将软组织附着在面部骨骼；它连接面部的各层。支持韧带附着在骨膜及深肌层，并且进入和通过 SMAS，以一系列树枝状分支呈扇形展开。在外部的皮下层内，支持韧带纤维数量、质量逐渐增加，稳固附着、牵拉住真皮。

(7) 从越过骨骼到覆盖那些骨腔的组织（眼睑和口唇）之间的过渡区具有解剖学的变化。

(8) 面部结构的复杂性起因于活动与稳定（韧带的支持）两者之间平衡的需要。

应该认识到，面部结构的复杂性完全是由多块骨构成的骨腔及其功能的需要而致。过渡区的解剖学变化可在骨腔的边界处发现，如头皮，其解剖学变化发生在眉间，在那里前额邻接眶腔和鼻腔。此处有深处的面部肌肉和相关的面部支持韧带附着在骨骼上。

四、各分层的详述

（一）第1层：皮肤

皮肤结构中的胶原是纤维支持系统最外面的部分，从胚胎学和解剖结构上看，其均与深层胶原组织相连接。皮肤的胶原厚度与其功能有关，并且有与其活动性呈反比关系的倾向。真皮在眼睑部最薄，而在前额和鼻顶尖部最厚。较薄且活动较多的皮肤更易出现老化。

（二）第2层：皮下层

皮下层有两个组成部分：①皮下脂肪提供体积和活动性，由皮肤纤维支持韧带给予支持。②皮肤纤维支持韧带连接真皮与其下面的浅表肌腱膜系统（SMAS）。根据面部具体区域的不同，两个组成部分在数量、比例和排列方面有所不同。

在头皮，皮下层有相同的厚度，并与覆盖的真皮有坚固的连接；而在面部，皮下层在厚度与附着方面有很多的变化。在接近骨腔具有高度活动功能的区域，如眼睑的睑板前部和唇部，皮下层紧密结合，不存在皮下脂肪，以致于这层看起来似乎是不存在的。

面颊中部的3段中，每一部分皮下脂肪的厚度都有明显的不同。在睑颊段靠近眼睑部分的皮下层最薄；在颧段皮下层厚度适中而均匀；鼻唇段则显著增厚，是面部中是最厚的一段，这里皮下脂肪变厚，支持韧带被延长，更容易使其强度变弱。在鼻唇段增厚的皮下脂肪称为颊脂垫，这是一个模糊的专有名词，其位置在面颊中部、口周部分颧骨突起的内侧。

支持韧带纤维穿过面部时不是均匀一致的，根据区域不同，其分布的方向和排列是不同的。这个变化反映在第4层的解剖中。支持韧带呈线状连续垂直穿过皮下层形成隔，这些隔可在更易活动的区间予以分界。然而由于没有垂直走向的支持韧带穿过，皮下层覆盖在间隙处（在第4层）。相反，支持韧带则走行在间隙表面，主要呈水平状分布，如层状，对其下面的运动限制较少。

临床的相互关系：支持韧带分布的变化解释了在面部不同部位行皮下剥离难易程度的差异。行皮下剥离时，在间隙的表面，支持韧带更多为水平走向，皮下层相对容易分离，经常采用简单的钝性分离。在面韧带处行皮下分离的区域，垂直地隔在SMAS和皮肤之间，起到更牢固的连接黏着作用，在这里通常需要锐性剥离。

（三）第3层：肌腱膜层

面部的软组织结构内含有骨骼肌可履行其功能。这些面部固有的骨骼肌与在深筋膜下拉动骨骼运动的骨骼肌完全不同，因为它们带动软组织运动，并作为其组成的一部分。面部的全部肌肉均在第3层内，肌肉周围不同程度地包绕有筋膜。面部全部肌肉发育自胚胎的第二鳃弓。肌肉的前体在一系列层板上移行进面部的软组织，每一层板上的肌肉均由其独自的面神经分支支配。当移行的肌肉随后与它们的起点失去连续性时，面神经支仍得以保留，就像飞机的尾迹云一样，可作为迁移路径的指示标（图5-6）。

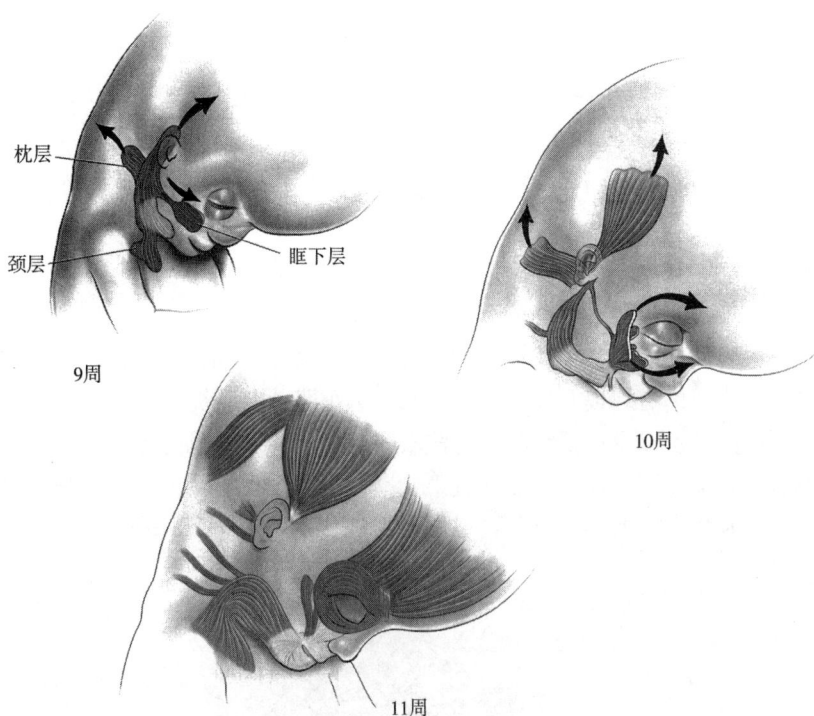

图 5-6 面部肌肉的演化

注 演化肌肉迁移的路径，包括其连接和肌肉的多重层次，解释了面神经分支最终的位置。
下颌层在口腔周围分成两支。当下颌层继续进入面下 1/3 部时，上支的眶下层从发育的面颊中
部较早分离出来。两层随后在以口角为轴部区域再融合，可解释为何形成面神经的两个颊支。
眶下层依次分开而分布在眼眶周围，同样面神经也分支并分布到不同深度的平面。

在面前部，移行的肌肉团主要定位于眶腔和口腔周围。皱眉肌由双重神经支配，证明从
眶上及眶下移行来的肌肉团均为双起源。

在典型的头皮结构中，第 3 层的肌肉揭示了面部肌肉分布的主要原则。表浅的肌肉如枕
额肌，所移动的软组织包括头皮及前额的皮肤。此肌肉起于上项线以上小范围的骨性起点，
但是附着的软组织范围广阔。

围绕额肌和枕肌的纤维鞘继续越过整个头皮，两肌间并不直接相连，而是以筋膜相接，
其间没有肌肉插入，即鞘的表层和深层筋膜在此融合而形成帽状筋膜，这是第 3 层腱膜部分
的基础。覆盖在肌肉表面的浅筋膜层很薄，而且在一些区域如前额，肌纤维延伸进皮下层。
相反，在筋膜的深层较厚，支撑作用更多，并在与其下面的第 4 层界面处形成一滑动面。在
第 3 层的某些区域以浅表的扁平肌肉为主要成分，而在没有肌肉的区域腱膜成分则占优势。

当掀起一个头皮瓣时，由于头皮第 4 层的附着很少，皮瓣与骨膜间很容易自然分离。头
皮瓣作为外表 3 个层次自然融合的复合结构，在解剖学与功能上是一个整体。3 个层次的纤
维成分是面部的浅筋膜。SMAS 是第 3 层复合体的最深部分。在中、下面部，这一复合结构
也同样出现，虽然不那么明显。

第 3 层是面部一个连续的基本层次，根据描述的目的，在浅筋膜的特殊区域有不同的命
名。帽状腱膜是在头皮区的命名；颞顶筋膜因这一层延伸覆盖在颞部而得名；而覆盖在眶缘
和面颊上部则是眼轮匝肌及其筋膜。

在第 3 层发育完成的肌肉呈层状排列。宽阔的扁肌所形成的浅层披盖在面前部，如额肌覆盖在面上部 1/3，而眼轮匝肌分布在面中部 1/3；颈阔肌覆盖面下部 1/3，可能与颌运动有关，其功能主要作用在面侧部下 1/3。浅表肌肉与深层结构相比，与皮下层有更紧密的关系。浅表的扁肌一般很少直接与骨附着，而是通过位于肌肉侧方边界的韧带间接与骨连接固定。额肌由沿颞上线走行的颞上韧带固定；眼轮匝肌由其外下边的颧弓韧带固定；而颈阔肌则由上面的咬肌上韧带固定。

面部的复合三层结构提示，用 SMAS 作为覆盖在软组织层上的"外科手术运载工具"，并不亚于头皮瓣。

在第 3 层内的深部肌肉只集中于需要有更多功能的区域，如在上 1/3 面部，为皱眉肌和降眉肌。在口周，深部肌肉有起提升作用的颧大肌、颧小肌，上唇提肌，口角提肌；起下降作用的口角降肌、下唇降肌；以及口括约肌。与浅表肌肉相比，深部肌肉起自范围相对较广而接近目标软组织的骨骼，而且以一较短路径穿过第 4 层，集中于止端区。有趣的是，眼睑深部的固有肌肉、提肌和眼睑包裹的筋膜并不从这些面部肌肉发出，而是从眼眶起源。

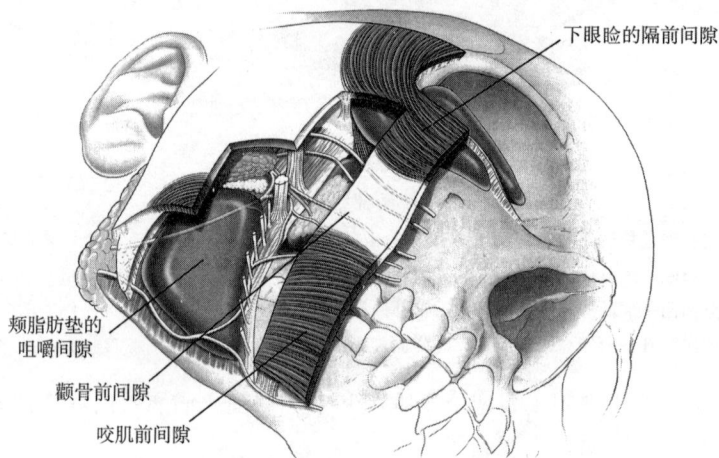

图 5-7　肌肉和下面间隙的关系

注　在第 3 层有肌肉的区域和第 4 层相关间隙处发生运动。从上往下的间隙包括下眼睑的隔前间隙、颧骨前间隙、包含有颊脂肪垫的咀嚼间隙和咬肌前间隙。

（四）第 4 层

头皮的第 4 层是一可滑动的平面，除疏松结缔组织以外，并没有其他结构。覆盖的复合浅筋膜随着枕额肌的收缩而移动。然而，头皮沿颞上线边界以韧带形式附着在颞部，并经过眶上缘。

头皮第 4 层的解剖对外科手术而言非常简单、安全，帽状腱膜下头皮瓣这一自然的层次很容易被剥离。相反，面部第 4 层则是最为复杂和危险的剥离层面。这复杂性是由于脊椎动物在演化期间面颊中部组成部分紧密贴合所致，也与骨腔周围结构的动力活动和它们覆盖的组织极为接近有关。此外，第 4 层是稳定与活动之间的场所。

下列结构包含在第 4 层内，但每一结构分布在不同区域。

· 面部支持韧带。

· 固有肌肉的深层。

·软组织间隙。

·重要解剖结构的非活动区。

·面神经分支。

当理解了这些结构如何排列分布，第4层结构解剖学的复杂性就变得简化了。下列原则可帮助理解。

·覆盖在面骨上，第4层基本上由一系列"间隙"和重要解剖学的非活动区组成。

·间隙是能活动的功能区。每个间隙有一明确的范围和最少的固定。

·边界趋向于软组织的最少活动的部分。

·支持韧带位于间隙边界内并对其有一加强作用，并分开不同功能区。

·深层固有肌肉在其边界内附着到骨。

·在浅表最大的活动区，肌肉在第3层插入到活动的软组织内。

·所有深层具有临床意义的肌肉均附着于口腔骨性边界。

·支持韧带和肌肉起源在边界处共同具有骨性起端。

·一排韧带附着围绕在骨腔周围。

浅表肌肉收缩后，允许覆盖在硬骨组织上方的软组织出现运动，面部的软组织以一系列间隙的形式结合成了独特的解剖分布。因为在肌肉下面有间隙的存在，运动是可能的。间隙位于两稳定固定区域之间。面部的间隙有两种形式。

·间隙由骨腔提供，如眶腔的眶隔前间隙和结膜间隙；口腔前庭在唇及面颊的鼻唇段内。

·软组织间隙在骨腔之间，覆盖于面部骨骼上，在第3层和第5层之间的一系列组织间隙由附着于深层骨组织的可活动的软组织构成。

间隙的作用非常重要。间隙的存在不仅对功能完成是必要的，还可解释许多因面部老化而发生的变化。随着老化，颧部突出、唇下颌皱襞的出现完全是由于面部软组织间隙所致。

1. 面部支持韧带

支持韧带分布在运动区域（间隙）之间。韧带的干支通过第4层作为多链路纤维支持系统的一部分。最初不认为这些结构是韧带，因为它们不是肌肉骨骼系统的一部分，也没有如十字韧带那样典型的韧带形状。不过，从定义上说，韧带是束缚联结邻近结构的纤维样组织。软组织的韧带有各种各样的形状以适应面部功能的需要。

紧邻耳前的面侧部是一类不容易活动的区域，这区域从耳软骨向前25～30 mm，是颈阔肌耳筋膜（PAF）韧带附着处。PAF由两层所组成，它是第4层韧带的扩散区域，融接了SMAS及其下方的腮腺咬肌筋膜和腮腺囊。覆盖在PAF上的皮肤支持韧带是密集的，因为它未覆盖在间隙上面。PAF前缘以前的颈阔肌，其软组织层则是可活动的。

对面部除皱术而言，PAF的特性是很重要的。当进行传统的SMAS除皱整形术时，提拉耳前的SMAS不是一件容易的事（因为这要分开融合在一起的PAF结构）。与掀起覆盖在间隙处的SMAS不同，这个区域没有一自然可供分离的平面，因而剥离是困难的。但融合的PAF却给组织提供了强度，利于缝合固定活动的SMAS和后方的颈阔肌。

当通过面侧部进行手术时，如果希望面前部获得提紧的效果，必须绕过支持韧带的垂直线，因为强韧有力的支持韧带会抵抗任何牵引效果。

在面前部，韧带环绕在每一骨腔的入口处。由于没有支持韧带从骨腔里对活动的眼睑和上下唇开合提供支持，因而此处有韧带代偿性聚集以提供骨性支持。

2. SMAS 下的面部间隙

SMAS 层下的第4层主要是由"间隙"组成。这些间隙有确定的边界，并且在边界分布着支持韧带。这些间隙被称为安全间隙，这是因为其内没有任何结构，也没有相应组织结构穿过。这对于外科医师很重要，因为所有的面神经分支是在间隙之外的。因为间隙允许运动，相对于边界韧带，松弛更容易发生在间隙处。这种不同的松弛说明了老化的大部分特性。

当在颞上间隙进行手术时，在颞浅筋膜（颞顶）与其深处颞深筋膜（颞肌）之间，仅用钝性分离就能有效地分开疏松结缔组织，将一潜在的间隙转变成真正的间隙。当韧带边界松解时，需要采取不同的手术方法，这是因为面神经颞支就在附近。将额前间隙与颞上间隙分开的韧带边界是颞上隔，它沿颞上线起始（融合区），在颞部还有另一个纤维膜性韧带结构，即颞下隔，越过颞深筋膜表面将颞上间隙与下方三角形区域分开。颞上隔与颞下隔在三角形颞韧带（也称眶韧带）处汇合，这一韧带区与其深处的骨膜附着，并与颞深筋膜毗邻（图 5-8）。

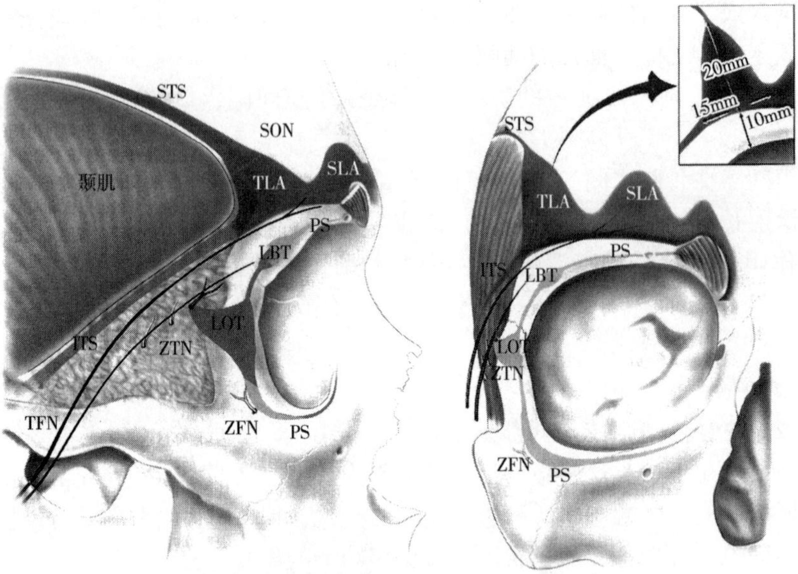

图 5-8　颞部韧带的解剖和颞上间隙

注　间隙的边界是颞上隔（STS）和颞下隔（ITS），它们延伸汇合形成颞韧带附着（TLA）。没有组织结构经过颞间隙。TLA 延续向内是眶上韧带附着（SIA）。颞间隙的下方是三角形区域（呈斑点状的区域）。在这一部位穿过第4层的是颧颞神经的内侧支、外侧支（ZTN）和"哨兵"静脉。面神经的颞支（TFN）走行在颞顶（浅）筋膜下面，越过的区域恰在颞下隔的下方。眶周隔（PS）是在眶腔边界的眶缘上。眶外侧方增厚区（LOT）及侧上方增厚区（LBT）是眶周隔的一部分。

如在前额和颞部的典型结构所示（图 5-8），第4层是由包含着面韧带、深处的面肌和面神经分支的边界分隔而成的一系列间隙组成。这是因为面中部和面下部要进行大量的运动，需要更多的软组织间隙。

颧前间隙覆盖在颧骨体突出部位，允许眼轮匝肌眶部在间隙顶部移动（图 5-9）。

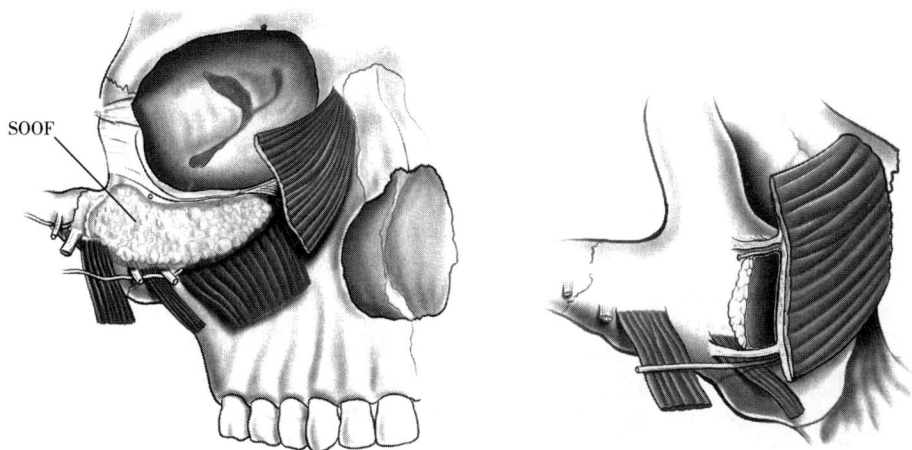

图 5-9　覆盖在颧骨体上的颧前间隙

注　颧肌的起始部延伸在间隙下方。间隙顶部由脂肪作为衬里（SOOF）的眼轮匝肌形成。由眼轮匝肌支持韧带构成间隙上方的韧带边界，但其强度不如由颧弓韧带构成的下方边界。

　　三角形的间隙与骨构成的平台形状有关，由眼轮匝肌支持韧带构成其上界，颧弓韧带构成其内下界。覆盖在其表面的肌肉收缩导致位于水平鱼尾纹下方的颧部皱纹。随着面部老化的发展，间隙顶部进一步松弛，出现了更明显、最终在静止状态下也存在的颧部皱纹。进一步松弛可导致间隙顶部在静止时就存在鼓胀，即所谓的颧颊部的耸起，或称颧颊袋（也称为颧颊部月牙）。这些变化的出现提示眼轮匝肌松弛，需要进行手术做绷紧治疗。当在颧前间隙进行手术操作时，用一适合的外科器械或直接用手指行钝性分离，是安全的。

　　在面侧部下 1/3 的咬肌前间隙类似于颞间隙，覆盖在咀嚼肌的深筋膜。若要使下颌的开口运动不被覆盖其上的软组织限制，则要求咬肌前间隙为这些软组织提供可运动的基础。最终，老化松弛发生于间隙的颈阔肌顶部，和它的前方和下方边界的附着处，导致膨胀形成颊和唇下颌皱襞（图 5-10）。

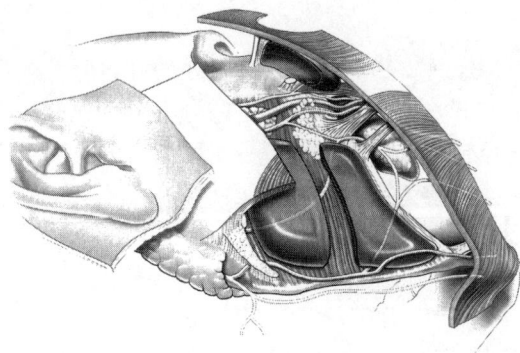

图 5-10　长斜方形的咬肌前间隙覆盖在咬肌的下半部

注　间隙顶部由 SMAS 内的颈阔肌构成；PAF 的前缘为间隙的后界；前界是在咬肌前缘附近的咬肌韧带；间隙下界是系膜样组织，不包含任何韧带。在下界处颈阔肌构成薄弱的顶部，直接导致构成颊部，在后面有强壮的下颌韧带。包含颊脂垫的咀嚼间隙是在上咬肌韧带的前方。所有面神经分支走行在这一间隙的周围和外边。对外科手术很重要的面神经下颌支，离开 PAF 后，在间隙下界的下方走行，而后在到达下颌韧带之前，上升至具有高度活动性的系膜样下界的外表面。

面前部的咀嚼间隙（因其内容物是颊脂垫，也称颊间隙），具有不同的特点，在面颊中部的下方咬肌的内侧。类似于口腔，咀嚼间隙促使覆盖在面颊中部的鼻唇段的运动更容易。老化时，特别归因于咬肌韧带的磨损导致间隙边界和顶部支撑力减弱。结果颈阔肌远离并更少束缚咬肌，使咀嚼间隙在面下部口角水平以下鼓胀。随着间隙较多地下降，颊脂垫覆盖在咬肌下部的前缘，众多移位的脂肪增加了唇下颌部皱襞的鼓胀。

通过邻近间隙，例如咬肌前间隙、口腔或颧骨下部的骨膜等薄弱的边缘，可以经外科手术进入咀嚼间隙。

3. 重要的解剖学区域

越过面侧部，在颧弓两侧的是包含有重要解剖学结构的两个区域。这些在以往的外科文献中未曾特别提到，为了描述它们，就命名为颞下区和咀嚼上区。它们并非间隙，包含有解剖结构，也没有膜作为衬里。两个区域的内容物都有软性脂肪予以保护，可以被柔和地打开，类似于间隙那样可采取精确的操作。

具有重要解剖学意义的颞下间隙，在颞上间隙和颧弓之间，是从面侧部进入上 1/3 面部的通道。面神经颞支悬浮在颞下间隙顶部的脂肪保护层内，在颞下隔的下方。颧颞神经支和哨兵静脉，从深部至浅层穿过这一区域。

具有重要解剖学意义的咬肌上区，在颧弓下界和咬肌前间隙之间，是从面侧部进入面颊中部和上颌骨区的径路。在这里，解剖结构走行并非由深至浅，包括向前延伸的腮腺、腮腺副叶和腮腺导管。面神经颧支在导管上方，而上颊支在导管的下方。

在这个区域需要接近颧弓外侧韧带和咬肌上韧带时，需谨慎小心。

4. 面神经分支

进行面部手术而不损伤面神经，这一信心来自对面神经分支行程的熟悉和理解，熟知前述的面部解剖层次是基础。面神经分支在面侧部的下 2/3 是保持走行在第 5 层的深处。在面前部，面神经最后的路径在第 3 层肌肉的下方。

面神经分支被损伤的最危险区域在其由第 4 层转至第 3 层的地方。面神经在可预知的位置穿过这一层次，这一相关位置是指垂直韧带线划分面侧部与面前部之处，在支持韧带保护下的过渡区。

就手术风险而言，面神经颞支和下颌支是最重要的并应避免损伤的面神经分支。面神经颞支恰在第 3 层下面、颧弓下方即离开腮腺。这些分支走行在颞部 SMAS 下、被纤维包裹像薄饼样的脂肪层内，其路径越过了颧弓和颞下三角区，在颞下隔下方。手术时，应避免剥离的平面在颞深筋膜的浅面，并避免拉钩牵拉挤压神经。

面神经下颌支在与其密切相关的韧带固定区域，面临被损伤的风险。起初，其走行在 PAF 内，随后沿着下颌骨韧带行至前方。在它走行的大部分路径中，与咬肌前间隙相邻，在 PAF 和下颌骨韧带之间沿着下颌骨走行，允许组织具有自然的活动性。因为这一原因，矫正覆盖在下颌骨及下颌三角的颈阔肌松弛时，没有必要直接解剖下颌支附近的组织。

（五）第 5 层

面部最深的软组织层是深筋膜。其以骨膜的形式覆盖在骨骼上，多数可活动的骨膜前有脂肪覆盖，通过它与其面部深处的肌肉和韧带沟通和连接。覆盖骨腔具有开闭活动的软组织处没有骨膜，其第 5 层不是一结构层，而是由骨腔延伸而来的可活动的衬里层，即结膜或口腔黏膜。

越过面侧部的咀嚼肌已将骨骼大部掩盖，在这个区域的深筋膜就是颞深筋膜和咬肌筋膜，它们是支持韧带的附着处。颈筋膜深层是第5层在颈部的相应层次。对美容外科而言，深筋膜是术者喜好进行操作的深部界面。但是，在这一层面操作的观点违背了近来骨膜下除皱术的理论。在颈部，颈深筋膜可供切开以接近深在的下颌下腺。

当在面部上1/3处或面中部骨膜下行面部除皱术时，骨膜对于所有覆盖在其上面的组织结构而言是一个搬运载体。其搬运移位的作用通过各层多韧带支持系统而产生。

按固有的解剖学概念而言，骨膜具有其局限性，需要有特别的外科考虑。

（1）需要过度矫正来弥补提拉的滞后现象。这是为了抵消对抗韧带支持系统对皮肤累积的老化，为了在外形与皮肤张力上获得期望达到的效果。

（2）从有紧密附着并覆盖着软组织层的骨膜下进行除皱提升有更多的益处。这一操作是在骨表面，但很少越过骨腔，因为在眼睑和面颊活动的部分没有骨膜。

（3）因为骨膜有坚韧的属性，所以需要超过预期的矫正区域扩大的剥离。继而进行骨膜松解术，就是在边界切割松解骨膜。这种边界松解释放术通常是沿着眶上缘进行的，很少沿着面侧部边界操作。

（六）第6层

第6层是一自然的平面，即进入骨膜下剥离而产生的间隙。在头皮，额骨的骨膜很容易分离，外科医师必须小心避免将骨膜剥脱；然而在周边沿着颞上线及眶上缘有韧带的区域，骨膜附着牢固。

在面部，骨膜和其他层次类似，没有一致的附着形式。从第4层的解剖特征中能反映出这点。覆盖第4层的肌肉和韧带在边界处连接到骨，与骨膜牢固地附着，同样在骨缝和骨孔处也是如此。但在别处，骨膜并非皆牢固附着。

五、越过骨腔区域的解剖学

与描述越过面侧部结构时一样，由于眼眶和口腔的存在，越过面前部分层的解剖结构出现了改变。由于骨腔的存在，骨表面的裂孔占去面部骨表面积的一半，其层状组织结构的调整成为必然。

面部的大多数运动都是由覆盖在间隙上和眼眶周围软组织的肌肉活动引起的。面侧部发生的运动基本是被动的。而继发于面前部的眼、口周围和下颌的肌肉活动则是主动运动。

支持韧带是骨骼解剖的一个特征。越过骨腔时并不存在第5层的深筋膜，那里没有韧带附着的基础。因为越过骨腔部分没有韧带，所以这里也没有垂直的皮肤支持带加以强化。

骨腔的边缘，在相对稳定的骨性附着固定区和具有高度活动性越过骨腔并可开闭的软组织之间，存在解剖学和功能上的过渡区。这主要因为第4层环绕骨腔周边有韧带的集中，最终有利于在骨腔前的软组织韧带的固定（图5-11）。

一般的5个层次的概念也阐明了覆盖骨腔的软组织解剖学。下眼睑的肌下间隙，存在于眶隔与覆盖其表面的眶隔前眼轮匝肌之间，让眼睑可以活动。这一间隙也导致老化变化的出现，特别发生下眼睑袋。

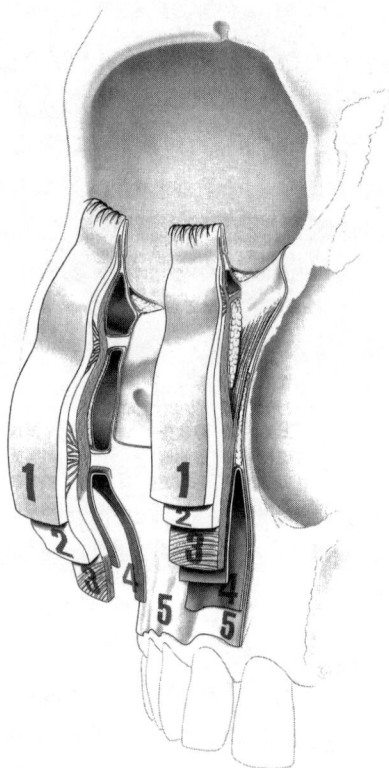

图 5-11　面颊中部骨骼和毗邻骨腔的解剖结构

注　覆盖面颊中部骨骼和毗邻骨腔的解剖，显示软组织间隙与骨腔间隙的关系。沿着骨腔，如
眶腔和口腔，其边缘是软组织过渡区。由眼轮匝肌支持韧带将颧骨前间隙与下睑隔前间隙分
开；由颧弓韧带将其与口腔前庭分开。韧带继续通过软组织层与皮肤附着，在皮肤表面会显现
皮肤沟纹。颧前间隙允许覆盖在颧骨表层的面颊活动，但其不能向内延伸到上颌骨表面。由于
骨膜前软组织（第4层）和脂肪的存在，可使内侧面颊运动成为可能。

当面部组织离开骨表面而继续延展到骨腔孔时，层次结构出现了显著调整。只有外表三
层的复合浅筋膜构成这些软组织的延续，形成了复合皮瓣，SMAS 层包含在延展的皮瓣内，
具有括约功能的轮匝肌环绕在眼睑和口唇软组织开口的游离缘。在第4层内的面韧带通常支
持可开闭复合的软组织结构，但并不越过骨腔；它们相隔很远，仅在骨腔的边缘聚集，这就
是眶周韧带环绕眶缘的基础。在下眼睑部分则是眼轮匝肌支持韧带，使覆盖的眼轮匝肌固定
在眶缘的骨膜上。眼轮匝肌与眶隔没有任何附着，深筋膜就在其下方，与眼轮匝肌附着到眼
内眦、外眦以及附近的眶缘骨膜有所不同。

具有开闭功能的复合组织的衬里层分别来自眶腔内的结合膜或来自口腔内的口腔黏膜。

口腔的范围对面部的结构和老化有较大的影响。口腔前庭覆盖了上颌骨、下颌骨表面的
大部分，为部分骨骼下的一个间隙，它不能用来对越过大部分区域的软组织提供韧带支持。
因此，覆盖口腔而没有附着的面颊，是面部获得最小支持并且最易活动的部分。以上提示面
部除皱术主要是要矫正发生在唇周围缺乏支持的面颊的老化。

六、解剖学和面部老化

年轻人的面部有圆润丰满的外形。伴随不断反复的表情变化和下颌功能性的运动，面部

的松弛渐渐在间隙的边界发展。松弛发展最显著的部分是间隙的顶部（第3层）。间隙膜性的衬里随着附近支持韧带松弛不同比例地发展而膨胀，但其所受到的松弛的影响并不是完全均匀一致的。例如，面下部咬肌前间隙的前边界的咬肌下韧带遭遇磨损松弛，而其近旁的下颌骨韧带仍能保持强壮有力，并可对抗松弛（图5-12）。

因为老化变化的发展，在间隙上方膨胀松弛与边界韧带加强限制形成对比。这些并不突出的膨胀形成了皮肤的沟纹。

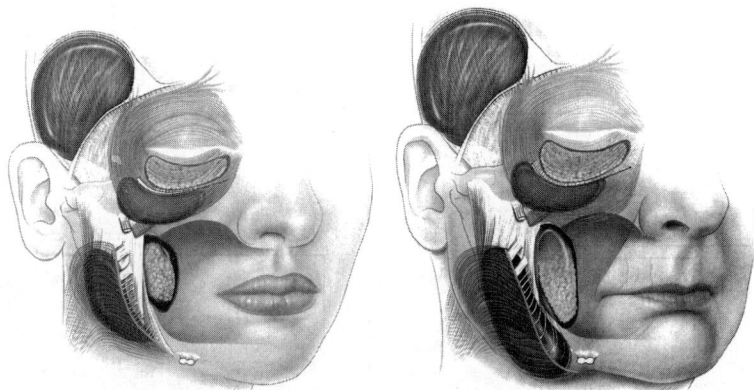

图 5-12　面部间隙及其在面部老化中的作用

注　年轻的面部（左侧）及老化的面部（右侧）。面部间隙膨胀松弛继发于其边界韧带的松弛。这一过程在间隙的顶部最显著：如下眼睑袋（下眼睑隔前间隙）、颧部耸起（颧前间隙）、鼻唇皱襞（口腔前庭）、颊（咬肌前间隙）、唇下颌皱襞（咀嚼间隙）。在面下部间隙出现更多的松弛是由于下颌的运动所致。咬肌韧带（图示）沿着咬肌的前界，随着老化膨胀而出现磨损松弛，以致于覆盖在咬肌和下颌骨的颈阔肌也因失去了其紧张度而松弛，从而导致了颊和下颌皱襞的发展。

七、外科技术的应用解剖学

许多除皱技术均可带来类似的效果。然而，经过缜密的分析以寻找其差别，方可协调面部外形，并在皮肤紧张度与形状两者之间达到平衡。过大的张力将造成自然外形的过度紧绷。在哪一层次进行剥离，以及用哪一层进行覆盖都尤其需要在解剖学上予以确定（图5-13）。

通过剥离以进入面前部的松弛组织。从已剥离的平面的上表面层直接前移。可能应用于牵拉的有三个层次：皮肤层（第1层）、SMAS（第3层）和骨膜层（第5层），而骨膜层可作为所覆盖组织（未剥离的）的载体。当进行皮下剥离时，仍可选择绷紧在深方的SMAS层（这是因为覆盖在间隙上的SMAS层不需要剥离）。在这里的SMAS层具有自然的活动性，其松弛可以通过折叠缩短术予以绷紧。

对于覆盖松弛软组织更为浅表的载体层次，最直接而有效的是在第1层和第2层上进行牵拉悬吊。因此，对于大部分的皮肤和皮下组织的松弛很少采用骨膜的牵拉悬吊。

面部除皱术的应用及剥离的层次。

当开始在面侧部行除皱术时，剥离的平面可以在向面前部过渡时予以改变。例如，在面侧部行皮下剥离，而延伸至面前部时，剥离层次可变为SMAS下，反之亦然。因为手术的目标是矫正活动的面前部的松弛，用于面侧部的剥离平面的重要性，则居其次。

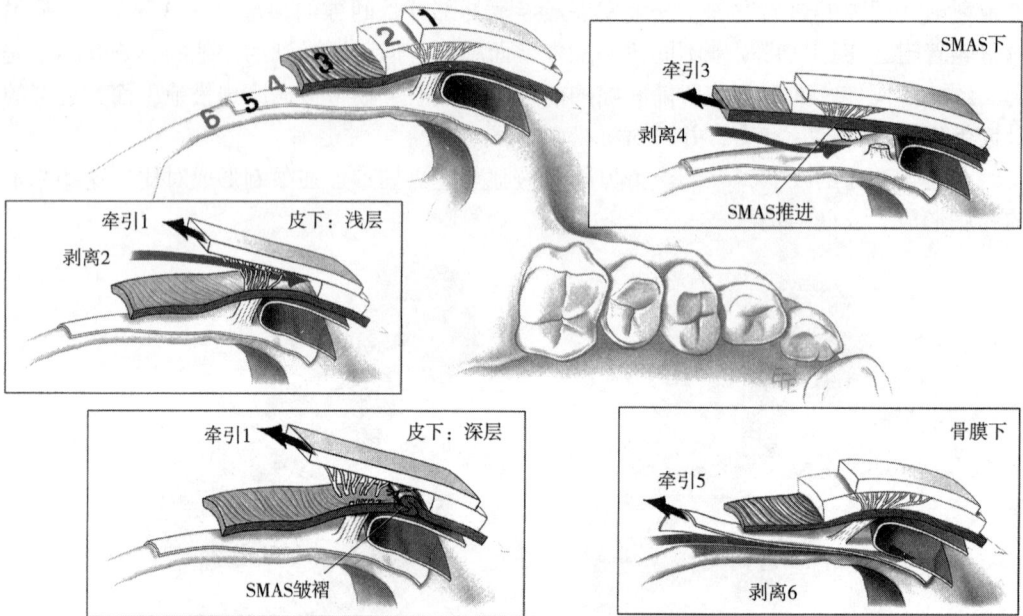

图 5-13 在面部除皱术剥离与复位悬吊层次之间的选择

注 除皱术时剥离的平面，可以选择 3 个不同层次中的任何一个，即皮下层（第 2 层）、SMAS 下层（第 4 层）和骨膜下层（第 6 层）（针对中上 2/3 面部来说）。依照剥离的平面，在可活动的层面完成复位悬吊。这些是皮肤（第 1 层）、SMAS（第 3 层）和骨膜（第 5 层）。皮下剥离（第 2 层）不仅将可活动的皮肤层再拉紧悬吊，而且也使显露的深层表面紧固提拉，将 SMAS 复位悬吊在间隙上。

（一）第 4 层：SMAS 下层

了解第 4 层的解剖，允许以积极的方式利用 SMAS 下剥离技术，这会带来很多优点。基于间隙是一个可以向前方自然进行剥离的区域，因此外科剥离可迅速、容易和无创地进行。这一外科操作是从皮下剥离开始的，随后向前延伸，直到越过相应间隙顶的后部，然后进入此间隙，在第 3 层顶部进行牵引。一旦进入间隙内，钝性剥离只是被用来确定其边界。

如果需要在间隙的前方进行剥离，应熟知在边界内韧带和神经所在位置。采用精确的剥离，用来确定残留支持韧带产生限制的所在位置，如有必要可松解这些韧带。对年轻患者采用这个步骤较为困难，这是因为韧带较多，且老化磨损程度较轻，韧带更紧。

韧带与神经关系的解剖学为这一技术操作提供了指南。因为面神经分支紧邻韧带，必须准确进行解剖剥离。用头部钝圆的剪刀垂直向外缓和地进行剥离。这种方法对韧带有较大影响，同时要避免神经损伤。分离周围网状排列的疏松结缔组织和脂肪组织，可清楚地显示韧带和相关的神经。这时，韧带受到组织张力的影响，而神经并不是很紧固，在直视下，沿着倾斜牵拉方向有很大的活动性，用这种方法可以将其逐渐与组织韧带分离，同时神经不受损伤。

可以利用间隙，在面部一步步安全地进行剥离操作。实际上，在面部除皱术中，利用间隙进行操作已经有很长的历史了。包括下述的一些例子。

·经结膜（间隙）到达下眼睑隔前间隙。

·从颞上间隙行颞深部提升剥离；在眶侧缘附近进入颞前间隙。

·从咬肌前进入咀嚼间隙，用来减少移位的颊脂肪垫并且紧固口角外侧松弛的浅筋膜。

当推荐采用"深平面除皱术"时，此处的深平面指的是第4层，即SMAS的深方。虽然在那时还不十分清楚，深部剥离只是在越过面侧部过渡区时，剥离层次从较浅表的皮下深层（第2层）改变到面前部第3层肌肉，如轮匝肌和颧大肌。随后深平面技术改进为"复合面部除皱术"，差别是在面前部也采用SMAS平面下剥离。面颊中部SMAS下剥离可以通过面侧部入路（通过SMAS延伸）或直接通过面前部经下眼睑（眼轮匝肌剥离）而到达。

（二）第2层：皮下层

皮下层具有一定的厚度，这为在皮下层不同平面完成手术剥离提供了多种选择。

当进行皮下剥离时，了解有关在第4层内的间隙知识，有助于解释为什么在覆盖浅表肌肉（特别是眼轮匝肌和颈阔肌）的皮下层进行剥离操作更为容易。由于此处支持韧带纤维的方向是水平地覆盖在外科操作间隙表面（在肌肉下），在这一界面，肌肉进行运动与皮下层存在较少的附着有关。

在面部年轻化手术中，皮肤支持韧带的预期作用，是用来决定在皮下哪一层进行剥离。如果皮瓣被用做复位悬吊，应通过在皮下深平面剥离将支持韧带保留在皮瓣内。如果希望拉紧面前部的SMAS，也需要在皮下深层进行剥离。这一皮下深部剥离层次在第3层界面被命名为：浅表肌肉腱膜平面（SMAP）和延展的颈阔肌浅层（ESP）。

当应用"单独的"SMAS瓣时，保持大部分的皮肤支持韧带在SMAS上附着是有益的，因为这能增加较薄的SMAS瓣的强度。这样仅进行皮下浅层剥离的皮瓣，称为"薄皮瓣"。

（罗启云）

第二节　SMAS技术和FAME除皱术

处理面颈部深层组织已经是除皱手术的固定步骤，但如何处理面中部及其相关的鼻唇沟，仍未达成共识。Skoog于20世纪60年代后期介绍了悬吊面中部浅筋膜和颈阔肌的方法，后来Mitz和Peyronie于1976年证实了SMAS的解剖结构。面中部除皱术随后发展为对面颊部皮肤固有韧带的研究，面部年轻化的重点聚焦在矫正鼻唇沟。只有对咬肌—皮肤韧带和外侧颧骨—皮肤韧带进行松解，才能通过提升SMAS来矫正颧下面部肌肉的松弛。为了达到面上部和面下部的协调，剥离颧前SMAS的入路也得到了改进。现在有两种不同的入路。

（1）皮下广泛剥离后再进行SMAS颈阔肌瓣的剥离。

（2）在颊部皮下比较局限的剥离后再进行皮肤-SMAS整体层下的剥离。

进行深层除皱术时，在面外部首先剥离的层面是SMAS下平面，越向前剥离，贴着颧肌表面，层面越浅。这样，颊部脂肪垫与所剥离的皮瓣相连。这种复合除皱术（该技术后来被Hamra改进为颧眶部的剥离）沿着颧部脂肪垫内侧的深方进行持续的SMAS下剥离，携带着颧前SMAS、眼轮匝肌及其筋膜。Mendelson医师指出颧前区是比较安全的区域，恰好位于面神经颞支和颧支之间，可以通过FAME技术（手指协助的颧部剥离）从下睑或其外侧面进入该区域。

一、体格检查

（1）对整个面部的骨性结构做总体评估，包括前额、眼眶、颧骨体、颧骨弓、上颌骨、下颌骨、下颏，还包括唇、鼻、齿。

（2）评估面颈部皮肤的质量和松弛度，脂肪的堆积和（或）膨出。

（3）评估面中部厚度、松弛度和指触时的活动度。

（4）评估鼻唇沟和唇颊沟。

（5）评估颈部包括脂肪的堆积、颈阔肌解剖、舌骨位置、甲状软骨的外形、下颌下腺的位置。

（6）评估颧部骨性结构的轮廓和颧大肌内侧软组织的厚度。

（7）评估下睑的完整性和眼轮匝肌的功能。

（8）评估下睑疝出脂肪的膨出度、眶骨缘的突出度、睑颧沟和鼻颊沟。

（9）确定患者的主要关注点。

（10）详细照相。

二、解剖

颊中部可被理解为面中部的一部分，它是指面颊的一部分，内侧线范围从颧骨额突延伸到口角联合，且从下眼睑下部直到鼻唇沟的上部。如 Mendelson 所述，它由两个功能截然不同的部分组成，包括颧骨体的颧骨前部，以及下颌骨与颧下嵴以下的部分。面中部形状的主要决定因素即为基本骨架，因为其连接着眼眶和口腔，并为它们的骨骼附件及每块皮肤的支持韧带提供骨平台。颊中部的衰老极大程度地反映了松弛度和与基本骨架相关的软组织的下垂所带来的影响。通过暴露眼眶骨缘下方、眶颊沟外侧和鼻颊沟内侧来显示眼眶的解剖，以对上面部产生影响。移位的软组织使鼻唇沟更加明显，并暴露出下眼睑的脂肪膨出。随着软组织的下垂，包括其最主要的眼眶支持韧带及其最上部（眶部眼轮匝肌）在内的颧骨前区的面部结构松弛度被下方的颧骨皮肤韧带所抵制。当这一区域明显扩大，便形成了临床上所说的颧骨耸起，也称为颧骨袋（新月形）。应注意，Pessa 和 Garza 曾对颧骨隔膜的存在进行过描述。Pessa 等人解释了黑眼圈的临床表现，并解释了颧部隆起和颧部水肿的解剖基础。颧部隆起要跟颧脂肪垫分开。由于颧脂肪垫也可被简单地称为颧脂肪，所以关于这一区域的解剖词汇有些让人迷惑。

特别需要指出的是，颧脂肪垫是用来描述内侧面颊皮下脂肪的术语，它对鼻唇沟的说法有些言过其实。颧脂肪垫（图5-14）是皮下脂肪的局域增厚。年轻时期，颧脂肪垫达到最大厚度，在鼻唇褶皱处有很清晰的界线，但到了面上部便不那么清晰了，其在眶缘和颧骨处的厚度逐渐变薄，并渐与下眼睑融合在一起。脂肪垫由上中下3个部分组成。鼻唇沟外侧的丰满很大程度上是由于内侧颧大肌（主要是颧脂肪垫）软组织向内与向下迁移造成的。它的形状是一个三角形，底边沿着鼻唇褶皱，顶点附在颧骨体上。颧脂肪垫紧紧粘在皮肤上，很容易和下面的筋膜分开，而且在衰老的过程中，颧脂肪垫向前且垂直向下移动至鼻唇褶皱处。

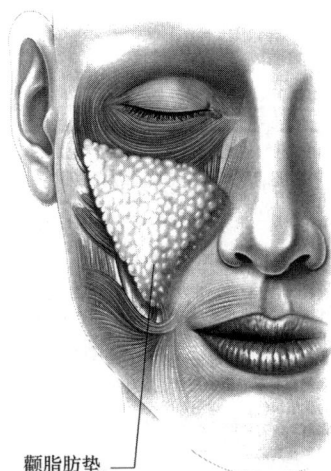

颊脂肪垫

图 5-14　颊脂肪垫是皮下脂肪的局域增厚

颧骨前区覆在颧骨体和提上唇肌的起点上。它扩大至颧骨体的后缘，并可从下眼睑部和下颊部进入。其底层是厚厚的骨膜前脂肪层，被一层覆盖在提上唇肌肌腹起点处的薄膜所覆盖。该区域的上缘由眼轮匝肌的支持韧带构成，其将睑板前和颧骨前区相分离，并在下外侧眶缘与覆在颧骨额突处的宽大的外侧眶骨增厚相融合。Mendelson 已阐明，颧骨皮肤血管神经蒂是穿过该区域的唯一组织。该区域的顶部是眼轮匝肌和其包埋的筋膜，其与颞筋膜连续横向相连。颧骨前区的下壁内衬是由连续的前骨膜和最头侧的颧骨皮肤韧带组成，它们在提上唇肌中延伸，并穿过皮下脂肪到达真皮。与 FAME 过程一样，经过该区域内的钝性剥离，这一薄膜的光滑表面将保持完好，且骨膜前脂肪仍附着在底层面部骨骼上。Mendelson 已指出，可通过下列途径进入颧骨前区：①下眼睑；②颞区；③从面神经分支中间横向穿过（图 5-15）。

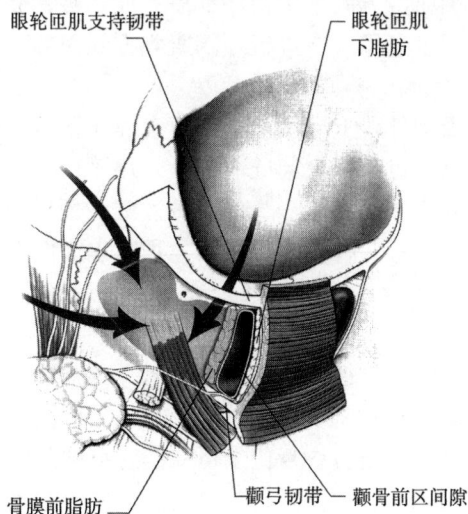

眼轮匝肌支持韧带　　　　眼轮匝肌下脂肪

骨膜前脂肪　　　颧弓韧带　　颧骨前区间隙

图 5-15　Menelson 对颧骨前区及其三条入路的描述，下睑、颞部和外侧入路

三、手术步骤

资深医师于20世纪90年代早期便开始使用FAME技术，将其作为与标准SMAS-颈阔肌面部提升相结合的规程，共同用以提升面中部和鼻唇沟。FAME技术（手指辅助进行颧部提升）是一项复合技术，旨在提高皮肤与眼轮匝肌外侧，并使颧脂肪垫复位。该技术与皮肤切除术、SMAS/颈阔肌皮瓣相结合，以修复面部和颈部松弛的皮肤。其主要操作步骤如下所述。

大幅度剥离颞区皮肤直至耳朵和外眦中间一半的距离处，右手示指向内侧及下方旋转，以将眼轮匝肌和颞筋膜分开，而后可很容易进入外眦区（图5-16）。

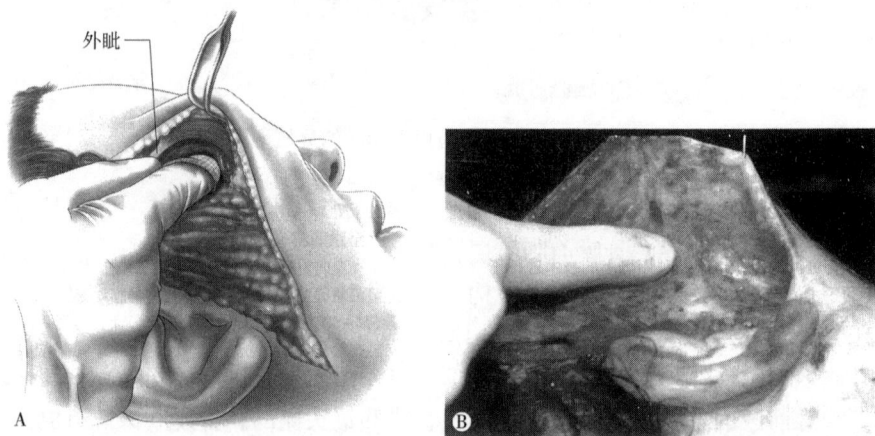

图5-16 右手示指经过颞区从颞筋膜表面分离眼轮匝肌

接下来根据各个患者的不同情况来完成面部及颈部皮瓣的剥离。面中部的皮肤大致沿着颧大肌走行剥离。若下面部的皮肤松弛下垂，可向内侧至唇颌沟进行剥离。大多数患者的下颌韧带都被分开。每一项颈阔肌前方的手术程序都需完成。经常需要进行下颌下与颏下皮肤的完全剥离以及颈阔肌前的手术过程。在进行颈阔肌侧方和面颊手术前，需先完成颈阔肌前方的必要手术程序。

接下来继续将关注点转回到外眦上。用示指指腹表面向下压直到进入眼轮匝肌下方，压力向下且向内侧，而后从内侧穿过颧骨突起处（图5-17A和B）。眼轮匝肌和颧脂肪垫可很容易地与覆在前骨膜脂肪上的底层筋膜分开，从而进入颧骨前区（图5-17C）。用示指将整个经剥离的颧脂肪垫放入鼻翼附近。将示指反过来，指腹表面向上，以使颧脂肪垫得到足够的活动性。在"深层平面"使用示指的双手触诊法有助于对颧脂肪垫的厚度与活动性进行评估。

此时，已建立了各剥离平面：①皮下；②颧脂肪垫和眼轮匝肌下方（在深层平面和复合组织瓣中）。皮下软组织桥将颧骨突起处下方1/4处的两个平面分割开来。复合瓣须垂直地向头后方向重新覆盖，这表示颧脂肪垫复位至覆在颧骨突起处。若复位的颧脂肪垫需更多的活动性，那么需对皮下桥接体进行剥离，直到复合瓣活动性达到期望值为止。

接下来将关注点直接转向SMAS-颈阔肌皮瓣的形成上。在胸锁乳突肌的前缘将颈阔肌外缘切开，并延至下颌角下方7~8 cm处。颈阔肌深方向内侧的剥离范围在4~7 cm，这取决于各个患者所需的颈阔肌活动量。用指尖对颧弓进行触诊以确定其具体位置，从耳屏底部前方约 5 mm 的地方直到距分离深层面和皮下平面的皮下桥接体约 1 cm 处，沿着颧弓下缘切开 SMAS。

SMAS 瓣形成后，向下方移动，与颈阔肌下的剥离相结合，并沿腮腺前缘向内侧剥离，直至达到所需的 SMAS 瓣活动度为止。直到 SMAS 颈阔肌皮瓣及颈阔肌前操作能够独立控制下面部和颈部的轮廓。根据患者的解剖结构与其期望的面部轮廓，顺着提升与复位方向，SMAS-颈阔肌瓣得以提升，并向头后方旋转。

沿着水平的 SMAS 切口线将多余的 SMAS 切除并缝合至 SMAS 切口边缘。接着，在耳前区垂直切割 SMAS，以生成小块 SMAS 瓣，而后将该皮瓣被置于耳后，并缝合至胸锁乳突肌乳突筋膜来帮助塑造下颌的轮廓。横向颈阔肌被缝合至胸锁乳突肌筋膜。通过吸脂或脂肪切除来完成下颌脂肪轮廓的塑造。

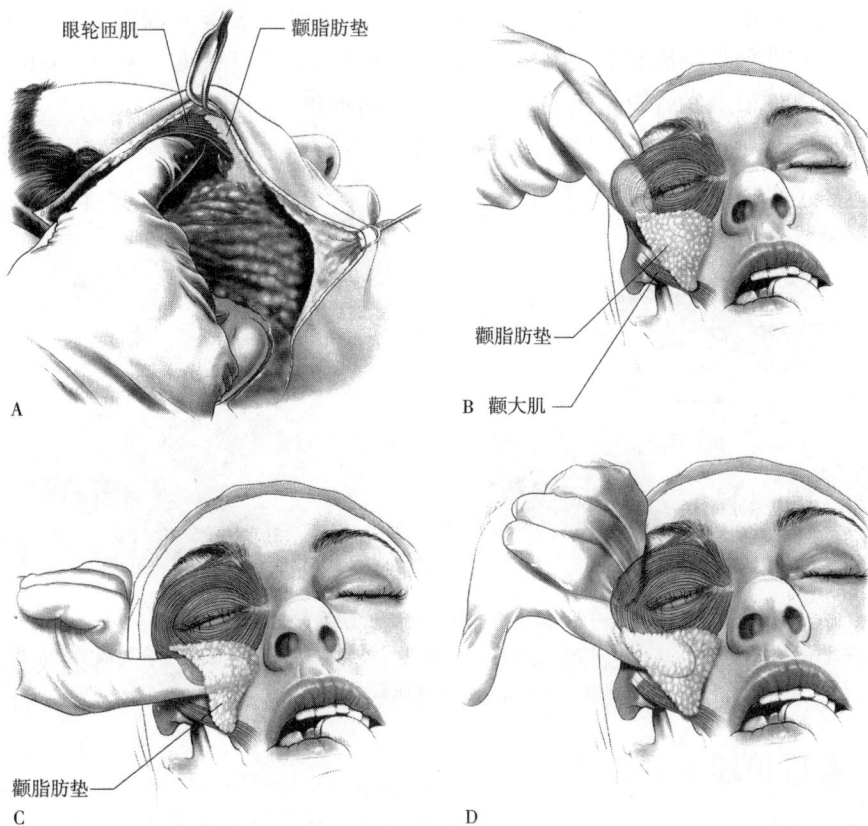

图 5-17 手指辅助颧部提升

注 A. 示指从外侧眼轮匝肌下通过；B. 示指从眼轮匝肌下通过并转向进入颧骨前区；C. 示指在眼轮匝肌和颧脂肪垫下进入颧骨前区；D. 示指进入颧骨前区的基底。

有资深医师报道已经利用以上技术进行了约 15 年的手术操作。大多数手术均没有将颧脂肪垫固定在颧骨上。然而，一些病例的颧脂肪垫被缝合至颧骨的骨膜处来帮助维持垂直向量保持固定不变。且该医师通过将 SMAS 瓣进行延展，使其穿过位于深层平面与皮下平面之间的皮下桥而对这一技术进行了改进。现在连接复合深层平面皮瓣的是一个扩展的 SMAS 瓣，因此可以为颧骨软组织提供更多的活动性。SMAS 瓣并没有被摘除，而是被缝合至颞筋膜（高位固定）处，这便可以使面中部复位的垂直向量达到最大限度（图 5-18A）。被提升的颧脂肪垫沿垂直方向被缝合至颧骨的骨膜处（图 5-18B）。对于 SMAS 较薄而且质量较差的患者而言，可以采用 FAME 技术与 SMAS 折叠术。同样，对于希望切除面部脂肪的患者，可使用 SMAS 切除术与 FAME 技术。

头后方向皮瓣的重新覆盖将颧脂肪垫与眼轮匝肌重新定位。总体来说，需要在垂直方向的提升力量达到极限，才能使颧骨软组织复位至颧骨突起处。在颞部发际下方切口，以免缩小鬓角的面积或使其位置提升。只切开一个三角形的小口，以对提升及旋转的皮瓣施加最小的拉力。过度的拉伸将只能造成瘢痕的移位，并对面部提升毫无益处。大多数患者中，完全避免沿发际前切口。当发际下方横切口的末端出现"猫耳"时，那么发际前（5~7 mm）的小切口可将其消除，并恢复鬓角的形状与位置。修整皮瓣的剩余部分，并按照常规的方式进行缝合。可通过短小瘢痕的面部提升术或传统的瘢痕技术来实施 FAME 手术。使用这两种方法，后面的弯曲瘢痕隐匿在乳突区的头发中，所以几乎难以察觉。采用 FAME 技术进行面部提升的患者术前及术后的照片对比在下文中有所展示。

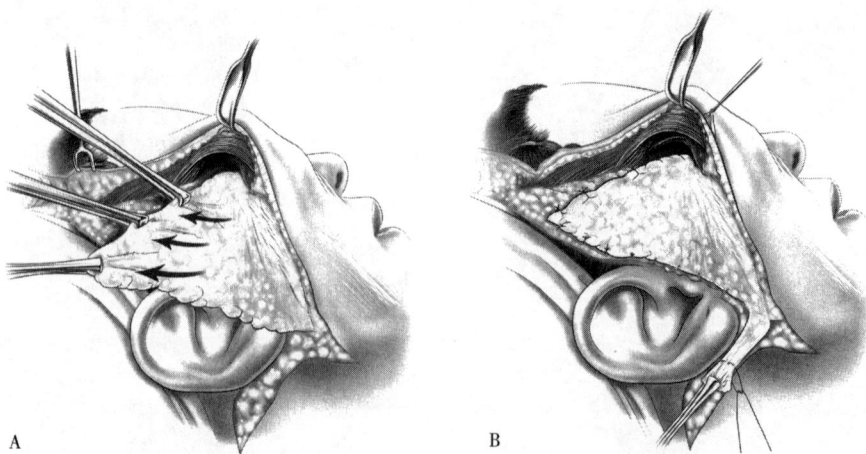

图 5-18　固定扩展的 SMAS 瓣与颧脂肪垫

注　A. 扩展的 SMAS 瓣和颧脂肪垫垂直向量的提升。B. 将组织瓣于外眦处缝合在颞筋膜和颧骨上。耳前多余的 SMAS 瓣转位并缝合在胸锁乳突肌筋膜上。

四、术后护理

采用规范的术后护理。在手术室进行面部提升的包扎，手术后第 1 日取掉敷料。重点是高血压（血压过高）的治疗与血压的维持，尤其是围手术期间及术后拔掉引流管的第 1 日。以下是给面部提升手术患者的一些提示信息。

（一）一般忠告

（1）遵医嘱服镇疼药。

（2）禁服阿司匹林、布洛芬或包含这两种药物的药品，因为其会导致术后出血。可以服用酚麻美敏。也不要服用维生素 E 或含维生素 E 的食物。停用草药与顺势疗法药物，因为同样可能会导致术后出血。

（3）术后至少7日禁止喝酒，服用镇痛药时也不能饮酒。

（4）禁止吸烟，因为吸烟会导致愈合延迟，也会增加手并发症。

（5）术后2周需仰卧，睡觉时枕2个枕头。

（6）拔掉引流管24小时后可以洗头。通常在术后第2日可正常洗头，术后2周内应每日洗头。在吹风机上使用冷却装置。术后1周内请勿使用卷发器。术后2周内请勿烫头发，勿染色或使用有刺激性的化学制品。

（7）建议吃松软且易消化的食物。

（8）无法避免日光时建议用强效的防晒霜（SPF>30）。

（9）可以使用冷敷来镇痛和消肿。

（二）活动

（1）尽早进行活动，有助于减少肿胀，并降低腿部血凝的可能性。

（2）在停止服用镇痛药（麻醉药）并能灵活转动颈部前，请勿驾驶车辆。

（3）至少2周内勿从事重体力劳动，包括性生活和繁重的家务，可以走路和做轻微的伸展运动。

（三）伤口护理

（1）需轻轻地将缝合区全面清洗干净。

（2）保持伤口洁净，每日检查，看有无发炎和红肿。

（3）拆线后可以用化妆品遮盖淤青，但在拆线后48小时内不能沾染伤口，卸妆一定要轻柔。

（四）术后可能性

（1）术后的淤青、肿胀及麻木属正常情况。

（2）面颈部会有紧致上提的感觉，转头的时候感觉尤明显。

（3）由于会有肿胀，所以面部看起来会有些奇怪或变形。

（4）男性需要将耳后的胡子刮掉，因为生长胡须的皮肤被移位到该处。

（5）7~14日内面部会感到肿胀，但有些患者并无此种情况。戴围巾、穿毛衣或高领衣服均能够遮挡肿胀及面部变色。

（6）3周后会有好转，达到最终效果需3个月的时间。

（五）后期护理

（1）3~5日拆掉耳前缝线。

（2）8日拆掉其余缝线并去掉金属夹子。

（3）1~2日后拔掉引流管。

五、并发症

对于做标准的面部提升术的患者而言，可能会出现并发症，但由于除皱手术带来的严重并发症并不常见，且如果由经验丰富的医师来手术的话，可以最大限度减少并发症的发生。并发症可能会包括出血（血肿）、感染、伤口增生或变宽、脱发或神经损伤。对于做FAME面部提升术的患者而言，尤其要注意术后中面部的水肿，通常需要2~3个月来消肿。所有的除皱术在这段时间都会出现水肿现象。

六、手术心得及教训

(一) 心得

(1) 当解剖颞区以达到眼轮匝肌下方时，需用手指用力向下按压。这样就建立起了可以进入的平面。

(2) 在垂直于颧骨的面部注射麻醉止血剂，以便渗入颧前区。

(3) 用指尖向下按压颧骨，以便进入颧脂肪垫下方。

(4) 完全解剖颧前区，使整个颧部脂肪垫变得松动。

(5) 使用可吸收缝合线（PDS、Vicryl 与 Monacry）将颧脂肪垫固定在骨膜上。

(二) 教训

(1) 未完成眼轮匝肌下方的横向剥离，因此肌肉受损，延缓下眼睑功能的恢复。

(2) 未在最高点完成颧脂肪垫的剥离，因此可能不会在颧前区进行剥离，导致脂肪垫撕裂。

(3) 损伤了穿过上部颧大肌的面神经小分支，造成外侧眼轮匝肌失去神经支配。

(4) 在颧大肌内侧进行皮下剥离。

(5) 对于颧脂肪垫较薄的患者，也采用相同的步骤。

七、手术步骤小结

(1) 使用麻醉止血溶液浸润面颈部。

(2) 浸润颧前区。

(3) 如有必要，通过颏下切口来剥离颈前区的皮肤，并通过该切口实施颈阔肌前的手术步骤。

(4) 锐性剥离耳前区的皮下平面和颞区至距外眦一半的距离。

(5) 示指向下旋转，并向内侧伸入，达到眼轮匝肌外侧下方。

(6) 根据需要，完成颈部皮肤的剥离。

(7) 完成皮下平面到颧大肌外侧边缘处的中颊部剥离。

(8) 把示指放在眼轮匝肌外侧下发，然后将颧骨向下推，以便达到颧脂肪垫的顶部下方。

(9) 将示指推入颧前区，而后松解开整个颧脂肪垫。

(10) 对颧脂肪垫使用双手触诊，以判断颧脂肪垫的厚度。

(11) 考察复合瓣的活动性。

(12) 根据各患者的不同情况，实施颈阔肌侧方和 SMAS 的手术过程（SMAS、扩展的 SMAS、折叠术或切除术）。

(13) 旋转并提升扩展的 SMAS 瓣（最常使用的技术），而且将其固定至颞筋膜上（高位固定）。

(14) 重新提拉复合瓣，以决定颧脂肪垫在垂直方向应该提升到的位置。

(15) 使用 4-0 可吸收缝合线将颧脂肪垫固定在距外眦约 1 cm 的颧骨处。

（16）重新提拉并修剪皮瓣，缝合皮肤并放置引流管。

（17）使用敷料包扎。

（罗启云）

第三节　SMAS 除皱——在面部提升术中重塑脸型

Skoog、Mitz 和 Peyronie 的著作启发了整形外科医师，将下垂的面部脂肪重置到年轻时期的解剖位置上，其方法为拉紧皮肤层，以增强衰老面部的塑形。对 SMAS 下剥离以恢复面部年轻化提供了技术解决方案，并催生了多项解剖研究来描述对面部软组织剥离的精确理解。这引发了进一步的研究，更加清晰地对衰老面部的解剖与形态的改变进行了界定，促使多种恢复面部年轻化的方法出现。在文献的回顾中，可以看到，通常是采用不同寻常的技术手段才可达到良好的效果。在现实中，这些看似不同的技术程序都有一个共同的主题，即通过面部脂肪的再提升而非进行皮肤层的拉紧来修复面部轮廓，这点是很重要的。虽然通过各种技术都可能会达到良好的效果，但所有方法都有优势，同时也有劣势和局限性，其最终结果经常是依赖于不同患者的基本骨骼的支撑及面部软组织的质量。从作者的角度，取得面部提升术一致结果的关键点并非使用特殊的技术，而是术前美学分析及如何根据不同患者的美学需要来制订不同的手术计划。

为了在面部提升术中持久地改善脸型，需要外科医师准确了解面部解剖学与出现在特定的衰老患者身上的组织结构变化，此外，在制订治疗方案时，还需理解基础骨骼支撑的重要性，而且还需将个人的美学视角与适合特定患者的外科手术的目的结合起来。

所有早期的面部除皱手术程序都局限在皮肤的切除与伤口的闭合上，不做皮下剥离。Bames 描述了皮下的面颈剥离、皮肤的重新提拉及多余皮肤的切除。Bettman 描述的连续切口与 Bames 建议的皮下剥离基本确立了其后 40 年面部提升的基本程序。

Skoog 描述了与颈部的颈阔肌相连的面部浅筋膜层的解剖技术，以及肌筋膜单元向头后侧的提升。这标志着现代除皱术的开始。Mitz 和 Peyronie 用尸体解剖来确定面部 SMAS 的范围，并指出该层的紧致对除皱术有益。SMAS-颈阔肌的除皱术，切除多余皮肤以及消除多余脂肪很快便风靡全球。面颈部皮肤深层组织的手术目前已是面颈部除皱术的核心。很多外科医师都已对不同的 SMAS-颈阔肌技术进行了描述，以改善面颈部区域，并弥补传统除皱术中没有更正的问题。

Furnas 在 1989 年对面中部的支持韧带进行了描述。这便于更好地理解这一结构组织区域。在该区域中，面部软组织得以支撑，同时，也使得人们理解了，随着年龄的增大，这些韧带也可导致结构组织的变化。其他学者对这些韧带进行了进一步的研究，他们认为，随着年龄增大，失去支持韧带系统的支撑使面部脂肪下垂，这便加深了鼻唇沟并形成了面部的下颌垂肉。支持韧带的重要性与其位置促使对这些手术程序进行修改，使其涉及 SMAS 下剥离中的支持韧带松解。这些程序的主要目标即为将下垂的面部脂肪恢复至其年轻时期组织结构的位置。对于重新定位脂肪，另外一些医师更倾向于采用骨膜下的解剖而非 SMAS 下的解剖。这些医师创立了手术过程，他们通过使用骨膜下平面，达到将下垂的颧骨脂肪再悬吊至颧骨隆起处的相似目的。也有学者对骨膜下和皮下提升的联合方法进行了描述。

一、体格检查

（1）皮肤质量和松弛度。

（2）年龄。

（3）皮下脂肪堆积。

（4）由于深层支持的衰减而导致轮廓的改变，如下颌垂肉、深鼻唇沟，以及颈部倾斜时出现的颈阔肌束。

（5）面部萎缩的程度。

（6）骨骼支撑的程度—颧骨突出度，下颌骨升支的高度及下颌骨体的长度。

（7）颧突和下颊凹的关系。

二、组织结构考虑因素

可以安全实施除皱的人体结构组织基础为面部软组织是以同心层的方式进行排列的。这些同心的排列可使一个解剖平面内的剥离完全与另一解剖平面内的结构分离操作。面部的同心层包括①皮肤；②皮下脂肪；③SMAS；④表情肌；⑤腮腺咬肌筋膜（面部深筋膜）；⑥面部神经平面、腮腺导管、颊脂肪垫及面部动脉与静脉。

了解面部软组织结构的组成部分对于欲掌握 SMAS 下分离的外科医师而言是必需的，它包括以下几点。

（1）虽然不同患者的各层面厚度不同，但每层内的解剖学结构是固定的。在二维基础上，面神经显现出了各种分支模式，但在三维基础上，面神经始终处于特定的结构平面内。只要是在面部神经的浅层平面上进行切割，那么该结构组织即可使外科医师安全实施 SMAS 下分离。

（2）面部 SMAS 层的厚度存在着很大差异。每个患者的 SMAS 的厚度差异也是很明显的。而且，SMAS 在每个患者各自面部区域的厚度也有所差异。覆在腮腺表面、颞区（颞筋膜）内及头皮（帽状腱膜）内的浅筋膜代表的是一个实际存在的分离层。由于浅筋膜在面部向前走行，其覆盖在咬肌、颊脂肪垫上，并进入颧区内，在这一过程中，SMAS 变得越来越薄，而且越来越脆弱。为了使这些区域内的浅筋膜得以提升，就需要非常精确地进行分离，以使皮瓣的厚度足够能适用于面部轮廓塑形。

（3）面部表情肌以交叠的方式排列成 4 个结构层面。在除皱术中会看到的各块肌肉，其中包括颈阔肌、眼轮匝肌、颧大肌、颧小肌和笑肌，这些都是浅层表情肌。它们与包括颊肌与颏肌在内的深层表情肌形成对比。大部分面部表情肌位于面部神经的浅层，接收深面的神经支配。位于面部神经平面深层的面部软组织结构中的肌肉分别是颏肌、颊肌、提口角肌。这些肌肉位于面神经平面深层，接收浅层表面的神经支配。

（4）表情肌位于面部软组织表层，并参与面部皮肤的运动。表情肌被覆在肌肉浅层与深层上的浅筋膜所披盖。由于这些肌肉被浅筋膜所包围，该 SMAS-表情肌复合体形成了一个单一的结构与功能单元，其组成部分共同协作来使面部皮肤得以运动。

（5）深筋膜存在于 SMAS-表情肌复合体的深层。这一深筋膜表示的是颈深筋膜的浅层向头部延续而后进入面部。腮腺上深筋膜被称为"腮腺筋膜"或"腮腺囊"；咬肌上的被称为"咬肌筋膜"；颞区内的被称为"颞深筋膜"。面部深筋膜的重要性在于，所有的颊内面部神经分支都位于面部深筋膜的深层。通常情况下，这些神经分支进入深筋膜的深层，止于它们所支配的面部表情肌，这时，它们沿着深层表面，穿透深筋膜来支配这些表情肌。

综观面部软组织的结构，需掌握的要素是由面部浅筋膜进行界定的面部软组织的浅层组织成分，包括 SMAS 与那些可移动面部皮肤的结构组织（包括由 SMAS 覆盖的浅层表情肌、皮下脂肪与皮肤）。这是与面部软组织的深层组织相对而言的，深层组织由面部深筋膜进行界定，且那些组织构造与深筋膜相关联（包括相对固定的面部结构，如腮腺、咬肌、面部骨骼的骨膜及面神经分支）（图 5-19）。当人的面部开始衰老时，可以明显看到面部出现很多特征，这与发生在面部浅筋膜与深筋膜之间的结构组织关系的变化是密切相关的。

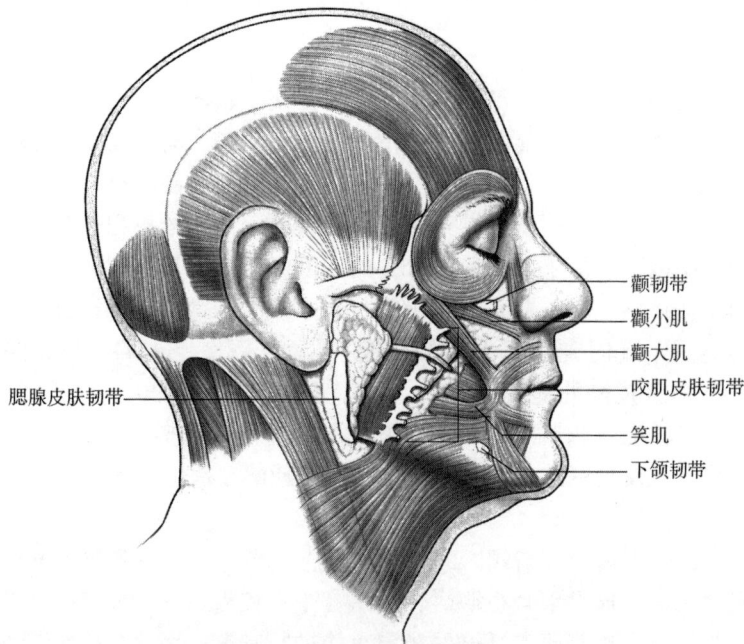

图 5-19 面部深层组织结构

注 由于一系列支持韧带的存在，使面部软组织保持在一个正常的解剖位置。颧韧带与下颌韧带均属于骨皮肤韧带的范畴，而骨皮肤韧带来自于骨膜，并直接插入真皮中。咬肌皮肤韧带与腮腺皮肤韧带贯通于面部浅筋膜与深筋膜之间。这些韧带并非来自于骨膜，而是来自于相对固定的面部组织结构，如腮腺和咬肌前缘。支持韧带支持作用的衰减是在面部形成衰老特征的主要原因。

三、扩展的 SMAS 技术

除了相对较年轻的除皱患者，大部分除皱术的患者都可从浅筋膜层的拉紧中受益。恢复面部深层软组织的支持力已成为使衰老的面部恢复活力的最主要手段。若 SMAS 薄且脆弱，那么对该层进行折叠术的效果要优于常规的 SMAS 提升术。然而，在作者看来，较好的塑形和较持久的效果是通过浅层筋膜的常规剥离而获得的。

皮下剥离时应形成一个完整的皮瓣，这在皮瓣剥离中是很重要的，还应注意，需沿着 SMAS 的浅层表面留下一些完整的脂肪。若皮瓣被剥起后，SMAS 的浅层表面上没有任何脂肪，那么 SMAS 很薄、很脆弱且容易被撕裂，则很难进行提升。有学者做的除皱术中有很多都是要做 SMAS 层的剥离与固定才能重塑脸型的。SMAS 瓣越厚，面部重塑就能收到更好、更持久的效果。做皮下剥离时，透光技术是非常有效的，它可使皮瓣得以精确地剥离。

通常在做皮瓣的皮下剥离时，剥离直至颞区内，且覆盖在颧突侧面 2/3 的皮肤都要被剥起。有学者更倾向于在鼻唇沟外侧几厘米处停止皮下剥离，而并不剥到该面部标界。限制颊内侧皮瓣的剥离是为了保持 SMAS 与面部皮肤的连续性。通过面部浅筋膜的适当剥离来对这些连续性进行保护，可使医师通过 SMAS 的旋转来重新提升面部皮肤，而不是单纯对完全独立于面部皮肤的浅筋膜进行重塑。有学者认为，通过 SMAS 的旋转来重新提升和悬吊面部皮肤的技术不仅为大多数患者创造了一个更令人满意的美学效果，还保护了面部皮瓣的周围血供。

四、SMAS 的提升

浅筋膜的剥离使外科医师可重新提升下颌线，并使下垂的颧脂肪垫重新上提至正常的解剖位置。对于有明显鼻唇沟及明显颧脂肪垫下垂的患者而言，有学者认为 SMAS 的剥离需进一步扩展到颞区，这是为了向后上方提升颧脂肪垫，使其覆在颧突处。实施 SMAS 向前范围较广剥离的另一好处是可将该层从颧韧带与咬肌韧带的限制中松解出来，这一向前方的松解使口部连合纤维组织以下、沿下颌骨前部分布的面部脂肪得以彻底提升。

为了保护额支，扩展 SMAS 剥离术的切口在颧弓下 1 cm 处。该横切口向前延伸几厘米，至颧弓和颧体结合处。此时，颞部 SMAS 的剥离范围从颧突上方的切口斜向外眦方向延伸 3~4 cm。当到达外眶区皮瓣的皮下边缘时，切口朝鼻唇沟上缘的方向向下倾斜 90°。沿耳前区垂直切开一个小口，沿颈阔肌后缘一直延展至下颌边界以下 5~6 cm 处。从本质上说，颞部的扩展 SMAS 技术仅仅是标准 SMAS 剥离至颞区的延伸，这也是为了获得更完整形式的深层支持。

颞区的 SMAS 得以剥离，并与颊区的 SMAS 相连。当这一组织瓣被剥起时，眼轮匝肌和颧大肌及颧小肌的肌纤维通常都会很明显，组织瓣是直接沿着这些肌肉的浅层表面进行剥离的。重要的一点是，要在这些肌肉纤维的浅层直接进行剥离，而这些纤维表面存在着天然固有的层面。需要记住，面神经分支位于这些肌纤维的深层。而后，提拉颞部 SMAS，直到该组织瓣从其深层的颧突上松解出来，这对于获得必要的颧骨软组织向上提升的活动性而言，是一个很重要的技术要点。为了获得这一活动性，通常情况下，还需切断咬肌皮肤韧带的上部纤维，暴露出颊脂肪垫体。颊部 SMAS 的剥离直接从腮腺表面开始，然后向咬肌前缘的方向进行锐性和钝性剥离，将剥离延伸至腮腺前方。

在采用颊区与颞区扩展的 SMAS 剥离术的大部分患者中，若不继续向内侧剥离，位于鼻唇沟外侧的软组织的活动度仍然受到限制。由于未经分离的支持韧带而导致了活动受限，这些支持韧带源于颧小肌内侧。为了提高活动度，通常将颧脂肪垫继续向内侧剥离至没有进行皮下剥离的区域。该剥离是直接在颧脂肪与上唇提肌的浅层之间的平面进行的。通常，在颞部 SMAS 剥离完成后，很容易就能界定这一剥离层，且可直观地看到上唇提肌的浅表面。然后，将剪刀直接插入上唇提肌的浅表面，缓慢推入一系列朝向鼻唇沟的隧道后，立即进行钝性剥离。我们发现，将剪刀插入正确的平面时，剥离时可以快速滑过颞部软组织，而当穿过其余的支持韧带进行剥离时，通常会感到"戛然而止"。一旦这些组织结构被分离开，当向颧部的 SMAS 瓣进行牵拉时，人们会注意到其增强的活动度转化成了沿鼻唇沟最上部更大幅的活动（图 5-20）。

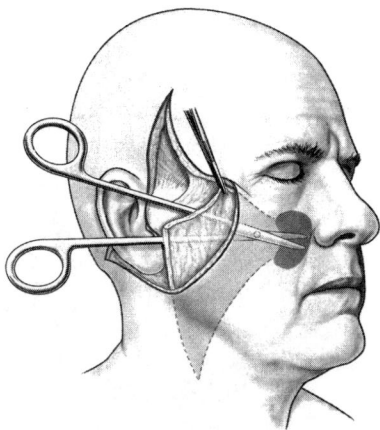

图5-20 颧部 SMAS 剥离

注 与皮下剥离相比，颧部 SMAS 剥离通常需要向外围延伸，以便使鼻唇沟外侧的软组织具备充分的皮瓣活动性。该部分的剥离是很容易的，仅需将剪刀插入上唇提肌的浅层表面与覆在其上的皮下脂肪之间的平面即可。一旦剪子插入正确的平面，医师需缓慢地在一系列越过鼻唇沟的隧道中进行剥离（标深灰色的区域）。只要剪刀仍在上唇提肌的浅表面，就不会损伤运动神经。通常需要 2~3 个通道，以使皮瓣有充分的活动性。

接下来，进行 SMAS 的重置与缝合。以与鼻唇沟垂直的方向，向上且向外侧提升颧部 SMAS 瓣，使其覆至颧突处，通常情况下，与颧大肌平行。经过向上与向外侧的提升后，若不想让颧骨增大，可切除多余的组织，并且通过间断缝合的方法，使组织瓣牢固地覆在颧骨骨膜处。作者对很多患者使用了 Vicryl 网线（一种可吸收的网线），使其并入 SMAS 的固定中，以增加 SMAS 闭合的张力（图5-21 和图5-22）。

若存在明显的颈阔肌束带，就需要通过颏下切口来做颈阔肌成形术。有学者通常在接近颈阔肌的内侧缘，从颏下缘开始直到颈部底处实施手术。随后，在颈下部沿颈阔肌闭合处完成横向颈阔肌切开术，以减少张力。

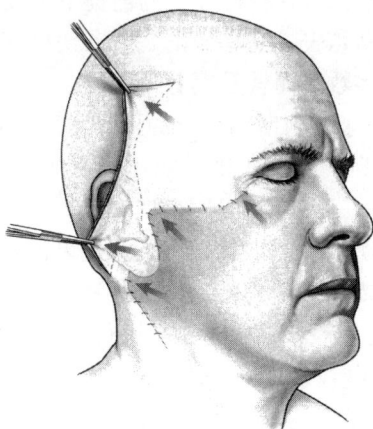

图5-21 颧部 SMAS 瓣悬吊

注 根据术前对患者的评估来确定延伸的 SMAS 瓣的悬吊向量，在通常情况下，其比皮瓣悬吊更向头侧方向。

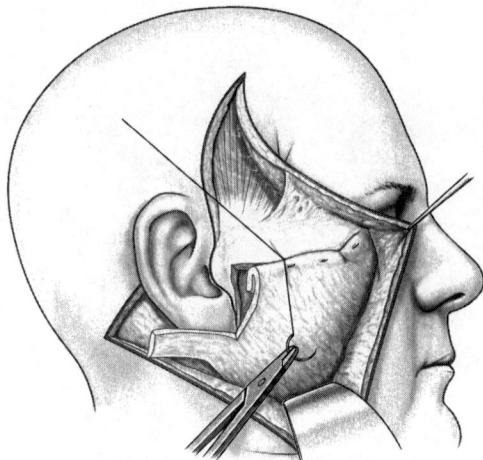

图 5-22 外科固定 SMAS 瓣

注 该图说明了多余的 SMAS 不是被切除，而是被翻卷至其上方（形成一个双层厚度的 SMAS 瓣）。一旦形成卷状物，便应使用不可吸收线缝合，将其固定在颧骨骨膜处。重要的是要采取安全的外科固定术，并强调这一固定与 SMAS 的充分活动度是同等重要的。通常情况下，一小片 Vicryl 网线被并入在 SMAS 卷状物中，以增加其张力。

五、术后护理

通常为患者提供一些术后护理的具体说明。一些医师是为患者提供护理手册，而有些则给予患者口头说明。

如果患者在 1 周或 10 日内恢复较好，建议其 2~3 周进行一次常规术后复查，且 6 周后再进行一次复查。患者需根据医师的指示重返医院，或如有任何关于术后的问题，均可随时拨打电话。

第 1 周时，患者可下地行走，且在条件允许的前提下，鼓励其尽量多走动。5~6 周内避免剧烈运动，如网球、滑雪和高尔夫。基本原则是：若伤口疼痛就不要运动。

已证明下列术后建议对大多数人而言是很有帮助的。

（1）勿使用压敷，术后 24 小时内使用少量的除皱术后包扎。

（2）始终将患者的床头抬高，但勿使患者的颈部弯曲，因为这可能会不利于颈部皮瓣的血液循环。

（3）适当服用镇痛和安眠类药，一般无需药效强的麻醉药品。

（4）术后第 1 日患者可能需要其他人帮助才能去洗手间，此后根据需要而定。

（5）在 24 小时后第 1 次更换敷料。此时，需进行伤口检查，无须再行包扎。

（6）术后 5~6 日拆除耳前缝线。

（7）术后 10 日拆除所有缝线。

（8）术前和术后 5 日常规使用抗生素。有学者目前使用的是左氧氟沙星，500 mg，每日 1 次，需从术前 1 日的晚上开始使用。

（9）若结痂或有分泌物，则用过氧化氢来清洗伤口，且局部用抗生素药膏涂抹。

六、并发症

所有手术都会伴有并发症。医师必须能识别并及时处理这些问题。除皱术后最常见的并发症有以下几种。

（1）血肿（占除皱并发症的70%）。

（2）术后水肿。

（3）瘀斑。

（4）神经损伤。

（5）无法接受的瘢痕（增生）。

（6）蜕皮

（7）消肿。

（8）轮廓不规则。

（9）感染。

七、手术心得及教训

（一）心得

（1）通过重塑面部浅筋膜与颈阔肌的轮廓，术后相貌会更加自然，看起来更加美观。

（2）患者的选择或许是美容手术成功的最关键因素。

（3）虽然衰老是一个复杂的过程，但衰老的面部出现的许多特征是面部浅筋膜与深筋膜间的关系变化造成的——与面部固定的深层结构比，面部软组织的浅层单元下垂。

（4）切除独立于SMAS剥离的皮肤的主要优点是，可使这两层沿各自方向进行重新覆盖。

（5）一定要再三强调切口质量对于减少患者瘢痕形成的重要性。

（二）教训

（1）不精确的皮瓣的皮下剥离可导致留在SMAS浅层表面的脂肪缺乏，这很难或不可能使其成为独立的解剖层，并限制了其在面部轮廓重塑中的作用。

（2）未将SMAS的释放扩展到支持韧带的前方，这限制了该层的运动，从而限制了脸型重塑中的手术控制。

（3）垂直的皮肤张力可能会造成不自然的面部皮肤手术外观，可通过利用浅筋膜垂直定位面部脂肪来避免。

（4）不精确的切口设计与皮瓣的嵌入可导致明显的瘢痕、发际线的移位、耳屏及耳垂的变形。通过使用SMAS来限制皮肤张力以重塑面部形状，更利于医师控制瘢痕。

（5）与通过颏下切口从前方实施颈阔肌整形术来改善颈部轮廓相比，侧方颈阔肌施张和颈部的密闭式抽脂得到的结果不一致。

八、扩展的SMAS手术步骤

（1）尊重耳屏的美学分区并保全耳屏切迹的耳屏缘切口设计。

（2）透射光的使用使皮瓣剥离更加精确，这保留了SMAS前表面的脂肪，更有利于

SMAS 瓣提升的一致性。

（3）SMAS 旋转法可更好地控制颧下塑形与下颌矫正，限制性的面颊凹陷处与颊肌的皮下剥离使颊区被重新定位。

（4）扩展的 SMAS 剥离的切口线与颧弓平行，而后延伸至颧弓与颧体汇合处的颧突上方。

（5）将 SMAS 从支持韧带的束缚中松解出来，直到 SMAS 可自由移动，这要求医师需进入 SMAS 移动区进行剥离，而该移动区位于颧突与腮腺上的支持韧带的前方。

（6）SMAS 定向要依患者而定，且在术前应与处于直立位的患者共同确定。面部右侧与左侧之间的向量差异是很常见的。

（7）SMAS 的安全固定，经常采用 Vicryl 网线来进行缝合，提高了塑形与术后效果的一致性。

（8）通过颏下切口及从颏到颈底部的颈阔肌缝合来进行颈阔肌成形术，可更好地控制了颈部轮廓。

（9）精细地进行止血可降低血肿发生率，并更有利于缩短术后的恢复时间。

（10）在缝合前，沿颈部底部放置引流管以促进术后恢复。

（11）精确的皮瓣插入及以最小张力进行伤口缝合，尤其是沿耳屏和耳垂进行缝合，可控制瘢痕形成。

（段晨宁）

第四节　短瘢痕除皱术

大部分 40 岁左右的女性在追求面部肌肤返老还童的同时，却坚决反对耳后留下任何瘢痕的手术。由此，应用侧面 SMAS 分离手段的短瘢痕除皱术应运而生。

这些女患者不希望发际线变形、瘢痕增生、色素脱失等手术后遗症发生在自己身上。

一、体格检查

Ⅰ型：完全适合。

· 年龄在 40~50 岁（少数 50 多岁的人也适用）。

· 面部肌肤老化明显。

· 轻度下颊垂肉。

· 颈部皮肤轻度松弛。

· 可能会有颌下脂肪堆积。

· 可能会有小颏畸形。

· 颈部皮肤弹性较好。

· 身体功能正常，习惯束发或扎马尾。

Ⅱ型：较为适合。

· 年龄 45~59 岁。

· 中度下颊垂肉。

· 颈部皮肤中度松弛。

·颌下及颏下脂肪堆积。

·可能有小颏畸形。

·无颈阔肌带。

Ⅲ型：勉强适合。

·年龄：55~75岁。

·重度下颊垂肉。

·颈部皮肤中度松弛。

·下颏、下颌脂肪堆积。

·颈阔肌带明显。

·可能有小颏畸形。

·曾做过除皱手术。

Ⅳ型：不太适合。

·年龄：65~79岁。

·重度下颊垂肉。

·颈部皮肤重度松弛。

·颈部皮肤出现沿环状软骨褶皱。

·颈阔肌束带明显。

·颈部深度褶皱。

二、手术步骤

（一）切口位置

如果术前评估颞部发际线位移的距离较少时，切口最好隐藏在颞部发迹内。因此，往往需要将颞部发际线与耳轮上根延长线之间的三角形区域内的皮肤切除（图5-23）。

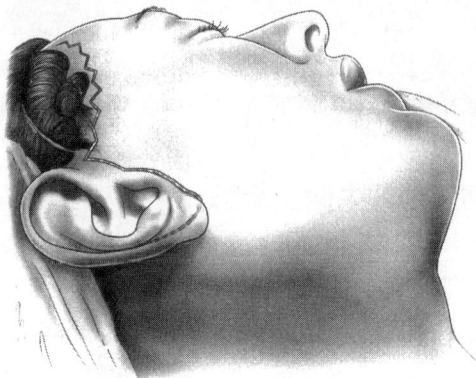

图5-23　短瘢痕除皱术的首选切口

然而，如果需要较大面积的皮肤移位，或者眼角和颞部发际线距离超出5 cm，则切口应在颞部发际线内几毫米处。尽管这是一个次优方案，但如果切口处理得当，术后几乎看不出伤口。而且，若不这样操作，就会造成颞部发际线后移，女性患者一般难以接受这样的结果。

（二）皮瓣提升

所有皮瓣的剥离都是在直视下完成的，采用剪刀分离以尽量减少对真皮下血管网的损伤，同时在皮瓣底层表面保留较厚皮下脂肪。有学者更倾向于在颞部进行皮下剥离，因为这部分皮肤在剥离后更容易被提拉。有学者认为术后脱发主要是由皮肤拉伸过紧造成的，而不是皮下剥离导致。在颞部进行皮下分离必须极其小心，以避免损伤对面部神经分支起保护作用的颞浅筋膜。同时，所有连接眼轮匝肌与表皮的附着区都必须分离到外眼角侧面（图5-24）。

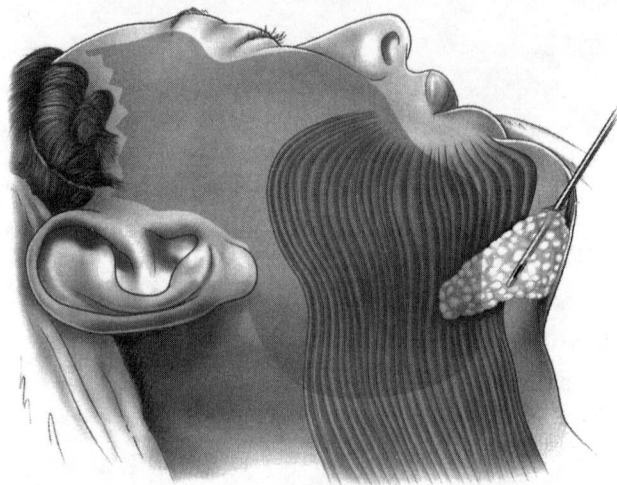

图5-24　颞区、颊和侧颈部的皮下剥离范围

注　如伴随颏下和下颌缘下的脂肪堆积，可以在颈阔肌的浅层行开放或闭合性的吸脂术，必要时可通过颏下的切口行内侧颈阔肌拉拢缝合术。

分离皮下的范围要超过颧骨，并停止于距离鼻唇褶皱部位几厘米的地方，以释放颧骨部位的韧带。按照有学者的经验，如果分离超过这个范围，不仅没有任何好处，反而会造成更多出血。在颊部，皮下分离可以释放咀嚼肌韧带和下颌骨韧带，后者视情而定。

进行皮下分离的部位在经过下颌骨角和胸锁乳突肌后，向颈侧继续延伸5~6 cm。这样可以将颈阔肌的后半部暴露出来。如果颏下也有切口，则可以把面部及侧颈部的皮肤分离部分一直延伸到该切口处。

（三）颏下开放性切口处理内侧颈阔肌

多年来，除了特殊情况，有学者在手术时几乎不再打开颈部，因为在经验中发现通过闭合性脂肪成形术及侧方颈阔肌的强力悬吊术，能达到很好的手术效果。而对于那些颈阔肌带很明显的患者而言，采取靠近内侧颈阔肌的切口可加强颈颌部轮廓整形的效果。

颏下切口应在颏下褶皱处进行。分离皮下时，必须拉伸患者颈部皮肤。剥离面积要抵达甲状软骨和下颌骨角的水平。然后，在直视下，采用大号单孔插管进行持续负压的脂肪抽吸成形术。必要时可直接切除脂肪，但要注意，为了避免造成凹陷，颈阔肌下面的脂肪必须保留（图5-25）。

判别颈阔肌内侧缘，并将其剥起几厘米。以舌骨位置为基准线，去除一块楔形肌肉以打断连续的束带。使用4-0 PDS间断缝合颈阔肌内侧缘。

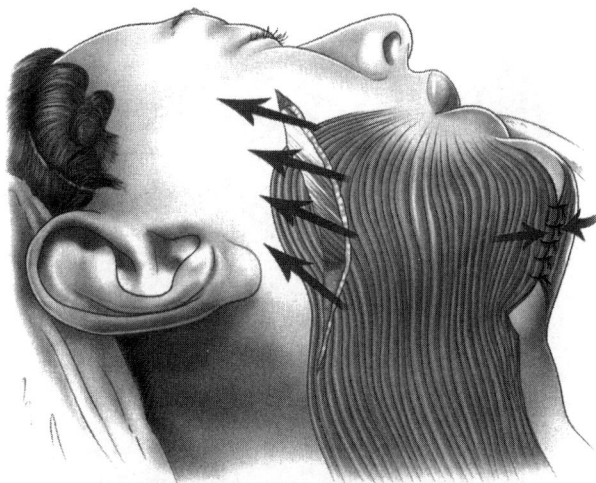

图 5-25　SMAS-颈阔肌悬吊

注　SMAS-颈阔肌向外上方悬吊，位于颏下、舌骨上的颈阔肌
前缘向内侧拉拢缝合。

（四）包含颈阔肌切除的侧方 SMAS 分离术

SMAS-颈阔肌分离术的剥离平面位于腮腺咀嚼肌筋膜表层，其下是面神经分支。SMAS 分离需要沿着颧骨侧面凸起部分进行到下颌骨角的切线，并在腮腺前缘的区域内。对于大多数患者而言，手术切口从颧骨侧面凸起处一直延伸到腮腺尾部。眼轮匝肌纤维经常裸露于剥离区的上缘。通常的做法是切除 2~4 cm 的 SMAS，具体长度视 SMAS-颈阔肌松弛程度而定。

在 SMAS 切除术中，有学者通常会把腮腺尾部区域内的 SMAS 掀起，以可控的方式把切口从下外侧扩展至上内侧。在剥离时，重要的是控制在深筋膜的表层，避免损伤腮腺组织。值得注意的是，腮腺的大小因人而异；因此，对面神经采取何种程度的保护也是因人而异的。尽管如此，只要将剥离控制在深筋膜表面，保证只有表层筋膜被剥起，面部神经和腮腺就不可能受到损伤。实际上，由于在行表浅筋膜切除时通常需要先掀起 SMAS 瓣，所以切除与剥离是在同一平面上。

（五）悬吊方向

图 5-26 和图 5-27 中标示了两组悬吊方向：①SMAS-颈阔肌提升方向。②颈阔肌上外侧提升方向；以及在舌骨上方下颏区域向内拉伸颈阔肌的方向。不同向量的综合作用可矫正颈前部、下巴与下颌的角度、下颊以及鼻唇褶皱。第一个关键的缝合点要从下颌角处钳住颈阔肌，向后上方拉伸；用 2-0 Maxon 缝线按 "8" 字缝合法，把拉伸的颈阔肌固定在位于腮腺浅方的相对固定的侧方 SMAS 上。这样可拉紧颈阔肌以及颈部皮肤，便于重塑下颌外形，也有利于改善下颌下区域的轮廓。

图中画出了面颊侧面的 SMAS-颈阔肌及颏下区内侧颈阔肌的缝合方向。吸去耳后乳突和下颌区域多余的脂肪。在切除 SMAS 后，采用 3-0 PDS 间断缝合，把相对较固定的侧方 SMAS 均匀地与相对活动的浅表筋膜缝合，方向与鼻唇褶皱垂直。最后一针要提起颧脂肪垫，并把它固定在颧部筋膜上。采用稳妥的固定方式能有效地防止术后伤口开裂，确保面部塑形效果。

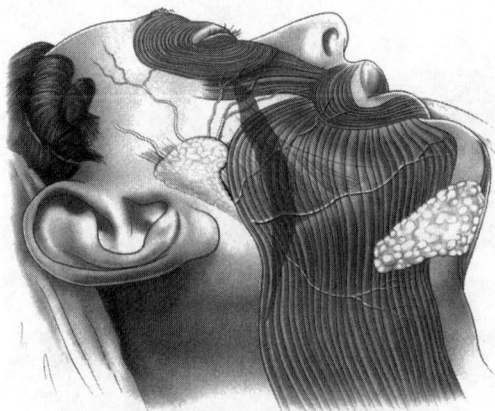

图 5-26　切除部分 SMAS-颈阔肌的设计图

注　切除的层次位于覆盖面神经的腮腺筋膜的浅层。

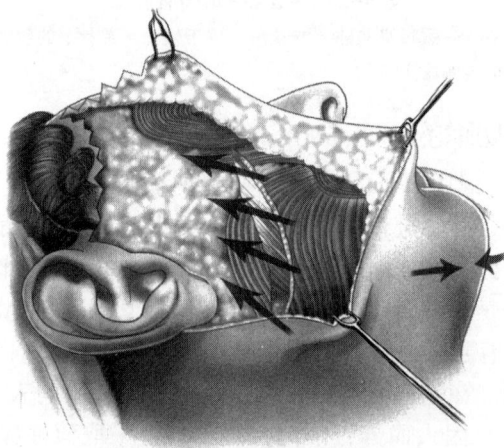

图 5-27　悬吊 SMAS-颈阔肌的方向

（六）皮肤缝合，颞部筋膜以及耳垂的处理

SMAS 与颈阔肌固定后，由于深层的 SMAS 被拉伸，在剥离区域的前缘可能会造成皮肤紧绷。随着颧脂肪垫被上提，同样的情况也可能出现在下眼睑部分。此时，为松解这部分皮肤，有必要行范围更广泛的剥离，直到紧绷的皮肤被重新塑形。

缝合皮肤时，第一个关键点需要将面部皮瓣垂直向后旋转，以上提中面部、下颌及下颌下的皮肤。这一针要固定在耳轮上部切口的水平线上。我会用 3-0 PDS 缝线，将皮瓣真皮缝合于颞区筋膜。缝合时应保持轻中度的张力。发际内的切口都需要用钉皮器闭合。为了保存原有的发际线，需要切除鬓角的一小块楔形皮肤。如果发际线前有切口，有学者习惯用 5-0 Monocryl 缝线及 5-0 尼龙线缝合。在缝合时一定要多花时间和精力，避免耳垂出现"猫耳"，同时尽量美化瘢痕。

修剪皮瓣上多余的皮肤，这样耳前的缝合才不会有张力。伤口要在不使用外缝线的情况下已经吻合。修整耳垂时也要注意无张力，皮瓣要用 4-0 PDS 缝线固定到耳垂下面，通过缝合耳垂真皮、面颊皮瓣、真皮及耳郭软骨膜的方式将张力降到最低。如果耳垂后面可能会出现轻度"猫耳"，在耳后沟处少量延长切口就能轻而易举地解决问题。通常在耳后沟处放置一根封闭引流管。

三、术后护理

（1）引流管保留 48 小时。

（2）48 小时内用厚软型材料包扎伤口。

（3）术后 72 小时内严格监控血压。

（4）对于进行颈部完全剥离的患者，术后佩戴弹性下颏套一周。

（5）术后一周内，禁止提举重物或弯腰，软食；两周内不得运动。

四、短瘢痕除皱的并发症

（1）血肿：发生率为 1.5%。

（2）面部麻痹（两个月内麻痹感将全部消失）：发生率为 0.3%。

（3）感染（脓肿）：发生率为 0.8%。

（4）蜕皮（少量）：发生率为 1.0%

（5）瘢痕增生：发生率为 2.0%。

（6）缝线肉芽肿：发生率为 3.5%。

（7）耳垂变形：发生率为 0.8%。

（8）耳后皱褶：发生率为 2.0%。

（9）颞部发际线瘢痕明显：发生率为 3.0%。

（10）颈部过紧（多见于不太适合行短瘢痕除皱术的患者）：发生率为 2.0%。

五、手术心得及教训

（一）心得（短瘢痕除皱术的优点）

（1）切除量少。

（2）手术损伤小。

（3）瘢痕较短。

（4）避免发际线后移变形。

（5）血肿更易消退。

（6）恢复后仍然可以扎"马尾辫"。

（二）教训（短瘢痕除皱术的缺点）

（1）需较多的皮肤垂直提升。

（2）颞部出现的"猫耳"可能会比较难以解决。

（3）颞部发际线上的瘢痕平复需要时间。

（4）耳后沟和耳垂切口瘢痕平复需要时间。

（5）颈部皮肤不易平整。

（6）偶尔会使耳垂底部出现褶皱。

（7）不适用于颈部重度松弛的患者。

六、手术步骤小结

（1）较年轻、皮肤较有弹性、颈部皮肤不太松弛的患者最适合采用短瘢痕除皱手术。

（2）如果估计颞部发际线移位较小，切口最好隐藏在发迹内。

（3）在掀起皮瓣前先行脂肪抽吸术，应避免过度抽吸。在颈部和下颌处，尽可能采用闭合的负压脂肪抽吸术。

（4）如果出现明显的颈阔肌束带，则应在颈部切开皮肤、剥离，将内侧颈阔肌拉拢缝合。

（5）对于脸型较瘦的患者最好使用 SMAS 折叠术。

（6）如果缩小面部组织的体积有助于改善外形，可以采用外侧 SMAS 切除术。

（7）要对中面部进行最大限度的矫正，应该在颧凸，而不是在侧面联合的位置实施扩展的 SMAS 折叠术或者是 SMAS 切除术。

（8）做外侧 SMAS 切除术时，只在深筋膜浅层进行剥离以避开腮腺和面神经。

（9）SMAS 折叠术或切除后，最后一针要上提颧脂肪垫并将其固定在颞部筋膜上。

（10）不是每个患者都适合短瘢痕技术；有些更适合传统的耳后及冠状切口的方式。

（11）不要刻意追求最小瘢痕而影响手术效果。

（段晨宁）

第五节　深层除皱术

深层（基底层）除皱术，曾被称做深层次拉皮，其特点是提拉由面部和上颈部软组织组成的复合表浅肌筋膜系统皮瓣。肌筋膜皮瓣向上外侧翻转后，肌肉组织的松弛问题就能得到极大改善，面部皮肤由此得以恢复青春。深层除皱术对平复鼻唇沟尤其有效。由于所使用的皮瓣有足够的厚度和血供，术后效果持久、自然。

Skoog 描述了用复合型皮瓣完成面部除皱的方法。1980 年，Lemmon 和 Hamra 详细介绍了他们应用 Skoog 技术的经验。Hamra 随后将经眼睑入路的中面部垂直提升手段应用于深层除皱术，并将这种新式方法命名为双重复合除皱手术。Pina 在 1997 年报告了他使用这种复合除皱术的情况。Pitman 在 2000 年制作了一段视频，从应用解剖学的角度清楚地演示了复合肌皮瓣的临床应用。

一、适用范围

深层除皱术对以下几类患者尤其有效。

（1）曾经做过 SMAS-颈阔肌手术的，存留的 SMAS-颈阔肌比较薄弱和（或）受过损伤，但皮下组织和皮肤仍然黏附于 SMAS-颈阔肌上，这样的皮瓣仍然极富活力。

（2）由于深层除皱术中使用的皮瓣是典型的、供血充足的肌皮瓣，这种手术还适合吸烟者或皮瓣供血情况较为不足的患者。

（3）位于 SMAS-颈阔肌深层的切割平面没有血管，在这个平面上进行的所有操作也不会导致出血，避免了出现血肿的情况。因此，深层除皱术对术后易失血的患者而言也是不错的选择。

（4）由于手术使用的皮瓣较厚且血液供应充足，即便被强力拉扯至鼻唇褶甚至嘴唇部位，也不会造成皮瓣坏死。因此深层除皱术是平复鼻唇褶的最佳技术。

以上分类针对适合深层除皱术的病理情况做了分析。但有些患者可能更适用于其他治疗方式，具体判断步骤如下。

（1）分析患者面部、颈部以及皮下软组织的松弛程度和弹性状况。松弛程度大小以多余皮肤量为标准；弹性缺失状况主要看皮肤被拉扯变形后是否容易复原。如果患者皮肤松弛程度较重且缺乏弹性，医师应该提醒她们必须在早期做第二次手术。

（2）患者严重晒伤的：具体表现为脱皮、皮肤变薄、色素改变，应该被告知深层除皱术很难解决这类由光引起的问题。皮肤被晒伤后，手术效果也会打折。

（3）患者颈阔肌下垂的：表现为前颈部出现垂直肌束带，几乎都需要外加前颈阔肌折叠的矫正手术。

（4）注意颈部多余的脂肪。只有将其全部去除，才能打造年轻的颈部皮肤和完美的下颌曲线。

（5）注意下颊脂肪的堆积和较深的鼻唇沟，这是面部皮肤老化的标志。深层除皱术能有效解决这类问题。

（6）颧部脂肪垫下垂也是皮肤老化的主要标志之一。只有将脂肪垫和皮肤垂直向上提升才能矫正。

（7）不论男女，都要注意患者耳前皮肤的质量和厚度，以及鬓角头发的质量。因为如果移行到耳屏部位的皮肤较厚且带毛发，会显得比较奇怪，所以如果患者耳前是这类皮肤，则不适合选择在耳屏后的入路。

二、解剖

颈阔肌从颈根部一直延伸到下面颊，覆盖了部分下腮腺，在嘴角处与口周肌肉交汇（图5-28）。与SMAS一样，筋膜包覆住颈阔肌后继续向面颊延伸。SMAS覆盖在咀嚼肌和面颊脂肪垫表层，然后向上延伸至颧大、颧小肌的浅层及深层。

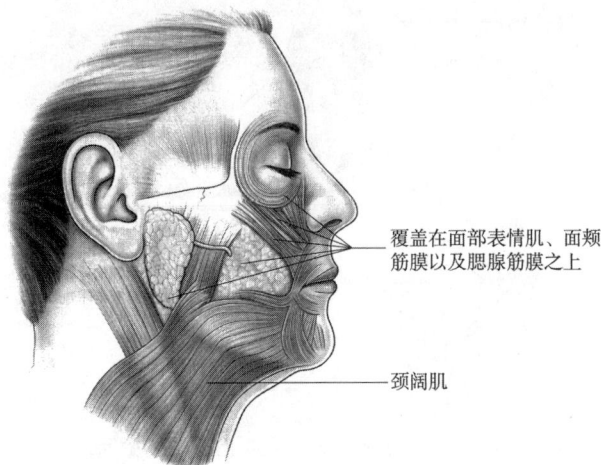

覆盖在面部表情肌、面颊筋膜以及腮腺筋膜之上

颈阔肌

图5-28 上颈及颊部SMAS-颈阔肌的分布范围

深层除皱术的标志性特点是将SMAS-颈阔肌、皮下脂肪及上面覆盖的皮肤作为一个复

合皮瓣进行整体提升。而 SMAS-颈阔肌则是这个复合肌皮瓣的构成基础。在上颈部和下面颊处，颈阔肌位于皮瓣底层（图5-29）；在中上面颊部位，则由位于颈阔肌下面的 SMAS 作为皮瓣底层（图5-30）。

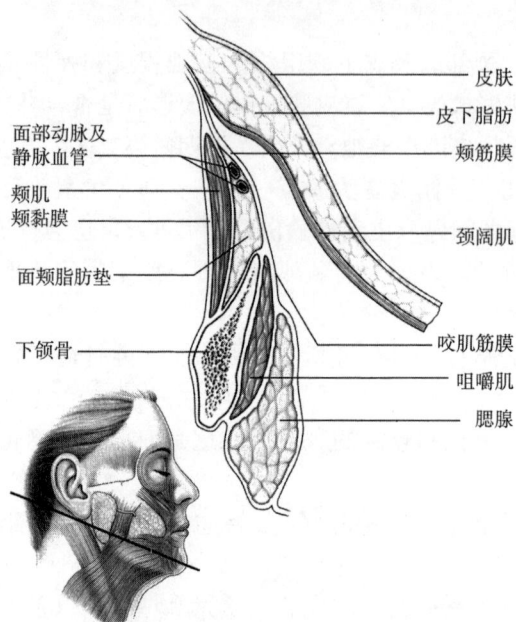

图5-29 深层除皱术中皮瓣在下唇部位的截面图。

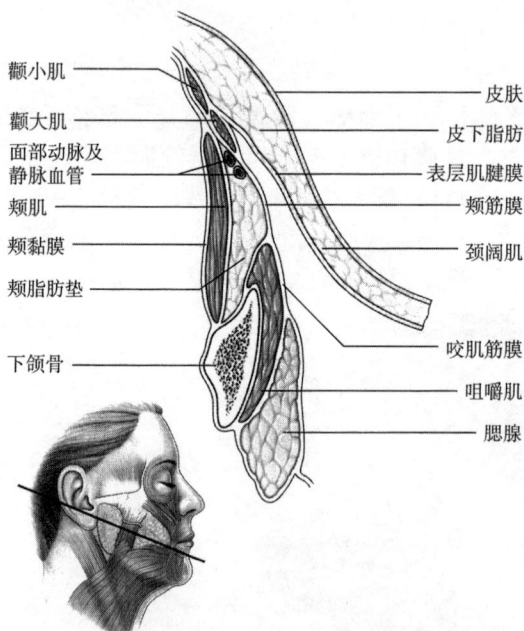

图5-30 深层除皱术中皮瓣在上唇部位的截面图

要想安全顺利地完成深层面部除皱手术，要求主刀医师必须熟记面神经的三维走行，要清楚地知道神经束穿过颊肌筋膜以及上颈部筋膜的具体部位。

神经束在经过腮腺后，深埋在两个筋膜平面下。

（1）较浅较厚的是 SMAS-颈阔肌平面。

（2）其下方更深处，覆盖在神经束表面的则是较薄的一层筋膜。在中下部面颊的咬肌筋膜比较容易辨识。面颊处神经被咬肌筋膜包裹，走行于咬肌的外表面。部分面神经颊支向上延伸，在面颊脂肪垫处被一层非常薄的颊筋膜包裹住。而颊筋膜外面又覆盖了一层 SMAS。在中上面颊区域，颧支和颊支的神经则是被颊筋膜所包裹。

（3）颧支和颊支继续向上走行，最终被颧大、小肌所覆盖（图 5-31）。

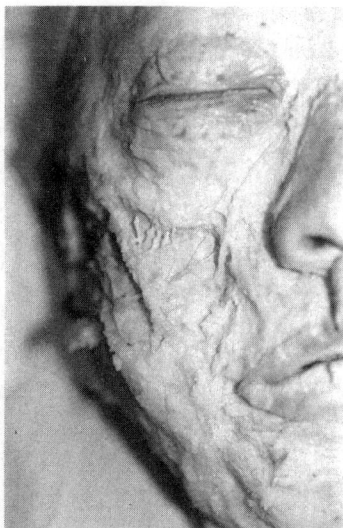

图 5-31　尸解显示颧支及颊支位于颧大肌的深层

（4）通过学习所剥离皮瓣的解剖示意图，可以更清晰、全面地掌握深层除皱术的操作手法（图 5-32）。下颈部的颈阔肌连同皮下脂肪和皮肤一起被向上提拉。在中上面颊，颈阔肌延伸为 SMAS，则是提拉 SMAS、皮下脂肪和皮肤。随着上面颊部的皮肤被剥离并重新定位，颧部脂肪垫要保持附着在皮肤上。要注意从前腮腺前缘穿出的面神经束，保护覆盖其上的咬肌筋膜、颊筋膜及颧大肌。

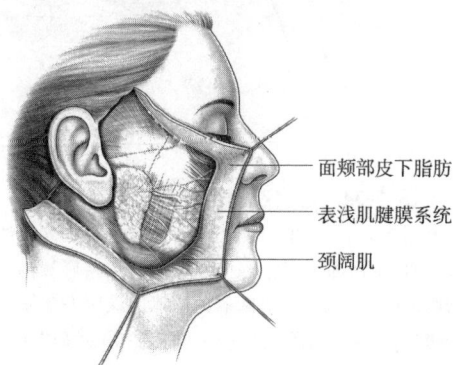

面颊部皮下脂肪

表浅肌腱膜系统

颈阔肌

图 5-32　外科医师对于深层除皱手术中组织瓣的认识

注　面神经起始于腮腺下，走行于腮腺前缘后分布于咬肌筋膜、颊筋膜和颧大肌的深处。面神经被阴影化表示，分布于前述结构的深处。

三、手术步骤

（一）体位

患者仰卧在手术台上。在进行诱导麻醉之前，将间歇加压装置固定在患者小腿及脚踝处。手术台在患者髋关节及膝关节处稍微弯曲。患者头部保持中立位置，只在颈部操作时向下垂，以便拉伸颈部，让医师看到颈窝深处。

（二）麻醉

如果只有面部和上颈部需要处理，局部麻醉即可。但如果在处理面部的同时还要处理眼睑、眉、下颈部等部分，手术时长超过 2 小时，为患者安全舒适着想，需要进行全身麻醉。采取口腔气管插管的方式进行麻醉，不仅能保证患者有一个安全通畅的呼吸道，还可以使麻醉师在监控患者呼吸情况及二氧化碳呼出量的同时有更自由的活动空间，而不必始终留在手术台的一端。

将气管插管与一颗上门齿缝合，并用消毒纱布裹住。这样麻醉通道可随着手术中患者头部的移动随时调整位置。

（三）术前标记

进行手术之前，要在患者站立的状态下（图 5-33），面对患者，在其面部和颈部标注解剖标志，包括以下部位。

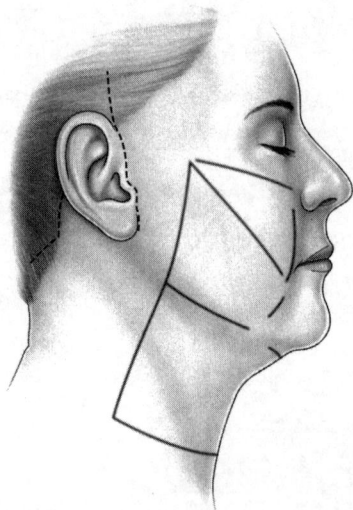

图 5-33　患者在诱导麻醉前进行标记

注　嘱患者保持站立位，标注解剖学标志及颌下的切口线。标记线包括颧大肌、颧小肌的起点及走行、鼻唇沟及唇颏沟、下颌骨下缘、腮腺前缘，以及颈部颈阔肌的侧缘。最后一条线大致是面部腮腺前缘的延长线。下颈部的一条水平线指示颈部剥离的下界。

· 颧大肌、颧小肌的起点和走行。
· 鼻唇沟及唇颏沟。
· 腮腺前缘。

· 颈部颈阔肌的侧缘：大部分患者的颈阔肌侧缘正对着腮腺的前缘。

· 下颌骨的下缘。

· 下颈部剥离的界限。

下颏切口位置也要在术前患者站立的状态下标注出来。因为该位置比较隐蔽，预先标记便于医师操作（图5-34）。

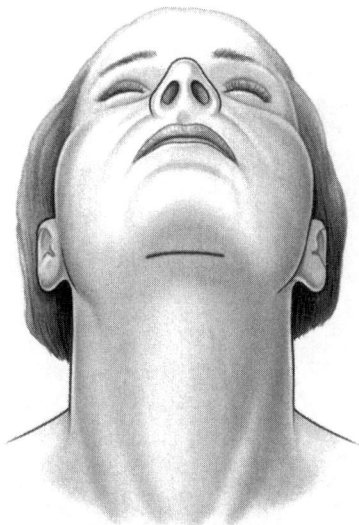

图 5-34 下颏切口

注 颏下切口横向约4 cm长，位于邻近并平行于颏下折痕的最隐蔽部位。切口可以恰恰在折痕上，或者如图所示略低于折痕。总之，切口应处于最隐蔽的位置。

切口线要在插管之后标注。耳廓附近的切口起自颞部区域。如果需要提拉颞部和（或）眉，则需要3~4 cm的垂直切口，延伸至耳轮上方的发际线处。刀口沿着耳轮弧线继续向下切至耳屏位置。对大部分患者而言，切口要沿着耳屏边缘直到耳垂前褶皱处，然后再绕过耳垂至耳后褶皱（图5-35）。切口要沿着耳后褶皱向上延伸，穿过耳后皮肤，然后继续沿着枕部发际线向前1 cm，再向后转进入枕部发际内。

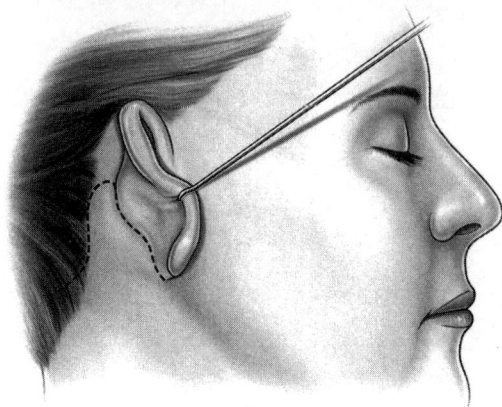

图 5-35 耳后及枕部的切口

如果不需要提拉颞部和（或）眉，则需要在颞部发际线前端、耳轮角与面部皮肤相接处首先做一个水平切口（图 5-36）。沿颞部发际线竖直方向延长切口，以便去除多余的皮肤。如果耳前皮肤非常厚，用于覆盖耳屏有可能减弱其精细度，那么需要在耳前做切口。

最后，如果颈部没有多余皮肤，耳后切口大小则可以控制在耳后褶皱范围内（图 5-37）。

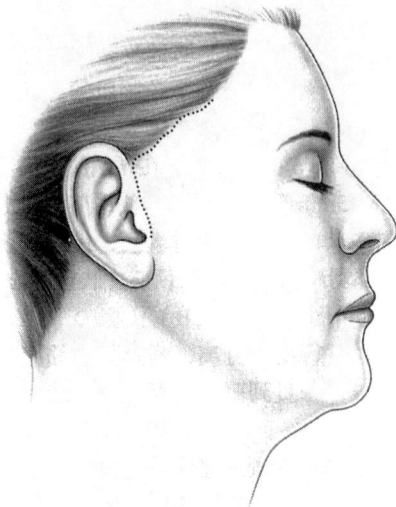

图 5-36 耳前切口

注 虚线表示位于颞部发际线和耳前折痕的另一种可供选择的切口。

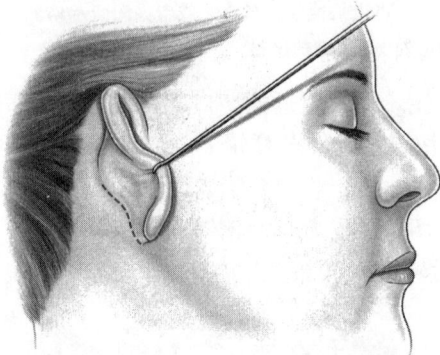

图 5-37 设计的耳后切口限于耳后沟内

（四）手术步骤

用浓度为 0.25% 的利多卡因与肾上腺素按照 1 : 200 000 的比例配成混合液体。分别用大约 100 mL 浸润左面、右面和整个颈部。

术前用聚乙烯吡啶酮碘溶液对头部和颈部进行消毒。

局部麻醉 20 分钟以后进行手术。通过耳前切口，在腮腺筋膜浅层进行剥离，形成较厚的皮瓣，至腮腺前缘停止（图 5-38）。

用手术刀将携带薄层皮下脂肪的皮瓣从耳后及枕部沿术前做好的标记剥起，至颈部颈阔肌的侧缘。这一切口与下面颊的切口相连（图 5-39）。

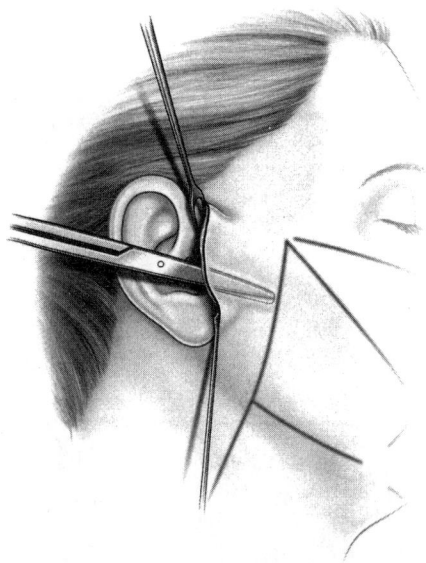

图 5-38　最初耳前剥离的界限范围

注　皮瓣应包括大部分分布于腮腺筋膜浅层的脂肪。

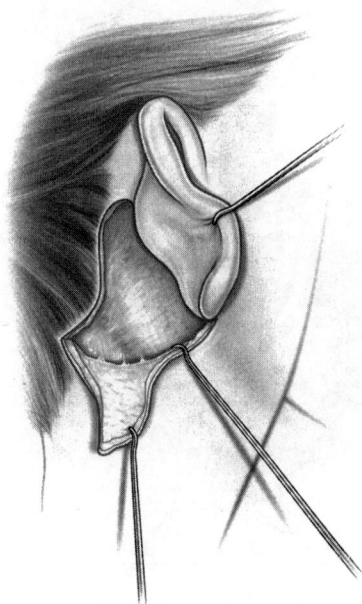

图 5-39　耳后及枕区的剥离

注　皮瓣包括皮肤及 2~3 mm 的皮下脂肪。最初的剥离应到达皮肤所标记的颈阔肌的外侧缘。

用一把长弯剪剥离覆盖在颈阔肌上面的皮肤。皮下保留 2~3 mm 厚度的脂肪。使用剪刀或电刀去除颈阔肌浅层多余的脂肪。通过剥离，使颈阔肌由下颌缘至颈根部都剥离出来。如果颈部皮肤重度松弛，剥离可以到锁骨处（图 5-40）。

对面颊部皮瓣进行皮下分离，通过颞浅筋膜的浅层延伸到颞部区域，一直到眼轮匝肌侧边和颧大、小肌处停止（图 5-41）。

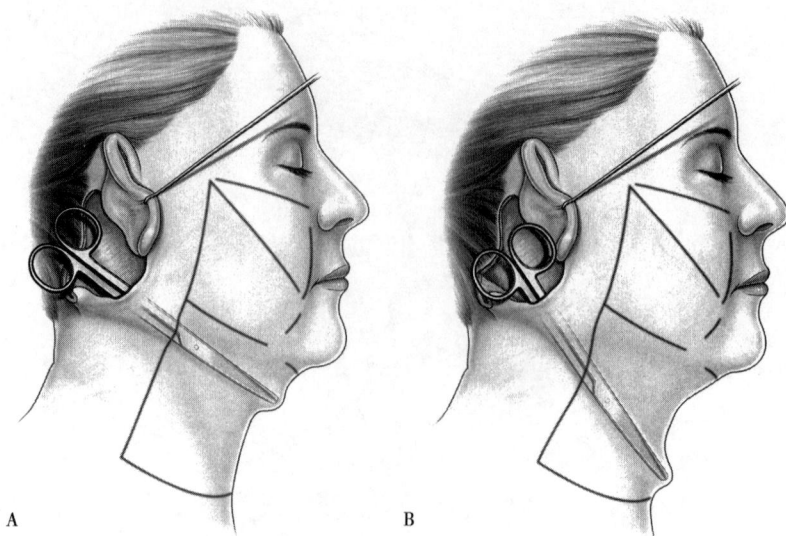

图 5-40 颈阔肌浅层剥离

注 在颈阔肌浅层剥离上颈部（A）和下颈部（B）的区域。皮瓣上应携带 2~3 mm 的脂肪。颈阔肌上剩余的脂肪应使用剪刀或电刀去除。

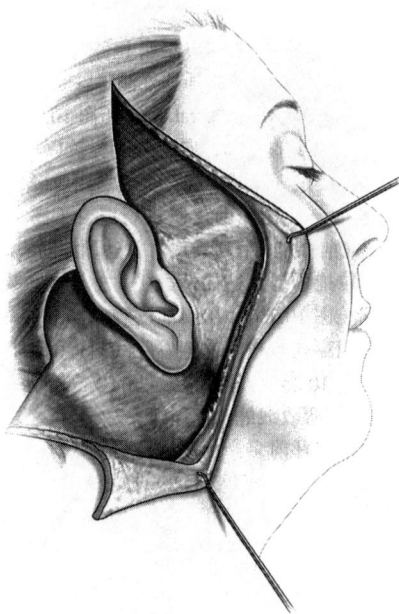

图 5-41 颊部浅层的皮瓣剥离完毕

注 浅层平面的剥离范围终止于腮腺前缘的外侧 1 cm 左右。皮瓣深方的标记线位于腮腺的浅层，上界接近颧大肌的起点，下界接近腮腺的尾端。该标记线将是进入深层平面的界限。

　　腮腺前缘靠后 1 cm 处画一条线，与边缘平行。沿此线，穿过 SMAS-颈阔肌平面，用手术刀进入深层进行剥离（图 5-42）。钳住颈阔肌的边缘，用 Steven 剪把它与其深处的腮腺筋膜分离出来（图 5-43）。一旦向前剥到腮腺上方，颈阔肌与其深处的咬肌筋膜的连接就没那么紧密了。用剪刀在分离平面的垂直面上剥离，即可轻松地将颈阔肌与咬肌筋膜及与之相连的颊筋膜分离开来。分离既快速也不会导致出血，直至口角及唇颏线的区域（图 5-44）。

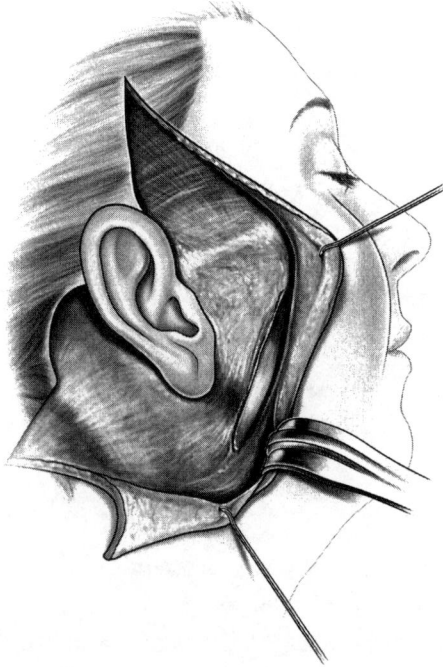

图 5-42　深层剥离

注　在 SMAS-颈阔肌平面上沿腮腺前缘向后 1 cm 处做切口，注意沿该切口做 SMAS-颈阔肌的分离。切口的尾端深方可暴露出腮腺筋膜。

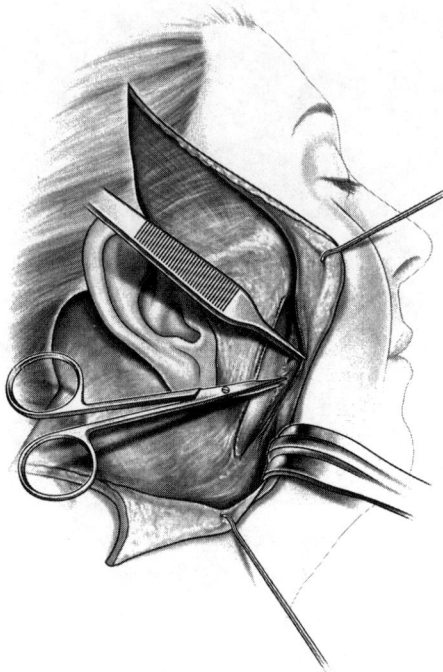

图 5-43　在腮腺筋膜浅层上行颈阔肌的锐、钝性分离

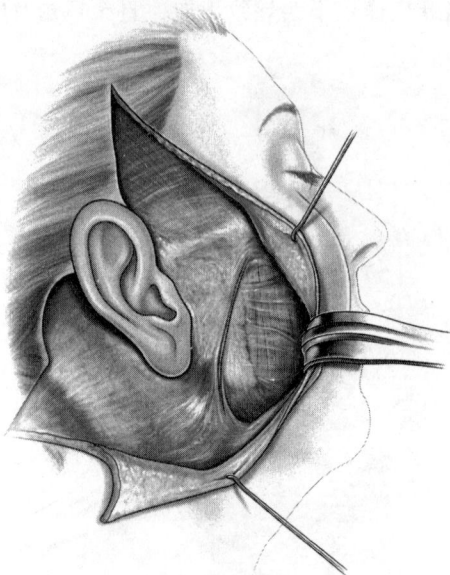

图 5-44　完全剥离

注　下颊区的完全剥离，拉钩拉起的是颈阔肌。从切开深层平面的
切口线起，可以看到腮腺筋膜和咬肌筋膜覆盖着面神经的分支。

　　上颊部位的分离过程如下：首先在颧骨凸起部位附近找到颧大肌的起端，然后沿颧大肌浅层进行分离，直到鼻唇沟处（图5-45）。皮肤上保留颧部脂肪垫，连同其浅层的上面颊部皮瓣一起拉提。通过钝性分离颧大肌与皮肤之间的粘连，使上面颊与下面颊的剥离区相通。

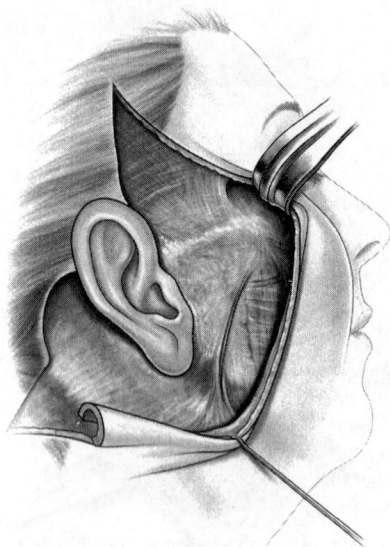

图 5-45　上颊部分离

注　拉钩牵拉的是上颊部的浅层组织，包括颧脂肪垫。颧大肌表
面是深层剥离的限定深度。

　　右半面和颈部的分离完成后，将患者头向右转，然后在左半面重复同样的程序。如果颈部软组织已经松弛，或者下颏部位有多余脂肪，则可以在颈前部下颏处横向开一个 4 cm 切

口。分离下颏皮肤与下面的颈阔肌，在皮肤底面保留 2~3 mm 厚的脂肪。此区的剥离要与左右侧面的剥离分别相通。这样一来，整个下颏与下颌部位就完全暴露出来了，同时所有覆盖在颈阔肌上面的多余脂肪都通过下颏中部以及左右两边的切口切除。如有必要，可用 3-0 可吸收缝线以连续缝合的方法把两侧颈阔肌缝在中线的位置。

把患者头转向左边，提拉右面的 SMAS-颈阔肌皮瓣，使下面颊及上颈部的组织得以绷紧（图 5-46）。用 2-0 可吸收缝线将颈阔肌的深层和覆盖其上的上颈部、上面颊皮下组织固定到耳垂外侧腮腺筋膜的地方，缝合两针（图 5-47）。

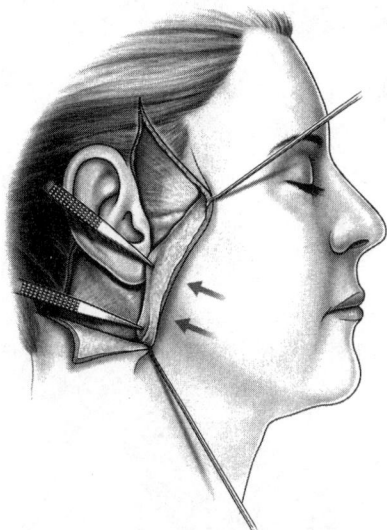

图 5-46　SMAS-颈阔肌及其表面附着的皮肤被 Bonney 钳提紧

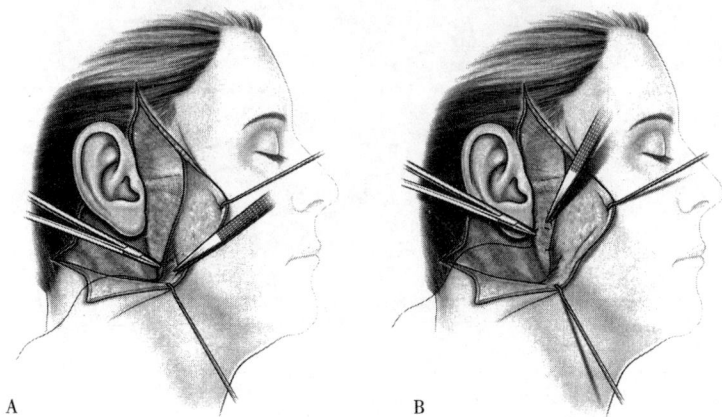

图 5-47　组织缝合

注　A. 在颈阔肌深方用一根 2-0 的 Maxon 缝线缝合；B. 缝合固定在右侧耳垂前缘的腮腺筋膜上。在该缝合点上方再固定一针；当缝合线打结时皮肤即被提紧。

钳住面颊皮瓣的上部，向上外侧提拉以增加露齿程度，张力不要过大（图 5-48）。然后用 3-0 可吸收缝线将上面颊皮瓣与耳轮前的皮肤进行缝合（图 5-49）。为防止耳廓向前移位，在缝合时要深达颞深筋膜。

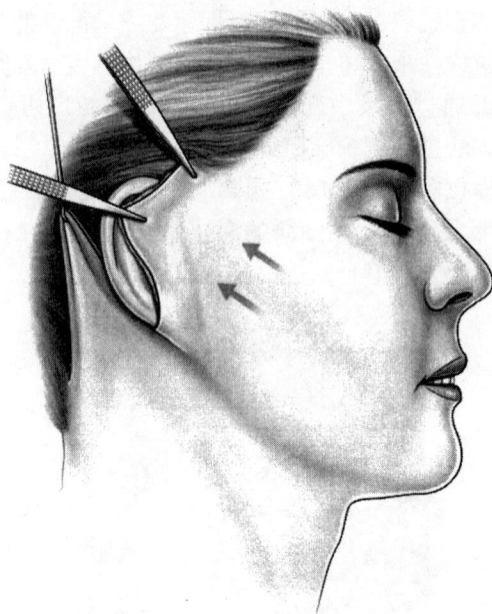

图 5-48　向上外侧提拉上颊部的皮肤，注意会增加露齿度

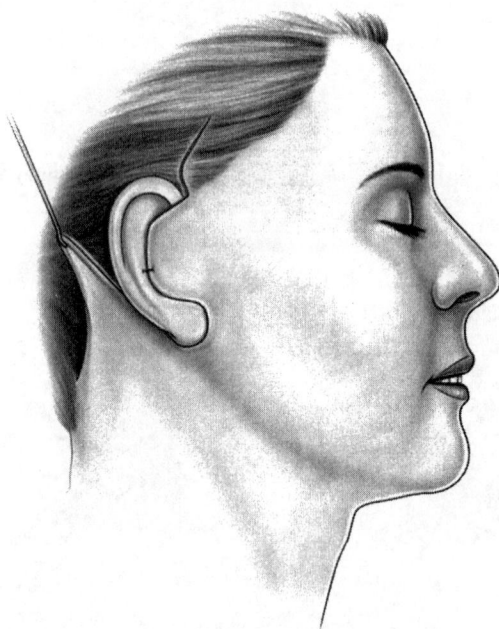

图 5-49　上面颊皮瓣与耳轮前皮肤缝合
注　将上部颈阔肌缝合至腮腺筋膜并将皮瓣的皮缘临时固
定于耳轮前皮肤后的颊部外观。

　　在轻微拉扯颈部皮肤的情况下，标记并去除耳后多余的皮肤（图 5-50）。在颈部皮瓣底
部放置一根引流管，在枕侧穿孔拉出。枕侧发际线附近的切口用钉皮机闭合（图 5-51）。耳
后褶皱处的皮瓣在无张力的情况下用 4-0 可吸收线缝合至耳部。

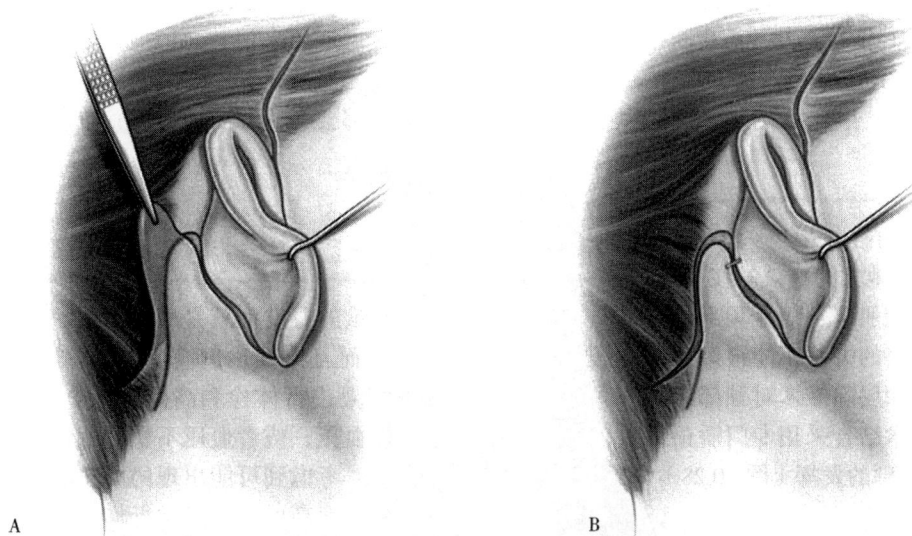

图 5-50　标记并去除耳后多余皮肤

注　A. 耳后皮肤在无张力下将多余的部分标记出来；B. 切除多余皮肤后使用钉皮机将枕部皮瓣固定一点，注意应保持无张力和枕部正常的发际线。

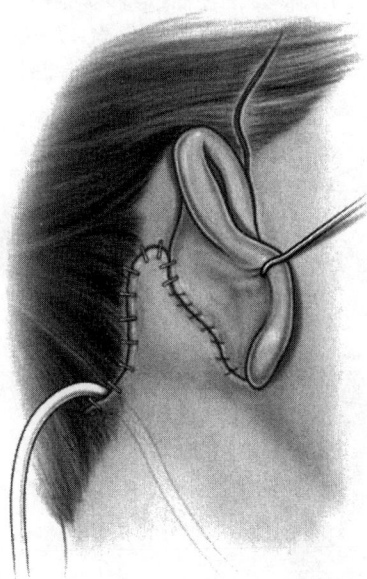

图 5-51　缝合枕部发际线伤口，留置引流管

　　标记并修剪耳前多余的皮肤，使其边缘与耳部完全对接。覆盖耳屏的皮肤要用 Stevens 剪刀去除皮下脂肪做削薄处理。面颊皮瓣用 5-0 尼龙线间断缝合到耳部。新的耳屏处的皮肤则用 5-0 可吸收线缝合（图 5-52）。

　　去除颞部多余皮肤。从之前标记的颞部发际缘横向切口切开，下移颞部发际线。在耳轮和颊部连接处标出多余的三角形皮肤并予切除（图 5-53）。之后，将颞部带发皮瓣往下拉，与耳前皮肤相连，达到发际线下移的效果（图 5-54）。

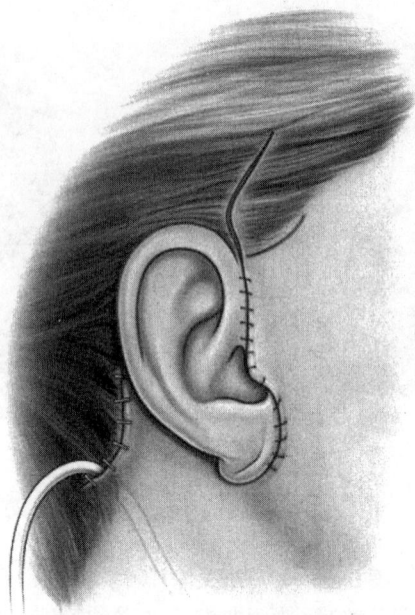

图 5-52　耳前皮肤缝合

注　使用5-0单股可吸收线将皮缘固定于耳屏的位置。剩余的耳前切口使用5-0尼龙线缝合，注意耳垂应该向后方倾斜30°。为不提高发迹缘，画出颞部发迹缘向尾侧走行的横向标记线。

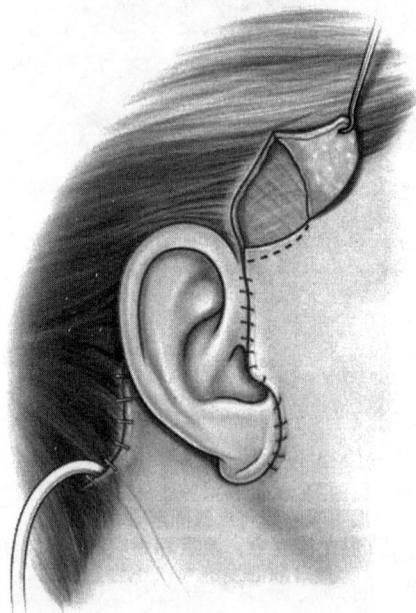

图 5-53　去除颞部多余皮肤

注　在颞部发际线底部切开，用拉钩将颞部携带毛发的皮瓣拉起，标记出多余的无毛发区的皮肤，以便切除。

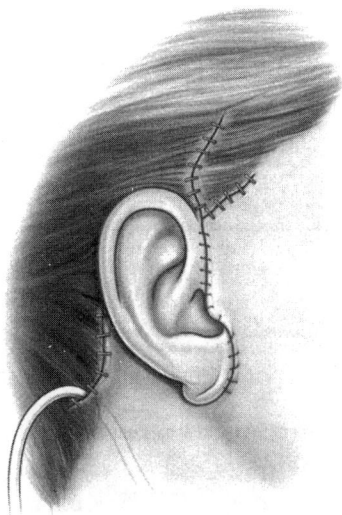

图 5-54　下移发际线

注　切除多余的耳前无毛发皮肤，使用钉皮机将颞部携带毛发的皮瓣固定于正常位置，发迹缘得到降低，接近正常。

四、手术效果

术后，皮肤显得非常年轻而且效果持久、自然。深层除皱术对鼻唇沟和中面部松弛尤为有效。由于剥离层面在颊部，是在颈阔肌上方，只能从侧方切口入路的方法不能很好地拉紧颈部颈阔肌，因此，有时候深层除皱术对颈部的处理效果不太明显。但深层除皱术结合采用专门矫正颈阔肌松弛的技术可有效提升颈阔肌。

五、术后护理

手术完成后，对患者的头部和颈部进行轻薄的包扎。建议留院观察一晚。

术后第 2 日，嘱其复诊并拆除引流管和包扎。如果患者颈部进行了大面积剥离，则需要保留引流管直到拆线。

术后 4~5 日，患者留置的引流和缝线可以全部拆除。术后 3 周可以开始进行轻微运动。6 周后可加大运动量。尽管面部有可能还未消肿，但理论上患者在 2 周后即可出院工作。一般来说，术后 3 周之内即可消肿，但大部分患者都会等到 6 周后再出席重要的社会活动。

六、并发症

面部除皱术最严重的并发症就是术后出血，经常发生于高血压患者，而且男性比例高于女性。因此，所有患者在术前都需要进行体检和高血压病史追查。只要患者出现临界高血压，或者血压不稳，就需要接受降压治疗和再评估。考虑到可能出现的并发症，一些内科医师不愿意对轻度高血压患者进行临床干预也是可以理解的。

尽管深静脉血栓和肺栓塞比较少见，但有可能带来极其严重的后果。对体重严重超标或者有其他危险系数的患者一般不予手术，除非他们减肥或降低危险系数。在手术过程中，患者将维持佩戴间歇加压装置。

皮肤坏死、脱发以及大面积留瘢痕一般都是技术问题造成的，比如把皮瓣处理得过薄，或者缝合时拉得过紧。避免术后留瘢痕和脱发的最好办法是在手术过程中避免过度拉扯组织。

不管在术前是否使用抗生素，术后通常都不会出现感染。需要做的就是休息，抬高患区，使用抗生素，必要时行外科引流。

七、手术心得及教训

（一）心得

（1）通过尸解可以熟悉面部神经的三维解剖，了解面部神经如何走行于不同的肌肉—筋膜层面。

（2）在缝合时，尤其注意避免张力过大。

（3）使用微创技术以避免对真皮下血管网造成损伤。

（4）术后立即询问患者是否感到疼痛。因为疼痛感是血肿的重要标志。

（5）适合所有患者的"最佳技术"是不存在的，要根据患者需求适度调整方法。

（二）教训

（1）对肥胖患者不予手术。因为手术效果一般不理想，而且出现并发症的概率较高。

（2）注意与患者的内科医师经常沟通，以优化患者术前各项身体指标，避免术后出现严重并发症。

（3）不要低估手术的范围。需要处理的面积越大，需要恢复的时间越久。

（4）术前注意观察各种可能影响手术效果的因素，如皮肤松弛程度、是否晒伤等。使用剥脱、激光等辅助手段缓解皮肤松弛或晒伤造成的不良影响。

（5）不要对患者过度承诺。

（杨晓梅）

第六节　高位 SMAS 除皱技术

20 世纪 80 年代，高位 SMAS 除皱技术，由 Skoog 1974 年所描述的技术改进发展而来。解剖学的研究证明在面部年轻化手术时将皮肤皮下组织及 SMAS 一起提拉会有很大帮助。

手术的根本目的是能确切地提拉颊部的组织；其次是将颧部和下颌部的组织作为一个整体，通过 SMAS 进行悬吊提升，没有哪种复位技术会使皮肤的提升力量如此之大。

一、体格检查

（1）评估整体软组织的质量和体积。

（2）检查面部骨骼的比例（颧骨的高度、双侧颧骨的距离、下颏的突度等）。

（3）评估面部的皮下脂肪层，尤其是其体积外形及位置的变化。颧部软组织会下垂到上颊区，前颊面部软组织会下垂至鼻唇沟，颊脂垫的堆积会形成"下颌纹"，卵圆形的脸形也会变成方形。这种容积的改变在不做容积填充情况下会影响到术后改善的效果，也会影响到手术的先后顺序。

（4）注意是否有眼轮匝肌缘降至颧突形成月牙形组织带。

（5）评估鼻唇沟的深度和其上方的突度以了解颊部软组织下垂的程度。

（6）分析并了解颊部脂肪组织在下颌缘处形成的下颌纹。可以在患者坐位时向上推移颊部组织以了解下颌脂肪的厚度。还应了解此处下颌皮肤韧带的情况。

（7）通过测试患者皮肤的弹性来了解皮肤的强度。紫外线及吸烟会损害皮肤质量，比如在口周就很容易形成明显的皱纹。

（8）最后，还应了解以前手术的瘢痕情况。

二、解剖

可以将颊部看成两个组织成分，下 2/3 的颊部皮下脂肪层和上 1/3 的对应于下眼睑的松弛下垂组织。由于这两部分密不可分，颊部提升时通常也需要合并下睑的提升。颧弓及以上部分 SMAS 下的分离采用钝性分离，可以确保从颧弓跨过在 SMAS 下走行的面神经额支的安全。腮腺前采用锐性分离是安全的。在腮腺前缘则采用钝性分离以保证面神经颊支的安全。分离至面中间部分时应保持分离的层次在颧大小肌的浅面以避免损伤到周围面神经支。

三、手术步骤

分离皮瓣先从耳前开始，仅分离出 4~5 cm 预计切除的皮肤部分。颧弓上方眶外侧做皮下分离，分开鱼尾纹部的皮肤与深方的附着，使颞部皮肤能容易上提复位。使上部 SMAS 的浅面显露出来，随后加以分离（图 5-55）。

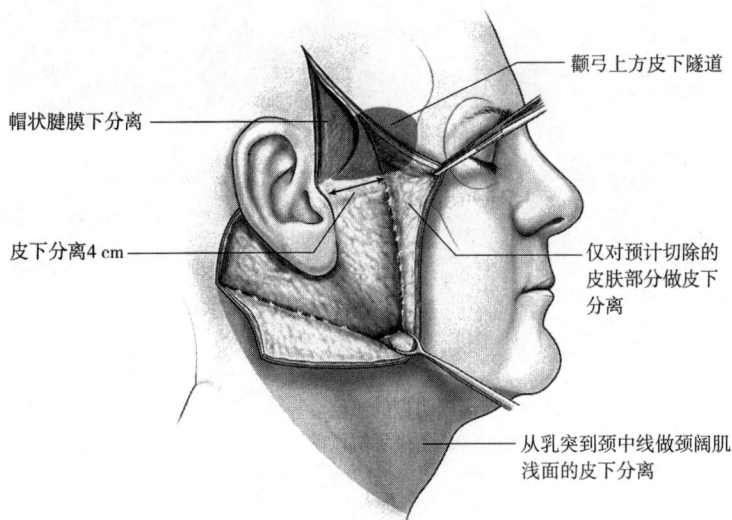

图 5-55　皮下分离的范围

乳突部位在皮下分离，向下经过下颌缘至颈前。颈部的皮肤和颈阔肌要分开处理，因为皮肤的上提幅度要远比颈阔肌大。如果需要颏下去脂或颈阔肌中线的折叠缝合，还应另加颏下切口（图 5-56）。

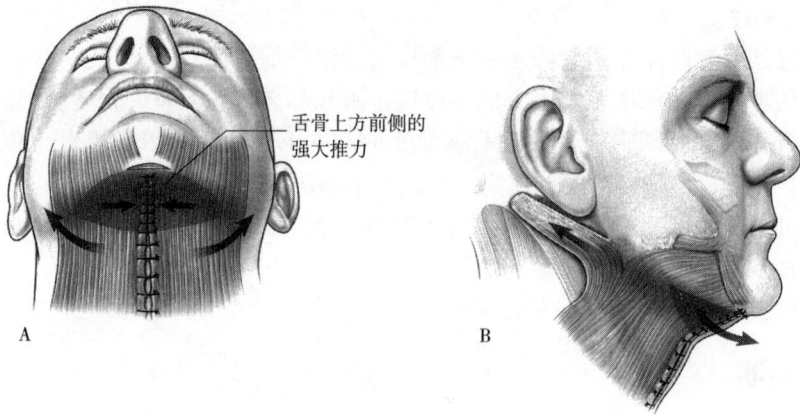

舌骨上方前侧的强大推力

A　　　　　　　　　　　　　　　　　B

图 5-56　舌骨上方内侧的高张力和下方的低张力

自耳屏缘开始分离 SMAS，需保留一点 SMAS 的边缘以利缝合。耳轮脚的上外侧也要保留一小部分 SMAS 作为随后固定时使用。在此处，很容易确定 SMAS 的安全分离深度，因为面神经还在腮腺实质的深面。解剖学上 SMAS 筋膜和腮腺包膜交织融合。

要从外科的角度确定正确的分离层次，可以将腮腺包膜掀起，仅留下一薄层的筋膜（图 5-57）。SMAS 层掀起以后，就可以朝腮腺前缘方向分离。面神经在腮腺前缘位置从腮腺浅出，此处的分离应由锐性分离改为钝性分离。钝性的垂直分离可以分开残余的致密纤维即皮肤—咬肌韧带，显露出覆盖面神经的咬肌筋膜。确认这层筋膜非常重要，只有这样才能保证颊部分离的层次是在面神经的浅面。

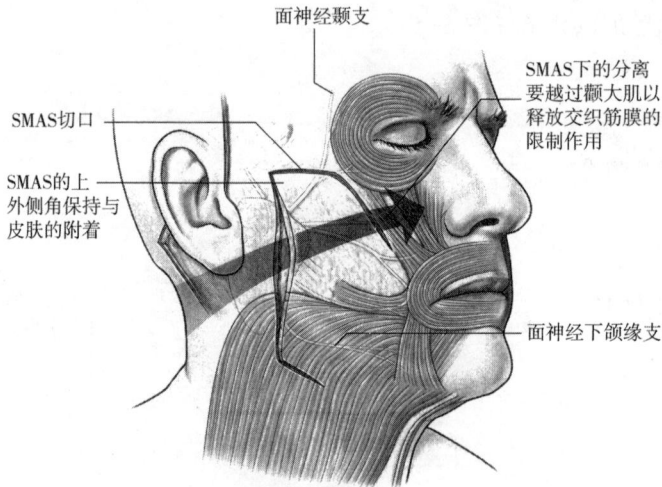

面神经颞支

SMAS切口

SMAS的上外侧角保持与皮肤的附着

SMAS下的分离要越过颧大肌以释放交织筋膜的限制作用

面神经下颌缘支

图 5-57　SMAS 分离层次的过渡

接着往下沿胸锁乳突肌表面分离，向前向舌骨方向水平分离出 3 cm，走向类似 "L" 的形状，使得颊部和 SMAS 筋膜能够向上推移。分离需在直视下进行，小心此处的下颌缘神经。颈阔肌后缘和腮腺包膜相连，从颈阔肌后缘切开损伤下颌缘支的风险很大，安全分离的方式是分离颊部的 SMAS 筋膜后，接着其分离层次再掀起颈阔肌。

至此，SMAS 筋膜可以轻松上提，而颊部皮肤的移动仍被颧弓处的紧密附着所限。一般的外科指导只是说接着颊部的分离层次向上越过这一区域。但 SMAS 筋膜作为固有筋膜包绕颞部主要肌肉，上述的操作会分离掀起肌肉，可能造成表情肌深处的运动神经支的损伤。

为避免损伤神经，开始耳前的 SMAS 分离时可以用剪刀做分离，向上越过颧弓上缘。与绝大多数解剖学所描述的不同，SMAS 筋膜其实不直接交织会合在颧弓上，而是越过颧弓与其上方的颞顶筋膜（即颞浅筋膜）交织一起。面神经位于分离层次的深面、骨膜的浅面，分离的层次是安全的。

由于该项技术强调的高位上提颊部组织，在耳轮脚的前侧保留 SMAS 筋膜的上外角，以便皮瓣的随后固定悬吊。可将这种分离沿着颧弓上缘向前至眶外侧缘，准确分离 SMAS 筋膜部分可减少面神经损伤的风险，切记，掀起颧弓前面的 SMAS 筋膜时应避免过于牵扯深面的筋膜。

分离 SMAS 筋膜与颧大肌之间的附着时，以眼轮匝肌外侧作为分离深度的参照。从颧肌的起点处开始在 SMAS 深面分离，向上越过颧肌外缘，掀起颧肌表面的筋膜，然后进入皮下组织层。必要时甚至可以越过鼻唇沟直到上唇。向前分离的范围可在术前根据鼻唇沟深度决定。

颧肌表面的筋膜掀起以后，分离的层次较浅表，位于皮下组织层。至此，颧部下颌部的皮下组织作为独立单位已可以被自由提拉（图 5-58）。通过保留高位外侧部的 SMAS，可以充分上提颧颊部组织。

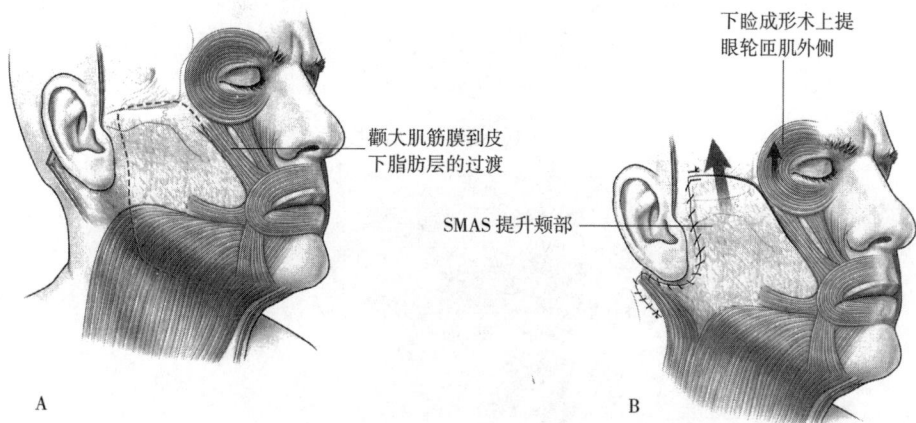

图 5-58　SMAS 提升颊部，眼轮匝肌悬吊矫正下眼睑

主要是在垂直方向上提颊部组织，注意悬吊力量的协调以避免下睑的扭曲变形。将 SMAS 的筋膜瓣有力地缝合锚定在颞肌筋膜上（图 5-59），确立了悬吊的力度。剪裁 SMAS，分离出一条 SMAS 绕过耳垂缝合固定在耳后的乳突筋膜上，作为第二个悬吊固定点。注意牵拉颈阔肌的着力点位置应低于下颌缘。确切可靠地缝合 SMAS 筋膜与耳前原先保留的 SMAS 边缘，避免只靠两个点固定承受所有颊部组织的重量。

SMAS 筋膜缝合以后，再缝合皮肤时就没有了张力。剪裁多余的皮肤，使之恰当地紧贴耳缘。注意保留发际线并避免局部牵拉皮肤的线形痕迹。至此颊部的手术宣告完成。颊部组织被确切悬吊以后，就可以通过上睑外侧切口及下睑切口进行下垂的眼轮匝肌悬吊（图 5-60）。无须利用眼睑切口进行颧脂肪垫的悬吊，因为高位 SMAS 筋膜的悬吊步骤已解决了这个问题。下睑部位成束的眼轮匝肌会加强颧部提升的力度。而高位 SMAS 筋膜的悬吊也给下睑眼轮匝肌的悬吊提供了额外的支撑，也就消除了术后巩膜暴露的原因。

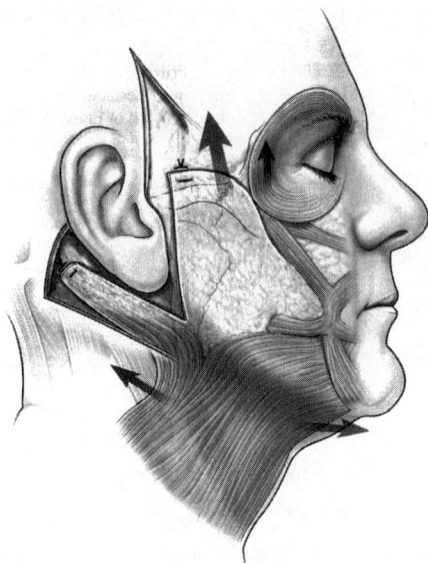

图 5-59 颊部悬吊

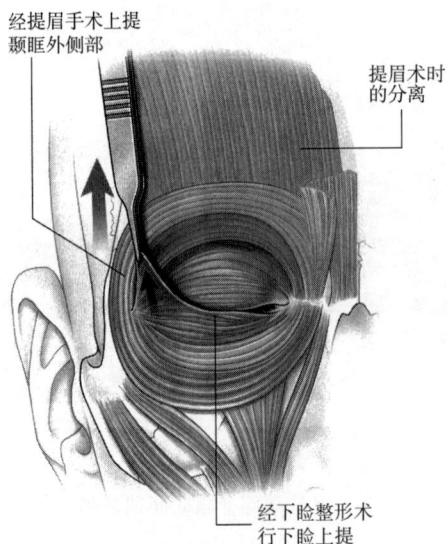

经提眉手术上提
颞眶外侧部

提眉术时
的分离

经下睑整形术
行下睑上提

图 5-60 下睑缘切口眼轮匝肌瓣上提

　　最终皮肤的缝合在无张力下进行，所有的张力都放在了 SMAS 筋膜上，SMAS 筋膜对皮下脂肪的悬吊力量远超过皮肤层。皮肤缝合时张力不会超过正常皮肤的张力。

四、术后护理

　　建议术后留院观察一晚，头部加压包扎但颈部暴露以便直视检查。颈部引流自耳后引出，第 2 日拔除。

　　随后的 4~6 周时间内建议减少盐和水的摄入量以减轻水肿，另外会出现典型的除皱术后反应和恢复进程。

五、并发症

（1）术后会有短暂的皮肤神经功能丧失，有学者的病例中没有发生永久神经损伤的情况，有学者在训练住院医时也没有发生此种情况。

（2）血肿发生率在女性为3%，在男性和高血压患者为8%。

六、手术心得及教训

（1）手术应在麻醉性低血压下进行，以便能清楚看见解剖结构。

（2）如进行紧身衣状颈阔肌成形术，在颏下进行中线位置的颈阔肌折叠缝合术。

（3）颊部垂直方向的提升需要同时做下垂的眼轮匝肌的悬吊术。

（4）行高位SMAS上提手术时如不进行下垂眼轮匝肌悬吊术，颊部的重力作用就会落在下眼睑而导致巩膜外露的问题。

七、手术步骤小结

（1）高位SMAS筋膜上提不依靠皮肤的拉力。

（2）应保持皮肤皮下组织和SMAS筋膜的附着形成一个整体。

（3）颊部组织分离后可以进行垂直的提升。

（4）需强调的是要在高位上提颊部。

（5）颊部上提后，下睑的悬吊是必要的。

（6）很多患者需接受颏下修复整形（通常是紧身衣式）。

（7）如有适应证，额部的上提手术也有必要进行。

（8）相比于传统术式，将面部各功能单位作为一个整体提拉，力量协调均匀是本术式的关键点。

（杨晓梅）

第七节　MACS除皱术

一、术前评估

越来越多的不同年龄、不同社会背景的男性和女性在考虑做面部年轻化手术。以我们的经验，年轻患者30岁左右就已经开始寻求预防和治疗面部老化的问题，包括皮肤护理、肉毒素注射、微创外科手术等。适合手术的患者一般也不喜欢风险较高的大型手术，而是倾向于轻微改善老化体征又不会发生很大变化且恢复较快的方法，尤其对老年患者，这种倾向更为明显。

选择短疤除皱术还是传统切口的除皱术取决于皮肤的松弛程度，颈部的老化也在考虑的因素之内。我们的经验是绝大部分患者都可采用短疤除皱术。如果颈部改善程度不够，还可附加一个微创手术，如颈前和颈后的颈部整形术（详见手术心得及教训）。既可以达到预期效果，恢复时间又短。

（一）适应证

MACS 除皱的优点在于年轻化的效果可靠自然，手术简单，时间短仅 2~2.5 小时，可在门诊局部麻醉下进行。相对于传统除皱术，其术后瘢痕更短，并发症更少，恢复更快。

MACS 除皱总的原则是通过耳前和颞部的发际切口，用可吸收或不可吸收缝线，以荷包缝合的方式垂直上提悬吊面部下垂的组织，锚状固定在颞深筋膜上。

手术有两种不同的形式。

（1）单纯 MACS 除皱术，用两个荷包缝合提升改善面颈部下 1/3 的老化（下颌纹、木偶纹、颈颏角）。

（2）扩大的 MACS 除皱术，增加第 3 个荷包缝合以悬吊颧脂垫，也可提升下睑、中面部及鼻唇沟。

（二）单纯 MACS 除皱术

放置两个荷包缝合以矫正下颌纹、木偶纹及颈纹，最后，在颧弓上、耳前 1 cm 处锚定在颞深筋膜上。第一个较窄的 U 形荷包线走行在下颌角部位颈阔肌后缘处。完成颈部吸脂后，尽量收紧荷包线，垂直提升颈阔肌的外侧部，矫正颈颏角。第二个荷包呈较宽的 O 形环，起于颧弓上同一锚定点，斜向到达面颊部，收紧后可矫正颊纹、木偶纹，以及下垂的嘴角。

（三）扩大的 MACS 除皱术

患者坐位下标记外眦下方 2 cm 的一个点，作为第三个荷包缝合线的下界，皮下分离应到该位置。第三个荷包线也起于颞深筋膜，但稍靠前位于眶外缘外侧。它的作用是用力提升鼻唇沟、颊部组织及中面部，并缩短下睑的垂直高度（图 5-61）。

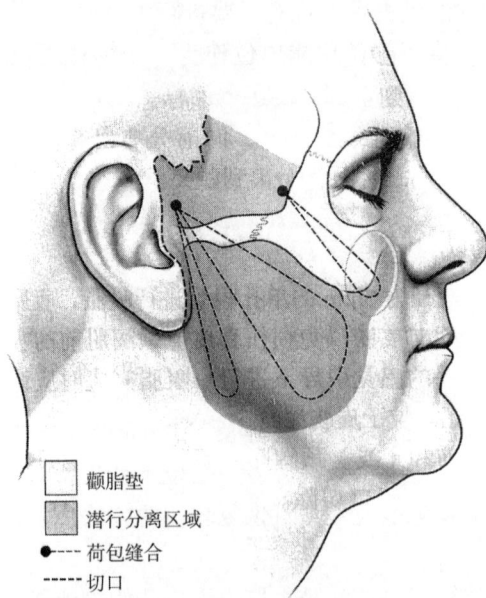

图 5-61　MACS 除皱术示意图

注　图示皮肤潜行分离的范围及荷包缝合环的位置。皮肤切口用红线表示，皮肤潜行分离范围粉色表示，荷包缝合环黑色虚线表示。

颧脂垫
潜行分离区域
● ---- 荷包缝合
----- 切口

无论是单纯MACS除皱术还是扩大的MACS除皱术，皮肤都会以完全垂直的方向向上提拉，高出颞部发际线部分的多余皮肤会被切除。因为基本上没有向外侧方向的牵拉作用，耳垂水平不会形成"猫耳"。切口也就不必向耳后延伸（图5-62）。

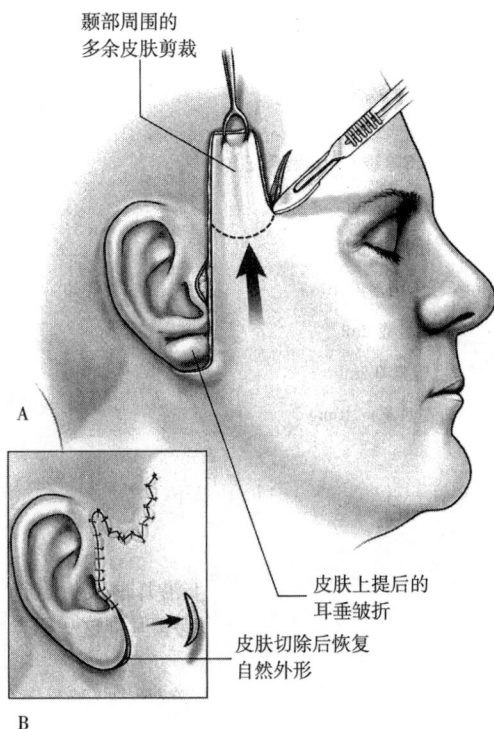

图5-62 切除多余皮肤
注 MACS除皱术时皮肤垂直上提及切除多余脂肪。
切口无须向耳后延伸。

在扩大的MACS除皱术中，颧脂肪垫的悬吊会引起下睑外侧及外眦旁皮肤的堆积，必须在此处另外做一切口行适当的皮肤切除。由于第三个荷包缝合线对下睑有足够的支持作用，皮肤的切除不会造成下睑的问题。通过用镊子钳夹皮肤判断其皮肤多余的量，经下睑并适当向外眦延长的切口，将多余皮肤切除。切除的皮肤量可达4~8 mm。此种术式被称为钳夹式下睑成形术。

MACS除皱术明显改善颏下及上颈部的皮肤松弛，颈颏角变锐，下颌曲线流畅，恢复了中面部的正常体积，同时改善了鼻唇沟。

采用单纯MACS除皱术还是扩大的MACS除皱术，取决于是否需要矫正上半鼻唇沟及面中部。第三个荷包缝合线悬吊颧脂肪垫，明显改善了上述的症状，同时也恢复了面中部的体积，为下睑结构提供了支持。这也表明第三个荷包缝合线也适合于颧部扁平及下睑松弛的患者。

只有无重要内科疾病、无心血管风险的患者才适合在门诊做MACS除皱术。采用全身麻醉还是局部麻醉取决于医师的临床判断和患者的自身情况。

在典型的术前宣教中，吸烟是除皱术的绝对禁忌证。但在MACS除皱术中，因为皮下分离的范围有限，没有多平面的广泛分离，吸烟只是一个相对禁忌证。

二、手术步骤

（一）术前镇静

根据患者体重及焦虑程度不同术前注射咪达唑仑 2.5~3 mg。

（二）术前标记

患者取坐位，颈部放松，显示出双下颏。标记双下颏部分及下颌下半部。这两部分都行吸脂术。在行扩大的 MACS 除皱术时，外眦下 2 cm 的点也做标记，用以表示皮下分离的下界。

（三）麻醉药物注射

注射麻醉药物应先从下睑开始，然后是下颏，最后是颊部。

下颏颈阔肌前的脂肪可注射 30~40 mL 麻醉药物。

（四）术前切口标记

先从耳垂下方开始标记，向上沿耳前皱折走行，在耳屏间切迹处向后转向 90°，以保留耳屏这一标志，经耳屏后缘继续向上至耳轮脚。

继续走行在鬓角与耳郭间的凹陷处，向下走行在鬓角下缘（向下的长度在男性一般为 1.5 cm 左右），然后继续转向前缘。

往上的部分在鬓角下缘和前缘发际线内 2 mm，采用锯齿形切口，此处切开时，手术刀呈几乎与皮肤平行的角度斜向切开，几乎垂直切断毛发（图 5-63），使得毛发可以穿过瘢痕生长，瘢痕得以隐藏几乎看不见。锯齿的目的是增加颞切迹的长度，使其与颊瓣侧对合更好，减少产生"猫耳"的机会。

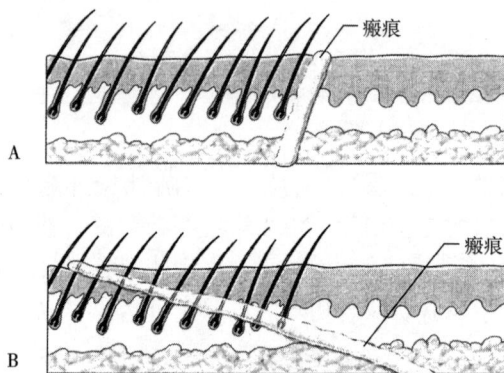

图 5-63　鬓角处的横行切开及颞部切口

注　A. 发际线上的垂直切口遗留瘢痕。如果切口平行于发根，切口瘢痕通常位于发际线前面。B. 在发际内做一个斜坡样的切口，发根切断，毛囊保留，毛囊 6~8 周后就会新长出毛根，掩盖住瘢痕。

单纯 MACS 除皱术时切口到外眦水平，扩大的 MACS 除皱术时切口延至眉尾水平。

（五）术前分离范围标记

以示指触摸到下颌角并以此作为标志，分离范围自耳垂最下方直到下颌角，向前分离出 5~6 cm。扩大的 MACS 除皱术还需分离到颧突。

（六）吸脂脂肪切除术

可使用直径为 3 mm 的单孔吸管进行吸脂，吸脂时单孔应避免朝向皮肤以免损伤真皮。颈阔肌前的吸脂应在另一只手的感觉引导下进行。吸脂完成时应该可以看到吸管正好位于皮肤深面。

颈阔肌前和（或）颈阔肌下的脂肪皆可通过颏下的 2~3 cm 长的切口切除。颈部的皮下分离宜广泛，以便皮肤能够被容易地上提悬吊。

如果准备做脂肪移植，可以用一种特殊的"ToVer 吸管"进行脂肪收集，这种吸管仅通过合适大小（1 mm）的脂肪颗粒。如果下颏部吸出的脂肪不够，还可以从腹部或其他适当的部位吸取脂肪，收集脂肪时可以采用另一种开口直径为 1 mm 的抽脂管。

（七）脂肪颗粒移植

收集脂肪后应尽快注射。用滤网筛选过滤掉血和油，用 18 号注射管进行脂肪移植。

脂肪移植最为多见的部位是颧部（5~15 mL/侧）、鼻颧沟（0.5~2 mL/侧）、鼻唇沟（2~4 mL/侧）、木偶纹（2~4 mL/侧），以及隆唇。

用 16 号粉针做皮肤穿刺，术后不需要缝合。

鼻唇沟或木偶纹很深的患者还需脂肪注射后用 V 形分离导管做进一步的皮下潜行分离。

（八）掀起皮瓣

用除皱剪刀进行盲视下的皮下潜行分离。剪刀尖朝上以便凭视觉和触觉能控制分离的皮瓣厚度。需特别注意分离的皮瓣厚度，避免皮瓣组织的轻度不规则。

（九）锚定点

面部松弛的皮肤用走行在 SMAS 筋膜层里的荷包缝合线进行悬吊。缝线的锚定点位于颧弓上方的颞深筋膜，离面神经颞支保持安全距离。

1. 第一个荷包缝合线：垂直环

在颧弓上 1 cm 耳轮前 1 cm 处用虹膜剪分开一个 0.5 cm 的皮下组织窗，显露颞深筋膜。准备 1-0 PDS 线及 CT3 针头。

先从开窗的颞深筋膜处进针，向下至颞骨。进针方向应朝向耳屏以免损伤面神经额支。荷包线带上 SMAS 筋膜 1 cm 长、0.5 cm 深，包括上 2/3 的腮腺筋膜和下部的颈阔肌。应确保缝针一定要穿过适当的 SMAS 筋膜，防止缝线上提时脱落。继续向下缝合到皮肤分离范围的下界，并在此点的颈阔肌上缘缝挂 2~3 针荷包线。然后缝合方向转向上方，回到起点。至此，1 cm 左右宽度的窄的荷包缝合环就完成了，尽量打紧线结。

2. 第二个荷包缝合线：斜环

第二个荷包缝合同样起于颞深筋膜，形成一个较宽的环，斜向面颊部，两条垂直线形成近 30° 的夹角。这个环更近似 O 形而非 U 形，以防形成肉眼可见的皮肤牵拉痕迹。在颊部皮肤潜行分离的前缘位置，荷包线应带上 1 cm 左右的 SMAS 筋膜，然后尽量打紧线结。

3. 第三个荷包缝合线：颧环

第三个荷包缝合线独立地锚定在眶外缘的颞深筋膜上，该点的前方即为面神经额支的走行。此处需在眼轮匝肌上开一小窗以分离开颞深筋膜。

在颞深筋膜上深挂一针，然后斜向下到颧脂肪垫。比起周围的皮下脂肪组织，颧脂垫的纤维成分居多，其位置大概在外眦下方 2 cm，术前先在皮肤上做好标记。缝线在此点向上外侧方向反转，形成一个窄的 U 形环回到起点处。同样使用最大力量打结缝线。

荷包缝合完成以后，用 4-0 微乔线缝合颞深筋膜及眼轮匝肌上的开口，避免深处线结在皮肤外被触摸到。如果皮肤表面有些不规则，可以重做荷包缝合线或用剪刀修整。有时皮肤边缘的小凹坑也需修整一下。

（十）皮肤的复位和切除

这种除皱术的最重要特点是皮肤的垂直提升复位。由于 SMAS 筋膜的悬吊方向几乎完全垂直，同样垂直方向的皮肤的切除及提升加强了面部皮下脂肪层的塑型效果。

传统的除皱术都有一个水平方向的皮肤复位提拉，往往带来耳垂部位的皮肤多余堆积，切口需向耳后延长（图 5-64）。

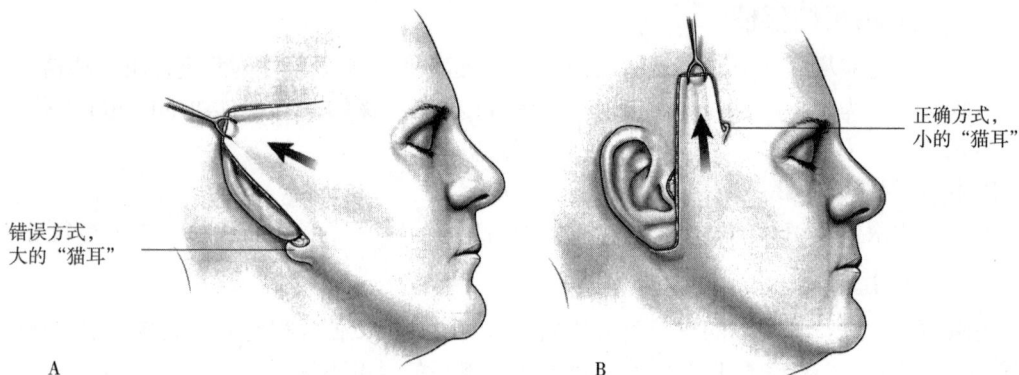

图 5-64　电脑示意图

注　两种不同的皮肤提拉方法。向后上提拉（左），耳垂部出现明显"猫耳"，必须向耳后延长切口；垂直上提（右），耳垂无"猫耳"，仅在颞部有个小耳朵，容易去除。

切口皮下通常用 4-0 微乔线间断缝合。

皮肤切口水平段用 5-0 尼龙线水平褥式缝合，使双侧的切口缘能对合良好。

切口最低位置放引流管，引流到耳后的敷料上，24 小时后拔除引流管，更换纱布，系紧 6-0 尼龙线关闭引流口。

在某些病例还必须增加颞部的除皱，切口还需延长。颞部除皱主要提升外眦旁的皮肤，减少发际切口处的"猫耳"。

（十一）短疤颞部除皱

绝大多数垂直除皱术包括中面部除皱术都会在外眦处堆积多余的皮肤。这会加重已存在的颞部皮肤的堆积。

采用短疤除皱术，结合分离平面和皮肤复位方向的改进，取得很好的效果。

提升的原理包括眉外侧的皮下组织的提升；利用帽状腱膜提升和锚定额部皮瓣。靠近头部在帽状腱膜下分离，皮瓣末端在皮下分离。从帽状腱膜到皮下层分离的过渡位置至少高于眉尾 2 cm，以免损伤面神经额支。

技术：利用除皱切口行皮下潜行分离。在眉外 1/3 上方的鬓角上方水平切开 4 cm，然后继续在帽状腱膜下分离直至过渡线。剪刀头部朝向皮肤面，在另一只手的中指指引下横行切开帽状腱膜，电凝出血点。切开线上部的帽状腱膜以 2-0 微乔线悬吊于头皮切口处的帽状腱膜。需切除几毫米的皮肤以减少切口远端的皮肤皱褶，但也不必完全抚平此处的皮肤，轻微的皱褶会随着微乔线的吸收自动变平。皮肤用 3-0 尼龙线连续缝合，术后 6 日拆线。

（十二）钳夹式下睑成形术

扩大的 MACS 除皱术完成以后，颧部皮肤的垂直上移会造成下睑皮肤的堆积。用镊子夹捏皮肤估计皮肤多余程度，并用亚甲蓝做皮肤标志。经下睑缘切口行眼袋成形术，在眼轮匝肌浅面分离皮肤，上提，切除多余部分。用 5-0 尼龙线连续皮内缝合伤口。

（十三）包扎

切口敷以消毒油纱，外加非弹力绷带。术后 4 小时内外敷冰袋可减少肿胀和淤血。
1 日后打开包扎，清洗伤口及头发，不再继续包扎伤口，可以开始沐浴。

三、术后护理

术后 24 小时即可去掉敷料，不必进一步包扎或戴弹力带。术后可适当应用镇痛药。很多患者反映根本不需要用药，因为长效作用的局部麻醉药罗哌卡因能使止痛效应维持 12~18 小时之久。需要提醒患者由于颊部绷的较紧，切勿张嘴过度。最初的 5 日建议进软食。术后 6 日拆线，2~3 周后方可参加社会活动。

四、小结和结论

MACS 除皱术是一项简单安全、切口瘢痕较短的除皱术，适合于中下面部除皱。因其垂直提升的作用及切口的无张力，手术创伤小，效果自然。局部麻醉下就可以完成手术，手术时间平均在 2~2.5 小时。通过结合其他的微创手术如短疤的颞部除皱术激光去皱及脂肪移植手术，除皱的效果可以大大加强。相比于其他大切口的传统除皱术，恢复时间短，并发症少，效果也同样稳定。

五、手术心得及教训

（1）短疤除皱术最大的局限是对颈部的提升力度不够。但由于进行了垂直的提升，95% 以上的患者没有上述可担心的问题。

（2）少部分颈部皮肤较松的患者在做垂直提升后耳垂位置会有局部堆积现象，解决的办法是采用颈后成形术。

（3）眶外发际缘采用锯齿状切口，利用其做皮下的潜行分离。

（4）皮肤上提悬吊复位，多余皮肤切除。

（5）4-0 微乔线及 5-0 尼龙线分层缝合切口。

（6）少部分患者的颈部显得厚重，此时应另外采用颏下切口去除颈阔肌前面或深面的脂肪，并在两耳之间做颈部的贯穿潜行分离。

（7）手术完皮肤垂直上提悬吊后，耳后皮肤不必切除。

六、手术步骤小结

（1）浸润麻醉。
（2）颏下抽脂。

（3）如果有相关指征，可行微粒脂肪移植。

（4）皮下剥离。

（5）放置 2-0 或 3-0 PDS 荷包缝合线锚定颧弓上部的颞深筋膜深层。

（6）如有相关指征，可行短瘢痕颞部除皱。

（7）皮肤再悬吊和切除术。

（8）闭合（伤口）。

（9）下睑修剪成形。

（10）辅助操作（上眼睑成形术、皮肤除皱、唇上提或提升等）。

（李　胜）

第八节　多方位除皱术

面部老化的常见特征包括皮肤弹性下降、颊部松弛、下颌纹形成、口周皱纹、颈阔肌条索、颈部皮肤松弛等。这些特征可以是其中的一种或几种并存，必须加以细致的分析以便制订治疗计划。而整形外科医师面临的挑战是如何创造面部及相邻部位的均衡和协调的效果，了解患者年轻时候的长相非常重要。整形外科医师需想到几个问题：患者还记得自己以前的样子吗？我们要恢复其年轻时的样子吗？手术后，他们是和以前不一样了呢还是会更好？同时也要记住，并不是所有的患者都要求纠正所有的老化特征！

选择面部年轻化手术的原则是：

· 手术的方法和效果可被他人重复。

· 手术的技术必须容易掌握。

· 手术的时间和费用必须合理。

· 手术必须能达到患者的要求。

· 手术必须适合于初次的手术和第二次的手术。

面部的外层类似于舞台前面的大幕，幕帘由外层（相当于皮肤）和内层（相当于皮下组织）组成。两层紧密相连。幕布通过顶端绳索的拉动从上外方向拉开。面部组织与幕布又有所不同，外层组织通过几处结实有力的骨骼—皮肤间韧带，紧贴于面部骨骼上。面部表情肌插入皮肤层并使之沿着与肌肉长轴垂直的方向移动。随着面部的老化，皮肤变薄和弹性下降，肌肉的反复收缩会引起皮肤在肌肉收缩垂直的方向产生皱纹。为了矫正这个问题，必须将皮肤和皮下组织与其深面的 SMAS 筋膜分离开，释放与骨骼—皮肤间韧带的附着作用，把每层组织作为各自独立的单位提拉复位。如果不这样做，手术矫正的效果就不会理想，效果也不会持久。

如果在整体的面部年轻化手术方案也有额部整形的内容，应该先做额部，其次是眼睑整形，然后是面部整形。患者可以采用局部麻醉镇静，但更多的是采用喉罩或气管插管的全身麻醉，由麻醉师来管理。面部手术开始前，应先在面颈两侧注射 0.5% 利多卡因溶液及 1 : 200 000 的肾上腺素。

面颈部的皮下分离先从左侧，后右侧；颏下及颈的前外侧也做分离。颈下的条索做垂直的切除或横向的切断，紧缩颊颈部 SMAS 筋膜，然后复位悬吊颊颈部皮瓣，关闭颏下切口。必须小心缝合处理切口瘢痕，使之尽量隐蔽不易发现。瘢痕不在乎有多长，而在乎瘢痕的位

· 130 ·

置及痕迹。

由于 SMAS 筋膜的支持作用消失，尤其是除了骨骼—皮肤间韧带所在位置外皮肤与深层组织之间的附着作用消失，下面部及颏下方的组织出现松垂。面部韧带不会随时间推移而松弛，这会造成面部软组织下垂的老化畸形，如口外侧的唇颌沟、颊纹等。所以术中切断骨骼—皮肤间韧带非常重要。

过去认为，为了减轻鼻唇沟纹 SMAS 以上组织的分离必须向内直到鼻唇沟纹。现在更倾向在鼻唇沟侧保持皮肤皮下组织和其下方 SMAS 附着在一起，然后向上悬吊复位，从而消除鼻唇沟纹。仅做 SMAS 深处的剥离不利于中下面颊部的脂肪塑形，尤其对于过于肥胖者。颈部脂肪的去除可以明显改善局部轮廓，对肥胖者尤其要做广泛脂肪去除。但面颊部脂肪的去除则要尽量适中，尤其是较瘦的年轻人，毕竟皮下脂肪的萎缩也是老化的表现。

为了最终的颈部塑形，使颈颌角更为锐利，颈部必须进行胸衣式的紧缩塑形。在颏下及颈前方，将分离的颈阔肌对位缝合，从而轻度紧缩颈部的外后侧组织，包括下垂的下颌下腺。颏下方区域应避免切除这些组织。

手术的主要目的是双侧多方位提紧复位皮肤皮下组织及 SMAS 瓣，各层组织处于不同张力，使面部外形年轻。

SMAS 的处理方法已被广泛认可，但对哪种方法最佳仍有争议。有学者选择的方法是 SMAS 的折叠，外侧部分切除及包括或不包括耳后广泛分离 SMAS 瓣。缝合可采用 3-0 的不可吸收线，必要时采用分层缝合。SMAS 缝合的张力应在上外侧，皮肤的缝合垂直于鼻唇沟的方向。耳后的缝合应该处于无张力状态。面颈部的关键缝合悬吊点应放在耳前上方及耳后，而非耳垂部位。耳后颅耳沟处采用 4-0 尼龙线缝合可减轻术后瘢痕痕迹，需调整乳突后方的发际线防止台阶样畸形。耳垂应重新固定于深方的组织以防下移。有学者倾向于分离和悬吊较浅层的组织而不是深层组织，始终认为骨膜或附着在其上方的深层组织不会随着年龄增加而松弛。基于此，没有理由进行骨膜下深层复合组织的分离来解决更浅表层组织的松弛。

通过填充脂肪或注射材料来增加面部外层组织体积并非面部年轻化长效永久的解决方案，最初的改善效果只是暂时的。必须重复应用才能维持这种效果，因此应考虑采用其他辅助性的手术。

内镜辅助手术损伤小，能满足患者的要求，但不能提供开放性手术所能达到的长久效果。从已做过的手术的效果来看，内镜手术既没有缩短手术时间也没有如其支持者所宣称的那样，损伤小而恢复快。锯齿线植入提升现在看来也只是暂时有效，已证明是失败的方法。腮腺导管和面神经损伤的并发症也有报道，尤其是没有接受过良好训练的医师，操作时这些并发症的发生率会增加。将眼眶与下颌之间的面部分成中面部和下面部以便于应用不同的技术分层处理各自的畸形，这比起将这一区域作为一个整体单位提升会有较差的效果。同样，也不能将颊部和颈部分开来处理，SMAS 和颈阔肌作为一个整体处理也要比分开处理效果好。

总之，多方位面颈部除皱术既能满足患者的要求也能达到医师的目标。技术容易掌握并可被重复，手术安全。如果没有并发症，手术的效果将会是持久的。

（李　胜）

第六章

非剥脱性嫩肤

第一节　概述

　　皮肤老化可以归因于内源性的生理过程和外源性老化。由于遗传及不可抗拒的因素（如地心引力、机体重要器官的生理功能减退等）引起的皮肤内在性衰老称为自然老化，而由于环境因素如日晒、吸烟、风吹及接触有害化学物质引起的皮肤衰老称为外源性老化。许多研究证明长期累积性日晒是引起皮肤外源性老化的重要因素。光老化的作用光谱尚未确定，现多认为主要与中波紫外线有关，但也不能排除长波紫外线的作用。

　　皮肤老化的基本变化为出现皱纹。而光老化的特征在于上述变化限于光暴露部位，皮肤粗糙略显肥厚、皮沟加深、皮嵴隆起，出现皮革样外观，即所谓粗深皱纹。项部菱形皮肤就是用来描述常见于海员和农民的一种典型皮肤光老化病变。光老化也可以表现为皮肤高度萎缩、表皮菲薄、静脉凸起，这种变化多见于户外工作者的面部和手背部皮肤。慢性日光照射还会引起皮肤微循环的显著变化，早期可表现为表皮下毛细血管襻迂曲、扩张、排列紊乱，临床上表现为皮肤毛细血管扩张；晚期皮肤小血管减少、毛细血管网消失，使皮肤看起来暗无光泽或呈灰黄色。皮肤光老化的另一特征是光照部位出现污秽的色素斑点，如老年斑，也可以出现深浅不均匀的色素失调现象。因此临床光老化的特点是：①皮肤质地的改变，如皮肤干燥，粗糙松弛，皱纹，毛孔扩大等。②色素性改变，如色素增加或脱失。③血管性改变，如表皮血管扩张等。这3个方面的改变构成了光老化的全部症状，同时影响了皮肤的外观。皮肤光老化可以并发多种皮肤病变或表现为多种特殊形态，如临床上日光性弹性组织变性综合征，除了前述的菱形皮肤外，还有播散性弹性纤维瘤、结节性弹力纤维病、柠檬样皮肤、手足胶原斑和耳部弹力纤维性结节等。长期日光照射还可以诱发一系列增生性病变，如脂溢性角化病、胶样粟丘疹、光线性肉芽肿、星状假性瘢痕、光线性角化病等。光线性角化病又称为日光性角化病，临床上认为是一种皮肤的癌前病变。此外，日光照射与多种皮肤恶性肿瘤的发生也有密切关系，如基底细胞癌、鳞状细胞癌等。

　　从组织学角度来看，光老化主要包括表皮变薄、黑色素增多，有时可见角化不良细胞和不典型细胞，真皮中细胞成分减少，胶原和弹力纤维减少，真皮上部嗜碱性变、真皮毛细血管排列紊乱、弯曲扩张、真皮内炎症细胞浸润等，但最具有特征性的变化还是真皮基质成分的变化。

　　真皮基质成分包括真皮内除了水以外的所有细胞间物质，其中最主要的成分是弹力纤维、胶原纤维、氨基多糖和蛋白多糖等，这些物质均由成纤维细胞合成。其中弹力纤维由弹力蛋白和微丝组成，具有特异的弹力和张力，尽管弹力纤维只占皮肤干重的1%~2%，但对皮肤的弹性和顺应性起重要作用。在人类皮肤的自然衰老过程中，弹力纤维进行性降解、片段化直至消失。日光中紫外线照射可使弹力纤维变形、增粗、扭转、分叉，日积月累可使变性的弹力纤维呈团块状堆积，其弹性和顺应性则随之丧失，皮肤出现松弛，过度伸展后出现裂纹。这一系列的慢性日光性皮肤损害统称为日光性弹性组织变性病变综合征，其共同特点是真皮层的弹力纤维变性。与光老化有关的另一种基质成分是胶原纤维。胶原纤维是人体中主要的结构蛋白，也是含量最丰富的蛋白质，占真皮体积的18%~30%，真皮干重的75%。成年人皮肤中主要是Ⅰ型和Ⅲ型胶原，其中Ⅰ型胶原约占皮肤胶原成分的80%，在真皮中聚集成与皮面平行的粗大纤维束，相互交织成网，具有高度机械稳定性，是维持皮肤张力和承受拉力的重要成分，也是维持皮肤饱满充盈的物质基础。Ⅲ型胶原是幼稚、纤细的胶原纤维，是构成网状纤维的主要成分，在胚胎期约占皮肤中胶原成分的50%，成年后仅见于表皮下和皮肤附属器周围，呈疏松网状排列，在创伤愈合及某些病理情况下可以大量增生。日光照射可影响Ⅰ型胶原的形成，Ⅲ型胶原相对增加，最终导致成熟的胶原束减少，皮肤出现松弛和皱纹。

从光老化的病理生理角度来看，日光照射可以引起真皮的炎症反应，尤其是激活血管周围的巨噬细胞和肥大细胞，炎性介质以及细胞因子可导致组织溶解酶如弹性蛋白酶、胶原酶的释放。胶原酶可降解Ⅰ、Ⅲ、Ⅶ、Ⅹ型胶原；明胶酶可降解Ⅳ、Ⅴ型胶原，变性胶原和弹性蛋白；基质溶解素-1或蛋白多糖酶，能降解Ⅲ、Ⅳ、Ⅴ、Ⅹ型胶原，蛋白多糖，纤维蛋白，变性胶原等，它们的综合结果将缓慢溶解真皮基质成分。

显然想要逆转光老化的临床表现，除了对皮肤进行合理的养护外，选择合适的治疗方法来恢复真皮中的各种成分是合理的思路。事实上，机体具有强大的修复功能。如在外伤、各种刺激、炎症等情况下，机体的创伤修复机制开始启动，其结果会导致真皮的重建与重塑，这一过程非常类似于创伤的修复过程，因此了解创伤修复的过程对嫩肤技术作用机制的学习是必要的。

外伤修复过程包括4个连续而又相互重叠的阶段，即止血阶段、炎症阶段、肉芽形成阶段和重塑阶段。皮肤损伤后，机体首先启动凝血机制形成血凝块，产生一种新的临时性基质来填充损伤导致的物理性缺损。同时，炎症细胞借助上述的基质趋化到伤口部位，与该处增生的内皮细胞、成纤维细胞和上皮细胞构成了局部细胞环境。它们形成新的血管，继续产生临时性基质，从伤口的边缘向中央移行形成伤口表面的覆盖层。在这种临时性基质中，皮肤胶原纤维构成交叉连接的支架，保证了瘢痕组织的张力；而弹力纤维形成的网状结构是瘢痕组织的弹力来源。随后，由蛋白聚糖和糖蛋白组成的充填物质取代了临时性基质。最后，大量的胶原纤维以及交叉连接形成了具有一定张力的瘢痕组织。

在止血阶段血小板迅速聚集在伤口处，激活凝血和补体系统，通过止血和产生富含血纤蛋白的血凝块来防止血液流失，后者充当了伤口修复的临时支架。随后支架中血纤蛋白被降解，代之以纤维连接蛋白和透明质酸为主的伤口基质来填充伤口处的缺损。成纤维细胞表现出高度纤溶酶原激活物活性和低度纤溶酶原激活物抑制物-1活性，可协同作用于纤溶酶的产生，决定了血纤蛋白的降解。这一阶段中血小板发挥重要作用，它脱颗粒、释放和激活一系列生长因子，包括表皮生长因子（EGF）、胰岛素样生长因子-Ⅰ（IGF-Ⅰ）、血小板生长因子（PDGF）和转化生长因子-β（TGF-β）等。趋化炎症细胞，如中性粒细胞、巨噬细胞、肥大细胞以及上皮细胞、血管内皮细胞、成纤维细胞等向伤口处聚集。炎症细胞随后激活肉芽组织的形成。

在炎症阶段，凝血系统、激肽系统和补体系统被激活，导致大量血管活性介质和趋化因子的释放，同时刺激炎症细胞的游走。嗜中性粒细胞和巨噬细胞对伤口进行清理，释放一些生长因子。巨噬细胞在此阶段除了释放促纤维化细胞因子外，也可以产生白细胞介素-1α（IL-1α）和白细胞介素-1β（IL-1β），一方面诱导炎症细胞粘连和游走，更重要的是，IL-1与炎症细胞释放的干扰素-γ（IFN-γ）和肿瘤坏死因子-α（TNF-α）协同诱导胶原酶活性。在瘢痕成熟过程中弥散分布于瘢痕中的 T 淋巴细胞在血管周围形成不同密度的袖口状结构，并为巨噬细胞释放的 IL-1、IL-6 和 TNF 所趋化。肥大细胞散布于真皮胶原纤维束之间，免疫球蛋白 EIgE 刺激肥大细胞脱颗粒，释放组胺、肝素、5-羟色胺、酸性水解酶、糜蛋白酶和多种生长因子等，大部分参与真皮基质的产生。如组胺能够促进成纤维细胞产生胶原，在瘢痕疙瘩组织中组胺水平增高。角质成形细胞是生长因子的重要来源，后者大部分参与伤口区的免疫过程，部分在肉芽组织形成和瘢痕重塑过程中发挥重要作用。

在止血和炎症阶段后，成纤维细胞和内皮细胞移行到伤口区域，产生血管丰富的结缔组织，新鲜组织呈现肉芽外观。与此同时，角质成形细胞由伤口边缘向中心生长，以新的表皮层覆盖伤口。此时有新血管形成，胶原沉积从伤口底部开始，并且在新生微血管的侧支之间聚集。以后伤口血凝块转变为肉芽组织，这当中有一个基质降解和合成之间的精细平衡，才能完成最理想的伤口愈合。细胞外基质的降解是由巨噬细胞、肥大细胞、内皮细胞和成纤维细胞释放的胶原酶和其他蛋白水解酶完成的。成纤维细胞合成的胶原、纤维连接蛋白和蛋白聚糖构成了细胞外基质。

在早期细胞外伤口基质沉积后，通过细胞凋亡和成熟过程，基质中的胶原骨架和蛋白聚糖填充物开始重塑，以获得瘢痕张力，这就是所谓的重塑阶段。胶原纤维构成真皮结构骨架，给皮肤和瘢痕组织提供张力。伤口早期的张力来源于血纤蛋白、纤维连接蛋白、胶原、糖胺聚糖以及成纤维细胞之间的相互作用。后期的张力则由新的胶原不断沉积、重塑，以及通过改变分子间交连方式形成更大的胶原束而逐渐获得。在伤口修复的第 2~3 日，Ⅲ型胶原首先进入伤口；随后的第 6~7 日，Ⅰ型胶原进入；Ⅴ型胶原的增加与组织血管生成并行，Ⅰ型和Ⅲ型胶原总量均增加。胶原合成在损伤后 6 个月达到最高，然后下降，在损伤后 2~3 年下降到正常水平。最后是伤口收缩，在瘢痕组织形成的同时，伤口通过收缩减少表面积。成纤维细胞在这一过程中发挥着重要的作用。

以上是一个完整的创伤与修复的过程。但是，机体在并没有真正出现创伤的情况下，例如亚损伤状态下，上述的这一过程中的关键阶段也会被启动，从而达到使皮肤重塑的目的。例如当应用不同的方法来刺激真皮，使之温度抵达 60 ℃并持续一定的时间时，真皮中的成纤维细胞会活跃起来，胶原合成也会增加。事实上目前临床应用的各种非创伤性嫩肤技术所出现的临床疗效基本上都被归结于真皮的热刺激效应。例如，脉冲 CO_2 激光对皱纹和痤疮瘢痕的治疗被归结于其对真皮的热损伤，而在强脉冲光的治疗过程中确实可观察到成纤维细胞的活性增加并伴有胶原的合成增加。红外线激光治疗技术以及脉冲红外线强光治疗也是对真皮的热刺激来获得疗效的。属于这种例子的还有越来越流行的射频治疗技术。治疗血管病变的激光对皱纹的治疗作用可能是个例外，它除了热刺激的损伤外，还能通过对血管的刺激使其释放大量的炎症介质从而启动皮肤的修复机制，达到治疗目的。因此从某种程度上来看，嫩肤过程中应该有众多的炎症介质和因子参与了这一过程。另一方面皮肤组织是一个内分泌的组织，具有神经内分泌的功能，在外伤及皮肤刺激下（如炎症、烧伤、拔除毛发等），皮肤组织能释放大量的活性因子，包括神经营养因子、神经肽，同时还能激活成纤维细胞和肥大细胞等释放各种活性分子，在这些物质的作用下，皮肤有可能发生重新构建。因此可以预见，当皮肤组织受到一定程度的光刺激后，导致皮肤质地和结构的改变。有研究结果表明，脉冲光的热效应能够刺激成纤维细胞转化为纤维细胞，促进纤维细胞分泌Ⅰ型胶原蛋白。另一方面，热能能够明显缩短Ⅰ型胶原蛋白，其被称为"热缩短效应"，当温度达到55~60℃时，Ⅰ型胶原蛋白缩短40%。日本学者认为强脉冲光治疗后成纤维细胞的活化和因此而导致的胶原合成增加，可能是由于含有黑色素、氧合血红蛋白或是胶原本身等组织成分选择性吸收了光热，抑或是真皮的非选择性热损伤等导致了胶原纤维的损伤所致。组织学观察也发现照射局部不仅有Ⅰ型胶原蛋白的增生，而且Ⅲ型胶原蛋白也有相似的增生；表皮厚度有显著的增加。但是，由于目前尚没有更多的深入研究，这种机制总带有一定的推测性。

尽管每位患者皮肤老化的生理机制是相似的，但个体的临床表现可以有很大差异。因此操作前的仔细评估对于选择合适的联合治疗是必需的，理解患者的需要也应成为评估的重点。比如说，某位患者可能对眼周的皱纹不能忍受，但却可以接受前额的雀斑，而另一位患者所关心的可能正好相反。患者和医师之间的有效交谈应当包括患者对治疗带来的风险承受力、恢复时间和费用的评估。

（田　浩）

第二节　强脉冲光嫩肤

一、历史回顾

强脉冲光并不是激光，但其工作原理与激光一样，同样遵循选择性光热作用原理。它是由闪光灯产生和发射的一种波长为500~1 200 nm的强复合光，这种光在本质上和日光非常接近，由可见光和红外线组成。依据临床不同的治疗要求，在治疗时强脉冲光可采用不同的滤光镜（即治疗头、手柄、滤光片）滤掉短波长的光源，从而获得不同波段的光进行治疗。治疗设备通常配有相匹配的计算机软件，使得光以特定的模式输出，来满足治疗需求。这一点不同于激光，因为大多数情况下，激光的输出模式是难以改变和调整的。其中滤光镜中的镀膜技术不但保证了光顺利的产生和释放，也保证了治疗头的使用寿命。

较早使用的强脉冲光治疗设备是PhotoDerm VL，它所释放的连续光，波长为500~1 200 nm。其每个子脉冲的宽度在2~25 ms内可调节，通过计算机的控制能发射出单一脉冲，或双脉冲、三脉冲的强光，每个子脉冲之间的延迟时间在2~100 ms可调节，总的能量密度为3~90 J/cm²。治疗头的光斑大小为8 mm×35 mm，治疗时如有必要，可通过在治疗头上覆盖不透光的物体（如白色纸片）来缩小光斑。治疗头/滤光片有515 nm、550 nm、570 nm、595 nm、610 nm、645 nm、695 nm等。这些治疗头的目的在于滤掉连续光中（500~1 200 nm）波长较短的光，来满足不同的治疗要求。如使用550 nm治疗头，就是将500~

550 nm 的光滤过掉，而保留 550~1 200 nm 范围的光进行治疗。如果使用 645 nm 治疗头，就是将 500~645 nm 的光滤过掉，而保留 645~1 200 nm 的光进行治疗。一般来说，所使用的治疗头滤过的短波长光越多，保留的长波长光就越多，光对皮肤的穿透就越深，作用也就越深。如 695 nm 的治疗头与其他治疗头相比，保留较长波长，而波长低于 695 nm 的光全部被过滤掉了，此时光线的穿透深度就比其他治疗头明显要深。

强脉冲光理想的光源波长、合适的脉冲宽度、大光斑，以及多脉冲技术的特点是激光不具备的，因此对色素性、血管性和皮肤质地的治疗具有其自身的优势。在一项研究中，经 PhotoDerm VL 治疗后 94% 的上述皮损获得 50% 的消退，而且包括瘢痕形成、色沉着减退及色素沉着等不良反应的发生率较低。但是过去的强脉冲光仅仅是一种原始光源的释放，不能对光脉冲的形态进行有效的控制，因此治疗非常不成熟，各种治疗的参数也不十分理想，仍存在很多的争议。然而，近年来随着对光子输出控制能力的增强，尤其是第 4 代强脉冲光的诞生，有助于人们更好地利用强脉冲光技术来治疗血管性疾病。

强脉冲光在临床的重要应用是光子嫩肤治疗。由于光损害皮肤的临床表现不仅限于皱纹，如仅治疗皱纹，会忽视对其他症状的改善而不能获得理想的治疗效果。为了能改善光损害的各种不同症状，达到更加明显的效果，合理使用强脉冲光对光老化的治疗具有得天独厚的优势。首先提出光子嫩肤技术的是 Bitter 博士，1995 年他报道了 49 例使用强脉冲光治疗的病例，获得了非常满意的临床疗效，其中 90% 以上的患者光损害皮肤的各项临床表现，包括皱纹、皮肤粗糙、不规则色素沉着、毛孔粗大和毛细血管扩张等获得明显改善，治疗后几乎不需要休假，且几乎无表皮结痂；88% 的患者对治疗后总体改善情况表示满意。因此，应用强脉冲光对面部光损害进行系列的、全面部治疗是一种新的有效的非侵入性嫩肤疗法。随着大量的医疗实践，逐渐肯定了强脉冲光在低能量密度下进行的非剥脱性、非侵入性嫩肤治疗，并在全球范围内推广。在临床研究报道中，尽管不同的学者使用不同的设备和参数，疗效有一定差异，但均显示出良好的治疗效果，色素性皮损经过一个疗程 5 次的治疗后有效率>60%，甚至达 100%；毛细血管扩张的有效率>80%。资料显示>60% 的患者获得皮肤质地的改善，且不良反应相对较少，治疗安全。

二、作用原理

强脉冲光获取疗效的基本原理有两个主要方面。①特定光谱的强脉冲光穿透皮肤后，被组织中的黑色素及其血管内的血红蛋白优先选择性吸收，在不破坏正常组织的前提下，使扩张的血管、黑色素颗粒、黑素细胞等破坏、分解，从而达到治疗毛细血管扩张、色素斑的效果。②强脉冲光照射皮肤深部组织后，产生光热作用，这是一种轻度的可逆的损伤，由此启动皮肤组织的修复机制，导致深部的胶原纤维和弹力纤维发生重新排列，恢复弹性，最终使面部皮肤皱纹得以缓解，同时也有一定的缩小粗大毛孔的作用，临床上达到使皮肤年轻化的作用。但是，强脉冲光治疗后皮肤年轻化的确切机制目前并不十分清楚，多数的治疗机制是基于对组织病理学观察的结果并结合过去使用激光治疗的经验得出的。由于强脉冲光本质上是一组宽谱的强光，既含有被色素和血管特异吸收的光谱，也含有水和胶原能吸收的光谱，因此从理论上来讲，选择合适的滤光片能特异性地作用于色素、血管，也能刺激真皮胶原合成。Kei Negish 等认为成纤维细胞的活化和胶原合成有 3 种机制。①含有黑色素和血红蛋白的组织选择性吸收强脉冲光，产生热量，并导致胶原纤维的热损伤。②胶原纤维自身吸收的光导致纤维的热损伤。③真皮非选择性吸收的热量导致胶原纤维的热损伤。这些作用的综合结果是生物刺激作用：强脉冲光作用于皮肤后产生光化学作用，使真皮层的胶原纤维和弹力纤维内部发生分子结构的化学变化产生亚损伤，从而启动皮肤的创伤修复机制，最终恢复原有皮肤弹性。另外，其所产生的光热作用可增强血管功能、改善循环从而达到消除皱纹、缩小毛孔的治疗效果。

在了解强脉冲光治疗前，有必要对以下几个名词进行解释。

（一）脉冲数目

每个强脉冲光脉冲的能量能以单脉冲、双脉冲（分成 2 个子脉冲）、三脉冲（分成 3 个子脉冲）、多脉冲（3 个以上子脉冲）的形式释放（图 6-1）。

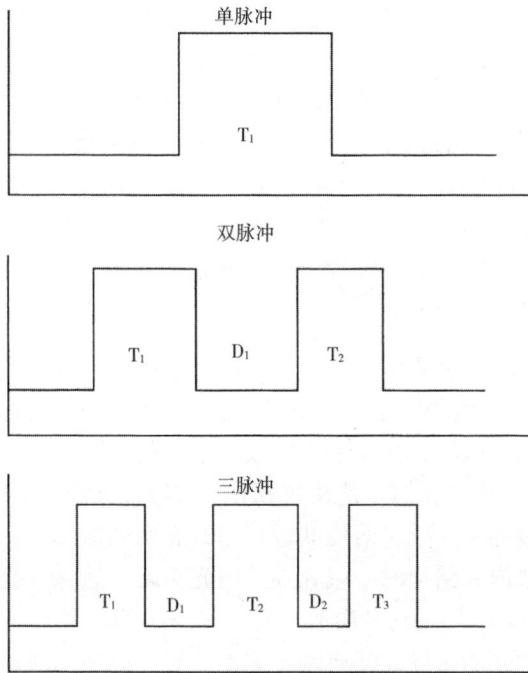

图 6-1　脉冲能量的释放形式

（二）脉冲宽度

脉冲宽度（pulse width, T）即脉宽，这是每一个子脉冲的持续时间，用毫秒来测量（1 ms＝0.001 s），每个子脉冲的持续时间可以被独立设置。

（三）脉冲延迟时间

脉冲延迟时间（pulse delay, D）是子脉冲之间的时间间隔，用毫秒测量，当使用三脉冲时，2 个延迟时间均可被独立设置。

（四）能量密度

又称剂量。能量密度的输出，用 J/cm² 来测量，由操作者根据每例患者治疗情况进行具体设置。

（五）滤光片

强脉冲光光谱由滤光片来调节波长，这种滤光片只允许释放滤光片上所标明的波长至 1 200 nm 波长的光。需要说明的是，以上的参数对大多数公司的产品都适用，但是部分公司的产品没有多脉冲技术，有时即便具有多脉冲技术，但是脉冲宽度和延迟的调节并不是任意的。

三、影响治疗的因素

强脉冲光与皮肤组织的相互作用，理论上一般与以下因素有关。

（一）波长

不同的治疗头滤过的光线不同，因此治疗时光对皮肤的穿透性是不相同的，同样也对皮肤组织的作用存在一定的差异。如 560 nm 的治疗头含有大量短波长的光线，对色素的治疗作用比较强，但是对皮肤的影响也可能是最大的，因此引起皮肤灼伤及色素沉着的可能性也比较大。而 755 nm 的治疗头保留的是 755~1 200 nm 的光，短波长的光线基本都滤过了，所以对皮肤的影响较小，引起色素沉着的可能性要小，对皮肤的穿透深度也会深一些，当然对色素的治疗作用也随之减小。640 nm 的治疗头在各种特点上是介于 560 nm 治疗头和 755 nm 治疗头之间。因此，560 nm 治疗头比较适合色素性疾病及皮肤白皙的人群的治疗。而 640 nm 治疗头，或者波长更长的治疗头，因为对表皮的影响小、穿透深，多用于对皮肤肤质的改善，前者被称为一型光子嫩肤，后者被称为是二型光子嫩肤。

（二）皮肤冷却

这是对于皮肤安全性非常重要的一种装置，因为表皮中含有大量的色素，因此无论什么治疗头无疑会对表皮形成较大的影响，如果不对皮肤进行保护，有可能灼伤皮肤引起不必要的损伤。因为当光线进入皮肤时，由于表皮吸收了大量的能量，表皮温度明显上升，如果超过一定的温度（>45 ℃），皮肤则有可能出现损伤，光线中短波长的成分越多，这种损伤就会越明显。一个比较有效的方法就是对皮肤进行适时有效的冷却，使表皮在治疗的同时保持在一个安全的温度范围之内。治疗时一般在皮肤与光头之间涂抹冷凝胶，其目的主要有以下 4 种：①增加导光性：如果不使用这种凝胶，光头和皮肤的接触将不会非常有效，反而产生一定的空气泡，明显影响光的传导。②有利于热的传导：能使皮肤均匀有效地冷却。③有利于光头在皮肤上的滑动。④有利于光头的清洁和保护：如果没有这层胶，表皮和毛发等物体非常容易吸附在光头表面，不但容易损伤光头，而且还非常容易烫伤皮肤。冷凝胶最好不要重复使用，以免影响光的传导。以往治疗时光头与皮肤之间一般保持 1~3 mm 的间隙，治疗间隙保持多大，每个治疗医师不同。如果治疗头与皮肤的距离近，则治疗的能量需要减小；如治疗的间隙大，则治疗的能量需要提高。重要的是治疗时必须保持相同的治疗间隙，任意缩小和增大皮肤与光头的间隙，会引起进入皮肤组织的能量发生变化。随着同步冷却技术在强脉冲光治疗上的广泛应用，更多的医师在治疗时光头自然地接触皮肤，既不需要有意抬高光头，也不必下压光头，使光头与皮肤保持一个自然的接触状态。也有的强脉冲光设备没有皮肤冷却装置，这种设备通常能量设置小，仅治疗皮肤表浅性疾病，因此无须冷却。

（三）能量的设置

能量大小与治疗效果和不良反应直接相关；能量越大，疗效越好，但皮肤出现不良反应的可能性也会增大。理论上治疗剂量的能量设置是能引起亚皮肤损伤的最小剂量。在临床上的治疗终点就是皮肤潮红反应，也就是脉冲光引起皮肤最小红斑的剂量作为治疗时的能量设置。如果治疗时皮肤没有一点潮红反应，治疗可能会无效，而引起过度的红斑，甚至水肿，则会引起皮肤的灼伤等反应。

（四）其他参数的设置

不同的设备和不同的临床适应证其参数的设置相差很大，很难有一个标准的治疗参数。靶组织的大小决定了子脉冲长短的设置，子脉宽越小，对靶目标的加热作用就越强；因此治疗作用就越强，当然，引起皮肤损伤的可能性也会大一些；相反，子脉冲越长，对靶组织的加热作用和治疗作用就要弱一些，引起皮肤损伤的可能性也会小一些。延迟时间与皮肤的厚度有关，一般表皮的热弛豫时间为 $3 \sim 10$ ms，面部厚的部位可能会达到 20 ms，因此，要保证两个子脉冲之间的皮肤能够有效地冷却，一般延迟时间最好在 20 ms 以上。延迟时间越长，安全性越好，但过长的延迟时间可能无法使两个子脉冲的疗效相加。何时使用二脉冲和三脉冲并没有统一的规定。一般来说，色素性肤质的改善多用单脉冲或二脉冲，而改善皱纹和肤质以及血管性损害，可选用二脉冲或三脉冲方式。另外，皮损位于表浅部位一般选用单脉冲或二脉冲治疗，而皮损位于深层则选用三脉冲模式。

（五）皮肤色泽

和激光治疗一样，肤色深者的治疗风险要明显大于肤色浅者，对Ⅴ型和Ⅵ型皮肤者不推荐使用强脉冲光治疗，因为他们的治疗风险远比取得疗效的可能性要大。因此，治疗时应根据不同肤色的人设置合理的能量和脉冲宽度及延迟时间。

四、适应证

光子嫩肤技术的适应证较为广泛，不仅仅局限于面部，对颈、胸（乳房）、手背等多个部位均可使用。目前多用于以下几种情况：①治疗多种浅表皮肤色素增生性病变，如雀斑、脂溢性角化病、日光性雀斑样痣、表皮型黄褐斑等。②治疗皮肤血管性改变，如毛细血管扩张、酒渣鼻、西瓦特（Civatte）皮肤异色症、鲜红斑痣等。③可改善早、中期光老化和衰老所引起的皮肤质地改变，如毛孔粗大、松弛、细小皱纹等。与肉毒素注射疗法结合，可用来消退收缩性皱纹，改善面部轮廓。此外，还可用于激光去皱术和化学剥脱术后红斑的辅助治疗。

五、不良反应及防治

如规范操作，很少引起并发症。最常见的问题是局部疼痛和皮肤暂时性的潮红，且以病变部位明显，多可在治疗后 $1 \sim 2$ 小时内消失。局部结痂或水疱形成，多因治疗局部能量过高（或光斑反复重叠）所致，个性化的参数设置以及正确的操作可以避免。大多数色素沉着或色素脱失，出现于深肤色者或当治疗区遭受曝晒后，这种改变一般在 $3 \sim 6$ 个月后可恢复。重复照射易致灼伤。可进行试验性治疗，如治疗后局部皮肤有轻度变灰，则说明能量过高。

疗效不佳或无效的主要原因是能量密度设置过低、治疗技巧欠缺、治疗次数不够或是患者存有不现实的期望等。Bitter 等曾指出光子嫩肤获得成功所需要的 5 个关键步骤：①正确选择患者。②对患者进行教育。③正确的治疗技术。④正确的皮肤护理。⑤处理患者的期望与可能发生的任何并发症。联合多种方法的综合治疗和配合皮肤护理会使疗效更好。防晒非常重要，建议使用具有双重防护作用的防晒剂（紫外线防护系数>20），并禁服致光敏的药物如磺胺类，维A酸类药也要暂停使用。

（田　浩）

第三节　非气化性激光

嫩肤是指使用一定的措施使皮肤年轻起来，当然在更多的情况下，嫩肤治疗实际上是指光老化的治疗。嫩肤的手段非常多，从整形拉皮手术到化妆品的合理应用，形成了一个广谱性的治疗。然而，嫩肤治疗不仅仅只是皮肤质地的改变，皮肤质地的改善还不足以让患者满意，还需要对皮肤老化所伴随的其他皮损进行治疗才可能会获得较好的疗效，如治疗伴随的各种色素性皮肤损害和血管性皮肤损害。因此，完整的嫩肤概念应该是同时解决患者光老化的所有皮损，包括色素性皮损、血管性皮损和皮肤质地的改善。

一、概述

为了刺激新的胶原产生和改善肤质，缩短愈合时间，避免气化性激光的不良反应，一些激光设备和光源正在研发中，这就是所谓的非气化性激光。这类激光多数为红外线激光，它们对医师和患者都具吸引力，原因是其只引起较小的风险和不便，当然非气化类的激光并不仅仅只有红外线激光。一系列非气化性激光的治疗常规上都要求为求美者带来益处，很多激光设备和光设备，包括磷酸钛氧钾（KTP）激光（532 nm）、脉冲染料激光（PDL）（585、595 nm）、Nd：YAG激光（1 064、1 320 nm），半导体激光（1 450 nm）、铒玻璃（Er：glass）激光（1 540 nm）以及发光半导体（LEDs）被用于实现这个目标。大多数激光设备和光治疗通常与表皮的预先冷却和后冷却联合进行，以避免真皮受到热损伤时表皮也受损。真皮的热损伤会诱导成纤维细胞增生以及Ⅰ、Ⅲ型胶原纤维表达的上调。一系列治疗后的数周至数月，在真皮中可以观察到胶原合成增加。具有较短波长的非气化性激光设备（如532 nm KTP、PDL）或包含这样波长的宽作用光谱（如IPL）可以额外地改善皮肤血管和色素性皮损，如毛细血管扩张和黑斑。非气化性激光治疗可引起暂时的不适，有时需要在治疗前局部使用麻醉剂。

二、几种主要的激光及疗效

尽管CO_2和Er：YAG激光仍是老化皮肤再年轻化治疗的标准方法，非气化性激光设备和强脉冲光能够实现温和的胶原重建，同时恢复期较短。当前激光科学家面临的一个挑战是对非气化性激光治疗方案的改良，以产生更为持久和有效的效果。

（一）脉冲染料激光

数年来被用于治疗血管性皮损，如鲜红斑痣等。研究者通过仔细的观察发现，一系列治疗后与鲜红斑痣重叠的肤质会有所改善。这种肤质的改善在没有血管性皮损的光老化患者中得到了论证。据报道，治疗后一些组织学标记，如Ⅲ型胶原蛋白和皮肤厚度显著增加，提示了新的胶原纤维合成。

（二）长脉宽1 064 nm Nd：YAG激光

以黑素、血红蛋白和水为作用靶，能在皮肤中穿透足够的深度，对真皮进行选择性加热，从而刺激新的胶原合成。一项 6 个月的前瞻性研究表明，肤质、皮肤色泽和皱纹得到轻度改善。此外，据一些临床观察，该激光对于皮肤松弛也可起到一定程度的改善。

（三）1 540 nm Er：YAG 激光

是以水为靶色基，并能穿透 0.4~2 mm 深的激光设备。一项前瞻性研究表明，所有经过 1 540 nm 激光设备治疗的患者，治疗后 6 个月内随访可见皱纹缓慢而持续的改善。术后不良反应限于激光照射后立即发生的短暂性红斑、水肿。皮肤组织学改变不明显，直到治疗后数月才发现真皮内具有胶原纤维增生。

（四）1 320 nm Nd：YAG 激光

为一种中红外线激光，配有制冷剂喷嘴以保护表皮。一项研究表明，1 320 nm 的激光设备可以诱导新的胶原合成以及皱纹的改善，而不伴有表皮气化。术后不良反应轻微。

（五）1 450 nm 半导体激光

该激光与 1 540 nm Er：YAG 激光和 1 320 nm Nd：YAG 激光在波长和穿透力上相似，但区别点在于其峰值能量较低，这就导致了需要更长的暴露时间。这种延长的脉冲需要在脉冲到达之前、之中和之后进行制冷。一项对照的前瞻性研究表明，使用 1 450 nm 半导体激光设备后面部的皱纹有轻度的临床改善。上述 3 种红外线设备（1 320 nm、1 450 nm 和 1 540 nm）可以有效地改善光老化的肤质，并对治疗痤疮瘢痕也有效，同时还可用于皮肤松弛的治疗。

（崔　磊）

第四节　射频

一、概述

由于各种心理和外在因素，皱纹形成和皮肤松弛迫使患者寻求治疗以恢复年轻外观。外科手术之外的非侵入性治疗正在迅速发展，通过胶原收缩和再生，可以安全地进行嫩肤治疗。射频（RF）也开始用于此类治疗，主要原理是利用高频电磁能处理组织。

射频是电磁波谱中一个非常重要的部分，无线电和微波的能量都属于电磁辐射能量范畴，它们通称为射频。其电磁波频率范围很宽，可以在数百 kHz 到数百 MHz 的范围内，其应用非常广泛，如无线电波、手机、微波，这些技术已在电讯、电台和其他领域得到成功的应用（图 6-2）。

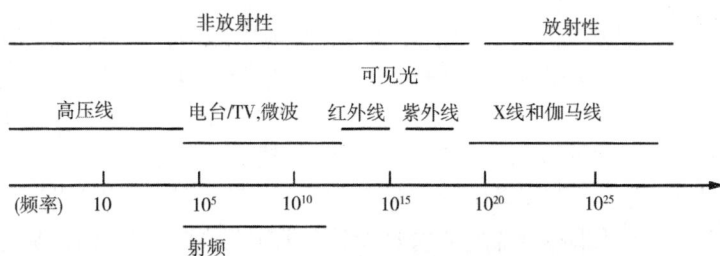

图 6-2　电磁辐射谱

（一）辐射

能量以波及粒子的形式在空间存在并传播，电磁辐射是以电和磁的形式（波）在空间进行传播。电磁辐射的产生是由于金属导体或天线中电子充电运动所引起的，如无线电、电台或移动电话，其天线中电流的改变便产生了电磁辐射波，然后向外发射和传播并被其相应的接受装置所接收。

（二）电磁场

在一个特定的区域中电磁能量存在的方式，它可以理解为电和（或）磁场在这个特定区域中的强度。

在医学中射频也得到了应用，如一种被称为电气透热疗法（电疗法）的技术就是射频的一种应用。通过利用射频具有快速加热机体组织的优势进行治疗，这种治疗是利用较高温度（热量）治疗受损的组织或杀伤肿瘤细胞来达到治疗目的。

由于电磁辐射场是由电和磁两个场所组成，所以射频场能用这两个场来衡量其大小。通常用每平方米的伏特数（V/m^2）来表达和测量电场的大小，而用每平方米的安培数（A/m^2）来表达和测量磁场的大小。另外一个场用来表达射频场大小的单位是功率密度，这个单位是用来精确记录一个远离发射源的区域中能量的大小，如每单位面积中的毫瓦数（mW/cm^2）。

二、射频的生物学作用

（一）对机体其他组织的生物学作用

射频对于组织的生物学作用常常也是热学的作用，长期以来我们都知道暴露在高射频辐射对机体是有害的，因为射频能量能使组织迅速地加热，就像微波炉中烹饪食物时所发生的情况一样。当暴露于高能量的射频下，如>100 mW/cm^2 时，能非常明确地引起组织的加热并引起机体温度的升高。人体组织暴露于高能量的射频下时会发生损伤，因为机体不能有效地将射频所产生的热量释放出去。在一定的条件下，当组织暴露于射频下，而且功率密度达到或超过 1~10 mW/cm^2 时，组织的温度便会明显升高（但不一定会损伤）。热作用的程度取决于几个因素：辐射的频率、大小、形态，照射部位的方位（位置），辐射时间，周围的环境状态，热弥散是否有效等。

机体有两个器官对射频特别敏感，这就是眼睛和睾丸。因为它们没有足够的血流（血流是机体有效冷却组织的主要机制），所以当射频辐射后所产生的热量无法及时有效地释放出来。实验室已经证明当兔子短时间暴露在较高能量的射频下（100~200 mW/cm^2，30~60分钟）可发生白内障。同样当睾丸暴露在高水平的射频辐射下也能发生精子数的减少，而且活动能力下降，最终导致不育症。当然，在日常生活中我们经常接触到的射频能量是非常低的，不会引起机体组织温度的改变，但是在一些生产场所可能会发生射频超过安全范围，应予以重视。

除了能量大小外，频率也是决定组织能否吸收射频，并是否由此引起损伤的重要原因。用来表达机体吸收射频的一个名词是特定吸收率（SAR），它的单位是每公斤体重的瓦数（W/kg）。实验显示机体对非辐射源处的射频能量的吸收以 80~100 MHz 最好，当然吸收率尚与大小、形状和机体身高有关。

暴露在相对低能量的射频下，如低于能使机体产生热效应的能量下，是否会对人体产生不利后果，目前并不清楚也不能证实，这些常常被称为"非热的效应"。虽然有不少的文献报道低能量的射频作用于人体的观察结果，但是这些结果大多数都不能在后来的实验中得到证实。还有一些报道，动物或其组织暴露在相对低的射频辐射下，发生了多方面的改变，如免疫系统、神经学作用、行为改变等，微波可能对大脑组织或 DNA 具有一定的作用。微波是否会引起肿瘤目前尚没有得到证实，有很多研究室对此展开了研究，但一直不能得到结论性的结果。总的来说这些"非热效应"的射频的确存在，但它对人体是否有害尚不能确定。

（二）对皮肤组织的作用

有一种非激光紧肤治疗技术是使用射频来加热皮肤。在某些方面，射频可代替非气化性激光技术。

射频能量的产生遵循欧姆定律原则。以下公式表明，电子运动与阻抗的作用所产生的热量与电流 I（A）和时间 t（s）有关。

$$能量（J）= I^2 \cdot Z \cdot t$$

I：电流（A）；Z：阻抗（Ω）；t：时间（s）。

当射频开始工作时，它能在 1 秒的时间内将生物组织中电场的电极极性改变百万次，处于电场内充电的组织颗粒则以相同的频率改变其极性，真皮组织的天然阻抗（欧姆定律中的阻抗 Z）对电子运动的作用便产生热量，电子运动所引起的这一摩擦便使得皮肤深层产生柱状分布的加热效应。体内研究表明，这种柱状分布的射频组织加热后能产生双重作用。开始的作用是改变胶原，当能量破坏分子中的氢键时，则可改变胶原分子中的三螺旋结构，从而导致胶原收缩。在胶原发生即刻性收缩以后接下来的便是在整个过程中发生可以预料的、由于损伤所引起的、更加明显的、渐进性的胶原合成反应，这就是重新产生新的胶原，导致真皮的重建和增厚。在人体皮肤的临床研究中，观察到相似形式的胶原纤维的立即收缩，而在非剥脱性激光治疗时没有报道这种快速收缩作用。在 Zelickson 的完整腹部组织的研究中，免疫印迹法分析证实，在受治疗组织中 I 型胶原 mRNA 的表达在治疗开始后稳步上升，这表明在单次治疗后创伤的愈合被启动了。胶原损伤所引起的胶原合成发生在几个月中（2~6个月）或者更长时间。这一实验同时也表明，在真皮乳头层有纤维组织的形成及胶原合成增多，而在真皮网状层，发生上述改变的概率要小一些。治疗 4 个月后的组织标本证实，表皮和真皮乳头层增厚，并且有皮脂腺的收缩。

与激光不同，射频相关的热的生成源于组织对于射频场中运动电子的自然反应，而前者使用光能产生的热作用于目标中特异性的色基。一旦能量到达皮肤，就可以观察到双重作用。首先原发性的胶原收缩，可能是个短期的作用，与气化性 CO_2 激光进行表皮重建时所见的相似；其次热损伤引起的胶原合成可以在一段很长的时间内发生。一些患者在治疗后便可看到即刻反应，尽管大多数研究报道单次治疗 4~8 周后开始出现改善，并且持续 6 周或更长。随着更多研究的开展，在不远的将来非气化性射频可能成为皮肤年轻化治疗的主要手段。

三、常用的射频类型

（一）单极射频

Therma Cool TC 射频是最早被美国 FDA 批准用于皮肤松弛和皱纹治疗的单极射频，也是单极射频的代表。该设备有 4 个主要组成部分：射频发射器、手柄、冷却调节器以及可控制的治疗头。

射频发射器提供 6 MHz 交流电穿过一个特制的单电极发射到靶组织产生柱状分布的热量，一块可随意放置的接受极垫子放在患者的腹侧以产生一个射频信号通路。发射器由机器内部一个依赖集成电路块的计算器调节，这个计算器可处理反馈信息，包括治疗头和皮肤之间的温度、使用的压力、组织表面接触面积的大小，以及皮肤的实时阻抗。这些信息由手柄里面的微电脑收集，通过一种快速传导的光导纤维束传至发射器。射频能量发射前后及发射过程中，冷冻剂被喷雾到治疗头内侧的膜表面，以提供冷却保护作用，使皮肤不至于过热而产生损害。治疗头通过导电膜里面的热敏仪不断监测热从皮肤的传导。这使皮肤中产生一种反向的热量变化曲线，并且导致深层皮肤，甚至皮下组织的柱状加热效应和收紧。加热的深度取决于治疗头的几何形状以及冷却持续的时间。治疗头新的尺寸以及治疗的速度仍在研究中。新的设计将使治疗参数可以随意调节，以加热更深的靶目标，而且提供更强效的表皮保护。动物研究表明，Therma Cool TC 仪能使真皮乳头层至皮下脂肪层的胶原都得到加热。另外，动物研究检验了使用 1 cm^2 治疗头，治疗时间为 2 s 或 6 s 的情况，这种治疗模式分别称之为"快速"和"标准"治疗头。乳酸脱氢酶（LDH）和热休克蛋白（HSP）染色被用于确定这两种治疗头作用的深度。结果表明，"快速"和"标准"治疗头的作用深度是相同的，这可以从 LDH 和 HSP 这两种酶失活时的组织化学中观察到。在这个实验中重要的发现是，即使冷却和加热的时间以及强度不一样，在两种治疗头的作用水平基本相同时 LDH 酶都能被灭活。

治疗头上有一个独特的电容化耦合的电极，能量通过非常薄的绝缘材料均匀地释放出来，因此可形成一种均匀的电场。每个治疗周期包括 3 个阶段：预冷却、冷却和治疗、延迟（后）冷却。如果使用传统的治疗头则治疗周期为 6 s，若使用最新发展的快速治疗头则治疗周期约为 2 s。当使用最新研发的快速治疗头时，如果治疗头的 4 个角没有与皮肤完全接触，则手柄的微处理器就不能发射治疗脉冲从而避免可能产生的灼伤。

装有同步冷却表皮系统的射频仪最早的可行性研究，是利用一种三维 Monte Carlo 数学模拟装置来精确测定人皮肤内理论上的温度分布。结果表明，这种治疗头的设计在皮肤内可产生柱状加热，同时可保护表皮层以防止热损伤。这使得皮肤表层下方的组织比表皮产生更明显的温度升高。射频在组织中的穿透深度因治疗头电极的表面积不同而不同。治疗头电极的表面积越大，则穿透的深度越深。产生热量大小取决于每一脉冲治疗的组织的阻抗以及选择的治疗方式。皮肤表面保护的组织深度由冷却时间和强度控制。因此，组织中产生热量的程度和深度可以通过改变治疗头电极的大小、几何形状、发射的能量（与组织的阻抗直接有关）以及冷却参数来决定。这些加热、冷却和能量参数均已储存入可调节的治疗头内的小芯片内，并且可以对这些参数进行了优化和升级。

患者选择的原则包括：年龄在 30~70 岁，皮肤厚度中等，轻至中等颌部和颈部松弛的患者，使用合适的能量治疗。对松弛部位和邻近松弛部位的皮肤均进行治疗可增加治疗的有效率。

一项有效性和安全性研究表明，86 例患者只使用 Therma Cool TC 仪治疗前额和颞部，使用 65~95 J/cm^2 范围的能量单次治疗，平均面积为 68 cm^2。22 例患者在治疗开始前即刻或治疗开始后的不久在眉的上方进行神经传导阻滞。通过独立的盲态照片评分比较，治疗 6

个月后，依据 Fitz-patrick 皱纹分级标准，眶周部位的皱纹 83.2%（99/119）的患者至少改善 1 级。另外，14.3%的患者（17/119）无改善，2.5%的患者（3/119）加重。照片分析提示，61.5%（40/65）的患者治疗 6 个月后眉毛提升至少有 0.5 mm，50%的患者（41/82）对他们的治疗结果感到满意或非常满意。治疗后不良反应的发生率较低，主要是水肿（13.9%，即刻发生）和红斑（36%，即刻发生），1 个月后，无一例患者有水肿，仅 3 例（3.9%）有红斑持续存在。罕见的 II 度灼伤在 5 858 次射频治疗中发生了 21 次，这表明，每次治疗有 0.36%可能会发生灼伤。治疗 6 个月后，3 例患者有很小面积的瘢痕存在。因此得出的结论：单用 Therma Cool TC 仪治疗可减少眶周部位皱纹，同时产生持久的眉部提升，并且可进行睑部美容。

另有一项研究表明，小剂量多回合的射频治疗，产生的效果要优于单回合高剂量的射频治疗。

（二）双极射频

在应用单极射频治疗的基础上，诞生了双极射频。包括皮肤在内的人体组织富含电解质及其他化合物，这些物质属于导体，可以在电流经过时产生热量。作用的射频能量可以根据靶组织特点进行调节。此外，皮肤中的水分会因以下因素变化，包括身体部位不同、每天不同时间、环境湿度、内在水合作用及局部使用的导电介质。因此，在不同的治疗中通过皮肤的射频电流会因为不同的因素而改变。

在双极射频中，能量沿发射器（或正极）至天线（或负极）的闭合回路运动，能量遇到组织中的阻抗时将产生热量。根据电极形状不同、电流大小和靶组织的阻抗不同，所产生的热量随之改变。双极结构中，电流仅流经两个电极间很短的距离，无须回路电极。相对单极结构，主要优点在于电流的分布易于控制。但是在双极系统中，如果电极放置于皮肤表面，那么能量的有效穿透深度局限于电极间距离的 1/2，这意味着没有足够的能量到达深层结构，无论发射的能量多高都只能达到表浅的效果。

有学者认为过去使用的射频能量很大，治疗时非常疼痛，而且临床结果并没有预期的那样好，因此必须重新设计和考虑让它更为有效。一种新的更安全有效的射频技术就是 Aluma 双极射频，与以前任何一种射频都不同，它应用了独特的真空负压技术，这种射频结合负压技术被称为实用吸引控制电热刺激技术（FACES），这种射频技术在于结合了真空辅助使皮肤定位及折叠以进行除皱或紧肤治疗。相对电极放置于皮肤表面，折叠皮肤时真皮与电极的排列形成垂直关系。局部使用导电耦合胶配合特殊的工作头设计将热量有效集中于真皮，最大限度提高了疗效和安全性。在设计上轻巧的治疗手柄连接到真空设备上，将皮肤牵拉入预置深度的平行电极。双极电极位于一次性治疗头的内部接近治疗头外端。射频治疗头有两种型号：3 mm×18 mm 和 6 mm×25 mm，前者适用于皱纹的治疗，而后者适用于皮肤松弛的治疗。皮肤适当填充治疗头后，电极间以 2~10 W 的功率释放出 468 kHz 的射频电流。脉宽通常为 1~5 s，每脉冲提供 2~50 J 能量。皮肤表面涂抹特殊的导电耦合胶以增强角质层导电性。治疗头有电安全设计，并有一个过滤装置以防止导电胶进入手柄和主机。

皮肤深层的胶原纤维和弹性纤维构成皮肤的构架，并决定皮肤的韧性和弹性。随年龄增长，交错的纤维网变得松散，皮肤的外观和性状发生改变。一般而言，由于胶原降解加速和合成减缓，成人皮肤胶原含量每年降低可能会达到 1%。双极射频治疗目的是逆转由此造成的皱纹和皮肤松弛。当胶原被加热时，部分结合键被破坏，导致三维螺旋结构松弛。在最高治疗温度和加热时间的共同作用下，一些部位胶原纤维发生变性，在结合键的维持下，至少部分胶原出现收缩和增厚。基于以上原理，双极射频能量产生热量，引起真皮胶原收缩。此外，还可通过引发皮肤的愈合机制，或者直接作用于真皮细胞基质从而促进胶原新生。根据温度分布和加热时间不同，基于复杂的多元机制，不同皮肤层次出现胶原收缩、成纤维细胞活动、纤维增生和全面胶原增生。真空吸引和治疗头设计将热量有效限制于电极间组织，精确地控制皮肤不同层次及体积的温度。该设计保证了特定层次的胶原收缩并保证其他表浅层次的胶原增生。有报道称皮肤定位（如真空吸引）技术对成纤维细胞产生机械压力导致胶原新生，可能增强射频的疗效。值得注意的是，对皮肤的加热和真空吸引均可促进局部血供，有效提供成纤维细胞活动和后继皮肤全面年轻化需要的营养。

从技术观点，Aluma 的射频工作频率为 468 kHz，是一种接触性的射频，一般不容易发射出来，结合使用 FACES 技术提供的真空吸引不仅保证最佳靶组织选择性和最低能量要求，还保证了皮肤表面与电极的良好接触，确保能量的良好传递，并且在一个相对封闭的状态下进行治疗，减少了射频可能出现的泄漏，这一点对于治疗眶周的皱纹非常重要。而随射频机一起提供的耦合胶则能消除皮肤的差异和季节对皮肤导电的影响，使治疗在一个相对标准的情况下进行，因此在安全性和有效性方面得到了良好的控制，这种设备是具有一定特点的。

Aluma 可以根据患者具体情况调节治疗参数（通过改变功率、脉宽和负压大小）进行个性化治疗，治疗后的最佳反应是即刻观察到皮肤轻度红斑形成。为了达到理想的治疗效果，可以对功率、脉宽或两者同时进行调节。但是，每层次皮肤或单位体积的皮肤组织吸收的能量同样影响治疗效果，这与真空吸引强度及局部皮肤特点密切相关。治疗头的形状、大小与治疗的组织体积、面积大小密切相关，因此对治疗效果也会造成影响。小治疗头通常用于治疗皱纹，大治疗头通常用于紧肤。治疗头的方向对治疗效果也有一定影响，在皱纹治疗中，治疗头长轴应与皱纹平行，皱纹中点置于治疗头正中，距两边电极距离相等。紧肤治疗中，治疗头应与收紧的方向垂直。

双极射频 Aluma 可以是单机也可以升级安装在 Lumenis One 工作平台上，这两种模块都为不同治疗提供了预置参数。设备使用初期可根据 Lumenis 预置参数进行治疗，当获得一定经验后可以设置并使用个性化参数。尽管治疗效果与皮肤色泽没有直接的关系，在治疗时可以根据皮肤的其他特点选择治疗参数。另外，为了提高安全性、有效性和治疗中的患者舒适度，可以选择多回合（pass）治疗方式（一般最多三回合）。较高的能量可以分成多次的可耐受剂量进行治疗，并且可以根据特定的治疗层次进行参数调整。相应地根据治疗区域的皮肤质地和外观，每次治疗可以对参数进行调节。根据现有的临床资料，治疗应包括 6~8 次，间隔时间为 2 周。

一项临床研究中，包括 42 名女性及 4 名男性，年龄范围为 33~71 周岁，平均年龄（52±9）岁。无孕妇和体内无永久性电子植入物者（被动或主动式植入物，如起搏器等）、无明显皮肤异常或任何影响治疗部位皮肤导电性疾病者（如急性干燥症）。患者以 1~2 周的间隔进行全面部治疗，随访至末次治疗后 6 个月。按 Fitzpatrick-Goldmen 皱纹及弹性分级（ES）进行分级评估，在治疗的早期即发现明显皱纹改善。随着治疗的进行，改善效果得到提高，并在最后一次随访达到最佳状态。术后 6 个月，ES 评估改善约 2 级，85% 的个体至少有 1 个 ES 单位的改善。观察到的现象符合生物学改变：快速胶原收缩，继发的胶原新生，产生可肉眼分辨的远期效果，90% 的个体对治疗及效果表示满意。治疗基本无痛，不良反应极少见。所见不良反应均为轻度或中度，所有患者均迅速恢复，未对后继治疗机会造成影响。

有一种结合使用射频和光的治疗技术，即将射频和强脉冲光结合起来进行多重治疗。这种设备加上的射频是一种标准的普通双极射频装置，两个电极平行排列，使得治疗用的光能量降低以增加安全性。这台设备的强脉冲光部分所产生的结果似乎与其他的强脉冲光相似。增加射频可以提高除去黄色和白色毛发的能力并可提高皮肤再年轻化治疗的效果，但是还需要更多的病例来加以证实。

（崔　磊）

第五节　光调作用

一、概述

发光二极管（LED）在我们的每日生活中无处不在，它们常常用作指示器。低能量激光设备被证明对人体组织有生物学效应。LED可以被组装入一个大的平板内，一次性治疗整个面部。LED比常规激光设备，甚至强脉冲光的能量低得多，因此被称为冷激光。

二、作用机制

LED能发射波长为590 nm的低能量密度的黄光，据报道这种波长可以在皮肤内通过非热亚细胞信号途径调节细胞活性，这种效应对波长和脉冲宽度敏感，这种作用称为光调作用。光调作用对皮肤光老化的治疗作用受到越来越多的关注。早期的数据显示如果选择合适的波长和脉冲参数，可以诱导胶原增生而不会带来非预想的组织反应。LED的光调作用机制被认为是发生在线粒体水平上能量开关机制的活化，吸收的能量可活化细胞功能。细胞色素分子，尤其是在线粒体细胞膜上的细胞色素氧化酶是线粒体吸收光能量的色基。细胞色素由原卟啉IX合成而来，它能吸收562~600 nm的光。吸收能量后线粒体细胞膜的触角分子结构发生变化，腺苷二磷酸（ADP）转变成腺苷三磷酸（ATP），这一过程为细胞活性提供足够的能量。在过去的研究中已证实当培养的成纤维细胞在590 nm的LED黄光的照射下，其ATP产量迅速增加，在体内光调作用下产生明显增多的ATP能使皮肤成纤维细胞的代谢活性被启动激活。另外一种是受体样的作用机制，光调作用调节了细胞的基因活性，使基因表达活性上调或下调，也使细胞的信号途径活化或减弱。光调作用的参数在决定基因的上调或下调中起着关键性的作用，合适的参数能使皮肤在临床上产生明显的嫩肤作用，也能在组织学上发生明显改善，LED在改进皮肤质地的同时，能使真皮乳头层胶原合成增加、减少基质金属蛋白酶-1（MMP-1）等。

三、临床疗效

在各种皮肤类型的临床研究中，93例患者应用590 nm LED进行治疗，结果显示90%的患者光老化症状改善，大部分患者眶周部位皱纹改善，光老化评分降低、皮肤整体质地改善，皮肤潮红及色素斑等均明显改善，治疗后无显著不良反应。另外一项前瞻性研究中，90例患者具有不同程度的光老化症状，应用LED治疗，590 nm，0.1 J/cm^2，分别在4、8、

12、18 周和治疗后的 6、12 个月评价疗效。资料包括立体数码成像、计算机数码图片技术、眶周的组织学评价、胶原合成和降解的免疫荧光染色。结果：90% 的患者数码成像资料显示光老化症状改善，如皮肤质地光滑、眶周部位皱纹减少、红斑和色素减轻。计算机光学成像显示皮肤表面的地形学测量结果改善 10%。组织学资料显示所有患者治疗后乳头层胶原显著增多。抗 I 型胶原抗体染色显示平均密度增加 28%，抗 MMP-1 染色显示平均减少 4%。治疗后没有不良反应。另一项应用 590 nm LED2 年的临床报道，900 例患者经过 3 500 次治疗，其中有 300 余例单纯以嫩肤为目的进行治疗，有 600 例患者联合使用了其他非气化型手段治疗，如强脉冲光、脉冲染料激光、KTP 激光、红外线激光、射频等。结果显示 LED 能明显加强这类手段的作用。有学者认为 LED 使用一种新的非热学机制的光调作用，能逆转光老化的症状；LED 的抗炎作用结合细胞调节作用可协同其他热学嫩肤治疗的效果。

（薛　萍）

第七章

剥脱性嫩肤

第一节 概述

剥脱性嫩肤技术，又称气化性嫩肤技术，是最早应用于人体的嫩肤技术。我国古代就有记载，通过在皮肤上涂抹外用具有腐蚀性的药物使得皮肤被腐蚀并剥脱，新生的肌肤往往变得白嫩细腻，达到嫩肤效果。近半个多世纪来，化学剥脱、微晶磨削、机械磨削和激光的发展使剥脱性嫩肤技术得到了很大的发展，人们纷纷利用这些技术对皮肤老化进行治疗，改善老化症状，达到皮肤年轻化的目的。

一、剥脱性嫩肤的原理

要想了解剥脱性嫩肤的原理，首先要从皮肤的老化谈起。皮肤老化主要包括自然老化和光老化。前者是生命体的基因程序性老化，目前还没有方法可以调控。对于后者，目前认为主要由紫外线引起，紫外线中的 UVC 波段（50~290 nm）基本未到达地面就被大气层吸收，而 UVB（290~320 nm）和 UVA（320~400 nm）是导致光老化的最主要原因，我们可以通过一些手段加以预防或使其减轻和改善。光老化的表现主要有以下几点：面部及其他曝光部位的色素改变、毛细血管扩张、皮肤弹性减退、皱纹增多、毛孔粗大等。其中，皮肤弹性减退后的松弛、皱纹增多不仅是最常见最引人注目的皮肤光老化表现，也常见于皮肤的自然老化中。因此，只要能拉紧皮肤、减少皱纹、收缩毛孔并且设法去除色斑和毛细血管扩张，就能使皮肤年轻化，达到嫩肤效果。通过对老化皮肤的研究发现，最主要的组织学改变是真皮组织内胶原纤维的显著减少，纤维蓬乱、呈无序排列或黏结成无定型团块，使真皮组织变薄疏松。因此，如果能够设法增加真皮胶原的含量、改变胶原的排列就可以改善皮肤松弛和皱纹。以后的研究又发现，当真皮受到适当程度损伤或刺激时，皮肤组织会启动自身修复机制，激发胶原合成和重新排列，从而达到提高肌肤弹性、减轻皱纹、缩小毛孔的嫩肤疗效，同时又不至于产生瘢痕。

剥脱性嫩肤技术的原理就是通过各种物理、化学的方法去除皮肤表皮后暴露真皮，然后刺激真皮组织启动皮肤修复机制，使皮肤内的成纤维细胞产生许多新生的胶原蛋白，最终增加真皮内的胶原数量并使它们重新排列，从而起到紧肤去皱作用。同时许多色斑的黑色素细胞都位于表皮的基底层，在紧肤的同时也去除了色素。面部毛细扩张的血管一般多位于真皮浅层，有时通过激光的热效应也能凝固部分血管改善毛细血管扩张症状。

二、剥脱性嫩肤的优缺点

剥脱性嫩肤方法的优势在于去除表皮后真皮充分暴露，能较强烈地刺激胶原纤维合成，同时又较好地控制真皮损伤的程度，因此疗效较好，一次剥脱性嫩肤的疗效可能等同于 10 次或更多次非剥脱性嫩肤的疗效。但由于表皮的受损，皮肤容易产生继发性色素沉着、色素减退，真皮损伤过度又会形成瘢痕等不良反应。另外，表皮去除后常常有渗液，表皮再生又需要比较长的时间，术后需较长时间的停工护理。这些缺点使得剥脱性嫩肤技术的应用受到了一定的限制。

（薛　萍）

第二节　超脉冲二氧化碳激光和铒激光

二氧化碳（CO_2）激光是最早应用于医学领域的激光之一。其波长为 10 600 nm，几乎能全被生物组织 200 μm 内的表层吸收。20 世纪 70 年代开始已使用连续的 CO_2 激光进行皮肤表面赘生物的消融和外科手术切割。这种连续的 CO_2 激光具有切割和气化功能，在外科切割时的主要优势在于术中有良好的止血作用，它能使管径<0.5 mm 的血管凝固封闭。由于切割时几乎没有出血，术中视野清晰，这样能相对地缩短手术时间。这种优点对那些凝血功能较差的患者及血管性手术来说具有非常大的意义。但是连续的 CO_2 激光也有缺点，由于热量向周围组织传导较多，周围会存在相当厚的热坏死带（可达 1 mm），导致伤口愈合时间延长。随着激光技术的发展，为了减少热量对周围正常组织的热损伤，选择性更强地作用于靶部位，超脉冲 CO_2 激光应运而生。目前使用的超脉冲 CO_2 激光脉宽较短，一般在 1 ms 左右，小于皮肤的热弛豫时间，这样在治疗时从治疗部位向周围组织传导的热量相当少，形成的坏死带<0.1 mm，可更精确地消融目标组织而较好地避免周围组织的损伤，起到皮肤磨削作用。另外，还有一定的止血和真皮收缩效应。

铒激光波长为 2 940 nm，是水的吸收峰值，水对铒激光的吸收要比 CO_2 激光强约 10 倍，因此在含水量很高的皮肤组织中，其光能转变成热能的转换率相当高，与超脉冲 CO_2 激光相比，铒激光的穿透深度要浅得多，由于其脉宽更短，能瞬间气化目标组织且对治疗区周围组织损伤更小。在 2 J/cm² 能量密度时的单次脉冲磨削深度也仅 10 μm。因此，适用于精细磨削（表 7-1）。

表 7-1　铒激光与超脉冲 CO_2 激光比较表

鉴别要点	铒激光	超脉冲 CO_2 激光
波长	2 940 nm	10 600 nm
脉宽	200~400 μs	1 ms
靶目标	水	水
单脉冲磨削深度	5~10 μm	20 μm
对周围组织的影响	周围组织坏死带<50 μm	周围组织坏死带<100 μm
术后继发色素沉着	较轻	较重
止血效果	几乎无	有
真皮收缩	几乎无	有

铒激光和超脉冲 CO_2 激光的适应证除了去皱嫩肤外还可用于皮肤赘生物（如脂溢性角化病、汗管瘤、毛发上皮瘤、皮脂腺瘤、痣、疣等）的去除；瘢痕（主要是痤疮等原因引起的凹陷性瘢痕）的修复改善和一些表皮性色素性疾病的治疗（雀斑、咖啡斑等）。

一、激光嫩肤原理

由于铒激光和超脉冲 CO_2 激光具有相当好的精确的皮肤磨削作用，通过磨削能去除表皮，进而利用激光对真皮的光生物学效应和热效应适当程度地刺激或损伤真皮，启动皮肤修复机制，刺激真皮胶原的增生并加以重组，从而达到较好的去皱效果。在磨削表皮的过程中可将光老化的各种色素损害或增生去除，如脂溢性角化病、日光性角化病、光化性的色素沉着等。激光的热效应还能封闭真皮浅层的扩张毛细血管，最终改善和消除毛细血管扩张。

二、适应证

激光皮肤磨削术最主要的两个适应证是光老化和瘢痕。

超脉冲 CO_2 激光和铒激光去皱及治疗光老化主要适用于白色人种，因为他们的皮肤很少产生色素沉着。最适合激光治疗的是角化性病变及口周、颊部和眶周等处的非动力性皱纹。那些非动力性皱纹通常为一直存在的细小的皱纹，对磨削的治疗反应非常好。而动力性皱纹最常见的部位是前额、眉间，治疗后复发率高，该部位有不可避免的肌肉运动。这些与肌肉运动相关的皱纹可能对 A 型肉毒毒素注射有较好的治疗反应。脂溢性角化病和日光性角化病在磨削后疗效往往很好，即使发生术后的色素沉着，数月后也会逐渐自行消退。日光性色斑（如日光性雀斑样痣）的治疗往往容易产生继发性色素沉着，甚至超过原先斑的程度，因此要特别小心，最好用选择性的激光或强脉冲光进行治疗，如调 Q 紫翠玉激光和 560~1 200 nm 的强脉冲光。

对于黄种人来说，凹陷性或轻度隆起瘢痕的治疗是激光磨削的主要适应证。尤其那些陈旧柔软有伸展性的瘢痕是激光皮肤磨削术的最好适应证。痤疮瘢痕、水痘及带状疱疹遗留瘢痕、某些外伤后轻度增生性瘢痕和外科瘢痕可通过激光磨削治疗获得比较理想的疗效，还可以通过帮助血管再生和真皮乳头层恢复来减轻多种瘢痕的白色外观，改善美容效果。

激光磨削术还广泛应用于治疗某些色素性皮肤病，如雀斑、雀斑样痣、咖啡斑以及局限的稳定期白癜风损害等；良性皮肤肿瘤如皮脂腺瘤、汗管瘤、毛发上皮瘤、毛囊周纤维瘤、毛盘瘤等；其他皮肤病还包括面部毛细血管扩张症、汗孔角化病、扁平疣、酒渣鼻、鼻红粒病、表皮痣、皮肤淀粉样变、睑黄瘤，甚至鲍温病和浅表基底细胞上皮瘤等也可采用激光磨削来治疗。

三、禁忌证

（1）患有血友病或凝血功能异常者。
（2）瘢痕体质者。
（3）术野及其周围有活动性感染者。
（4）活动期白癜风和银屑病者。
（5）治疗前有色素沉着异常史者。
（6）HIV 抗体阳性者。

（7）精神病患者，或对治疗有过高期望值者。

（8）患有严重的系统性疾病或伴有免疫抑制疾病者。

（9）面部有放射性皮炎或6个月内接受过放射治疗者等。

此外，烧伤瘢痕，既往接受过深部化学剥脱、磨皮术、放射治疗者治疗时应非常谨慎，因为附属器结构缺乏可能会影响术后的修复速度和修复程度，建议不要将治疗区一次性全部磨削，应采用条纹磨削方法分次治疗。进行过整容手术的患者建议在皮肤整容手术6个月后再进行皮肤激光磨削以减少瘢痕形成的风险，由于皮肤在数月内血液循环发生了改变，如在此时进行激光磨削治疗会增加皮肤坏死的风险，最终形成瘢痕。口周、手部、颈部和胸部治疗后形成瘢痕的风险较大，故治疗要非常慎重。

四、手术过程

（一）术区准备

术前应彻底冲洗术区皮肤，以清除所有化妆品、油脂和污渍。推荐使用不易燃且无色素的溶液进行皮肤消毒，如果使用含乙醇的制剂，必须等乙醇挥发后再行手术治疗。有学者建议三氯生是一个很好的乙醇替代品，也可先用氯己定溶液消毒3分钟，再用无菌生理盐水冲洗3分钟后进行激光磨削。

（二）麻醉

通常局部治疗仅需进行局部麻醉即可，可用表面麻醉剂或局部浸润麻醉。浸润麻醉前应将重点磨削的位置做好标记。而对于全面部激光磨削治疗，需要施行全身麻醉或静脉注射镇静剂加用局部麻醉。

（三）确定参数后治疗

激光的确切治疗参数取决于几个方面：治疗部位的解剖位置、受术者皮肤类型、其对激光治疗的反应程度和以前该部位的治疗情况等。无论使用何种激光系统，一般首次照射后皮肤表面呈特殊的白泡状，这是细胞内水分被汽化后留下的干燥蛋白碎片，用湿生理盐水或3%硼酸纱布擦去这些组织碎片后，可对所需要治疗的部位再次进行治疗，直到磨削至所需要的深度。通常用超脉冲 CO_2 激光进行治疗时可见明显的组织收缩；口周磨削时更明显，上睑等菲薄皮肤收缩不显著，很少出血。铒激光治疗时这种皮肤收缩的情况就不明显，并且有较多的出血。当然，铒激光磨削部位的皮肤显得更新鲜，很少有超脉冲 CO_2 激光治疗后出现的黄色变性的热损伤表现。治疗时须注意磨削深度，当见到黄褐色的真皮网状层变性的胶原蛋白时如再进行照射，会出现炭化和组织坏死，导致愈合延迟和形成瘢痕。增加磨削治疗的次数，可能有助于减少一次磨削过深形成瘢痕的风险，达到较好的疗效，但同时会增加其他并发症的发生风险和拉长整个疗程。临床治疗的终点是不规则的组织或可见的皱纹纹路被去除，形成一个光滑的表面。

（1）皱纹：去皱治疗一般适合于白种人，如果治疗容易产生色素沉着的黄种人，一定要在术前告知患者手术的相关风险。治疗时，眶周部位应放在最后治疗，以便能在治疗眼睑之前看到颊部和邻近部位治疗所致的眼睑拉紧的效果，并且使用较低的能量密度。唇部最好只治疗至唇红缘，因为唇红缘旁边皮肤的拉紧就能使唇部显得更为丰满。为使创面边缘与正常皮肤有良好的过渡，可通过逐渐减少激光能量密度或通过拉远和倾斜手柄的方法。当出现下列情形应视为激光磨削除皱的治疗终点：①肉眼观察皱纹已消失；②CO_2激光照射后组织呈现黄色或棕色，看不到进一步的皮肤收缩反应；③Er：YAG激光磨削至出现较密集的出血点。还有报道术前1~2周或术后几个月进行A型肉毒毒素注射以减少治疗部位相关肌肉的活动，有助于进一步促进胶原重建，提高眉间、额部及鼻唇沟等处动力性皱纹的磨削效果。

（2）瘢痕：首先应对瘢痕进行评估，了解瘢痕的形态、色泽、软硬度和深度等。对于轻度的陈旧性增生性瘢痕可以进行高能量的消融治疗，对于较大的凹陷性瘢痕可配合切除、植皮或软组织填充术，3个月后再做激光消融。治疗瘢痕通常比治疗皱纹的能量强度大，通过磨削凹陷性瘢痕的边缘，刺激瘢痕底部的组织增生使得瘢痕边缘呈斜坡状与周围正常组织的过渡更自然，高度差变小，凹陷较深时多需要3~6次激光照射。

（3）皮肤附器肿瘤和其他隆起损害：可通过气化治疗，治疗原则为损害完整消失。

五、注意事项

（1）加强与受术者的沟通以取得其配合，患者必须对治疗结果有较为现实的期望值。

（2）推荐在进行激光磨削术之前外用维A酸和氢醌制剂4~6周，这一措施可加快表皮再生的速度，减少术后的色素沉着。

（3）清除的层次在决定美容效果上非常重要，治疗的安全极限是磨削到真皮乳头层或真皮网状层上部。一般1~3次照射即可，皮肤薄的部位及曾接受过治疗的部位、汗腺和皮脂腺较少的部位所用能量要低且磨削次数要少，对肤色较深的皮肤治疗时要更保守些。

六、术后处理

重点在于对创面的处理。

（一）一般处理

术后1~3天一般有轻度的烧灼痛，术后2~5天有显著的水肿。这期间因为表皮缺失使接触性皮炎及感染的发生率较高。用浸有2%利多卡因的纱布外敷可缓解术后的即刻疼痛；短期使用糖皮质激素类药物可减轻术后肿胀。目前对于术后是否预防性应用抗病毒药、广谱抗生素和抗真菌药物尚有争议，重要的是应注意保护创面和加强观察。

（二）创面处理

可根据具体情况选择使用封闭或开放式处理方法。前者是指在术后使用敷料对创面进行包扎，后者则只是简单的局部外用抗生素油膏。选用的敷料应有良好的吸收创面渗液作用和保湿功能，防止创面干燥、结痂，以使创面更快愈合。但封闭包扎疗法有容易导致伤口浸渍和增加感染的危险，应予以注意。封包材料包括水凝胶、聚亚胺酯和水胶体等。硅胶封包创面可明显减少术后水肿及红斑的严重程度和持续时间，但费用高。近年国内外都有报道采用湿润暴露疗法具有减轻创面疼痛与术后色素沉着、加速色素消退、更有利于创面上皮化等作用，可提高创面愈合的质量。开放式疗法时，也需经常用3%硼酸水溶液清洁创面，再涂以外用抗生素软膏或含维生素A或维生素E的凡士林软膏，使创面充分闭合，利于表皮细胞的游移。外用抗生素软膏理论上可预防伤口感染，但接触性皮炎的发生率增高。

一般创面1~2周后即可愈合，新生的上皮呈粉红色，2周后可外用温和的保湿霜；但创面愈合后仍有必要加以保护并避光，坚持外用遮光剂以及防止色素沉着的药物数周至数月。外用维生素 C 和维 A 酸可以促进愈合并有助于保持磨削效果，外用糖皮质激素类药物可帮助红斑消退，外用氢醌霜可减轻色素沉着。10% 维生素 C 表面涂剂具有抗氧化作用，能直接刺激成纤维细胞产生胶原蛋白，缩短术后红斑的持续时间，并在术后愈合期起到有效的光保护作用。如需进行再次治疗，至少应有 3~6 个月的修复时间间隔。

七、不良反应与并发症

（一）术后皮肤反应

如水肿、渗出、疼痛不适、结痂等，主要在术后 1~10 天内发生。

（二）红斑

红斑是伤口愈合及创面恢复过程中必然出现的，延迟性红斑通常可持续 6~12 周。黄种人的红斑期较白种人短。有些患者红斑可持续 12 个月，这可能与组织汽化的深度有关。

（三）色素异常

激光磨削术后 1 个月开始，在表皮的毛孔周围出现色素沉着现象，并不断扩大，互相融合，最后形成色素沉着斑。色素沉着在夏季和光照充分的地区要更常见一些，有色人种的色素沉着更为严重。术后一旦有色素沉着发生，应立即重新使用祛斑霜并避光。如果发生色素沉着应及时治疗，色素沉着通常会在数月内消退，个别可持续至 2 年以上。术前、术后的预防措施及术中密切观察磨削深度有助于减少色素沉着。色素减退非常少见，发生时间较迟，较难预防和处理。

（四）痤疮和粟丘疹

一些患者治疗后可出现痤疮样损害，尤其是有痤疮病史的患者，痤疮样皮损通常在术后几周内出现，常规的抗痤疮治疗有效。有时在激光磨削术后上皮再生期间外用保湿剂会造成毛孔阻塞，皮肤形成粟丘疹。术后完全性封闭、使用油性药膏和纱条可加重皮脂腺的堵塞。因此，术后加强创面的局部护理是重要的防治措施。

（五）感染

激光磨削术后极少发生感染，局部近期接受过放射治疗或使用封闭性敷裹者易发生感染。创面明显疼痛，尤其是跳痛、点状疼痛、延迟愈合常预示伤口发生感染。病毒（主要是疱疹病毒）及细菌感染相对较为多见，偶可发生真菌感染。

（六）瘢痕形成

若磨削过深、术后感染、较早强揭创面痂皮或油纱布引起新生的表皮再损伤，都会使创面愈合后留有瘢痕。口周、颏部、下颌和颈部更易形成瘢痕。

八、不良反应与并发症的防治

激光皮肤磨削术的临床疗效取决于受术者的选择与病变的性质、所选用的激光种类与治疗参数的设置，以及操作者的专业知识、操作技术与经验，认识和避免不良反应的发生也是确保取得良好疗效的重要环节。虽然，目前还在开发和验证新的激光仪器、研究新材料和新技术，但激光皮肤磨削术毕竟是一种有创的皮肤美容技术，探索激光磨削术后恢复的新途径，尤其是怎样缩短创面上皮再形成时间、术后红斑消退时间以及减少皮肤色素改变发生率等方面，还需要进行大量的研究。

（一）延迟性红斑

术后表皮细胞生长因子、碱性成纤维细胞生长因子、左旋维生素 C 的使用，有利于减轻术后红斑。强脉冲光与脉冲染料激光可用于延迟性红斑的治疗，并加速其消退。

（二）瘢痕

对于口周等部位进行磨削时，应控制好能量和治疗深度。预防术后感染有助于降低瘢痕的发生。一旦出现增生性瘢痕，可给予脉冲染料激光治疗。其他治疗措施包括：外用药物（如类固醇皮质激素、积雪苷霜等）、瘢痕内注射（如类固醇皮质激素等）、口服药物（积雪苷片等）。

（三）色素沉着

使用维 A 酸、羟酸、曲酸、熊果苷、维生素 C 涂剂等外用制剂，有减轻术后色素改变和促进创面愈合的作用，但术前外用药物至少需要 2 周时间，要达到最好效果可能需要外用 2 个月以上。此外，术后防晒也是重要的一个环节，可外用防晒霜，SPF 30 以上。

（四）感染

完善的术后护理是预防感染的主要措施，而术前及术后预防性服用阿昔洛韦等抗病毒药，有助于预防疱疹病毒的感染。对于细菌和真菌感染，应根据病原菌采用敏感的抗生素及抗真菌药，轻中度感染口服药物即可，而重度感染则需静脉给药。

（胡 强）

第三节 点阵激光

局灶性光热作用原理的提出为嫩肤技术的发展翻开了新的一页。基于这一原理的激光技术，又称为点阵激光，因在照射过程中激光在皮肤组织中产生很多微治疗孔故名。与以往的剥脱性磨削术和非剥脱性嫩肤术完全不同，这一技术的建立和进一步的临床应用，有可能使我们既避免了剥脱性磨削术的不良反应，又克服了非剥脱性嫩肤技术疗效差的弱点，从而建立起一种安全高效的嫩肤手段。

一、局灶性光热作用原理

通常情况下我们认为，皮肤损伤后是否产生瘢痕主要取决于损伤的深度。当皮肤组织的损伤深达真皮中层或更深部位时，创面的组织缺损就会由瘢痕组织来补充替代，而不是正常的皮肤组织，瘢痕也就不可避免地形成了。当皮肤损伤的面积很小时（如使用细小针头进行皮肤穿刺时），皮肤并不形成瘢痕，皮肤组织中的生发组织可以很好地修复创面而不留任何瘢痕，微小的组织损伤没有被瘢痕组织替代，而是正常组织填补了损伤区域。因此，目前认为只要皮肤组织损伤面积较小，周围又存在足够多的可再生组织，愈合时仍然可避免瘢痕的形成，而且这种对皮肤较深的创伤仍能有效地激发皮肤的修复机制。

二、激光设备

利用这一原理设计的新型激光有波长为 10 600 nmCO_2 激光、1 550 nm 和（或）1 535 nm 半导体激光、2 940 nm 铒激光、1 440 nm 的 YAG 激光。

（一）CO_2 激光

新型超脉冲 CO_2 点阵激光系统是一种剥脱性的点阵激光，利用该激光对组织的消融作用，可以在皮肤上打出直径120~1 200 μm 微孔，孔间距为 500 μm，这些微孔能在治疗后一天内就闭合。微孔可达到 1 mm 深的真皮深层，损伤部分真皮组织，激发皮肤修复机制，使真皮产生新的更多的胶原并重新排列，起到嫩肤效果。当然，微孔的直径可以调节，深度可以通过调节激光能量进行改变。此外，微孔密度与激光光斑的形状也可根据治疗的要求进行调节。

（二）半导体激光

1 550 nm 和（或）1 535 nm 半导体激光系统，这种系统一般认为是一种非气化性的点阵激光，与上述 CO_2 点阵激光不同的是，它在皮肤上只产生微小热损伤带，这种损伤仅使组织热凝固而非气化消融。这样进一步减少了术后感染的风险。这一激光系统能够产生密度、直径、深度都可调节的微小热损伤带。激光脉冲能量为 4.5~40 mJ，微孔直径为 50~200 μm，可在 1 cm^2 的面积上打出高达 6 400 个微孔。通常使用微孔直径为 50~70 μm，深度为 400~700 μm，孔间距 200~300 μm 的参数进行治疗。另外，这种波长的激光可以通过光导纤维传导，临床应用时治疗头活动灵活，操作更为方便。

（三）铒激光

波长为 2 940 nm，微孔直径一般为 70~100 μm，微孔密度可调节。为增加穿透深度，可对同一区域进行 2~3 个回合的照射。有研究表明 2~3 个回合高能量照射，穿透深度可达到 150 μm。

（四）Nd：YAG 激光

波长 1 440 nm，属于非气化性点阵激光，穿透深度可达 300 μm。治疗区术后仅有红斑、水肿，一般 24 小时内即可消退。

三、适应证

（1）光老化所致的色素改变，角化性损害。
（2）皮肤皱纹、松弛和毛孔粗大。
（3）各种原因引起的凹陷性瘢痕。
（4）有报道治疗黄褐斑有一定效果。

四、禁忌证

（1）瘢痕体质者。
（2）易产生色素沉着者。
（3）精神病患者，或对治疗有过高期望值者。

（4）活动期白癜风和银屑病者。

（5）术野有活动性感染者。

五、点阵激光的优点

（1）治疗容易接受，治疗时仅轻微疼痛，局部外用麻醉药膏即可缓解甚至消除治疗时的疼痛。

（2）治疗后无须或仅需很短时间的停工休息，皮肤微孔难以用肉眼看见，因此不影响美观。很少出现渗液、出血和感染。

（3）可用于黄种人的全面部治疗。

六、点阵激光的不良反应

（1）术后局部的灼热疼痛感，皮肤红肿。灼热疼痛感一般在术后数小时即消失，皮肤的红肿一般也只持续数小时至数天。采用高能量及高密度时，较易产生红斑，有时可能持续2周以上，但程度一般比较轻。

（2）部分患者可产生术后色素沉着。产生色素的危险因素包括：深肤色、日晒、高能量、高密度。

七、不良反应的处理

（一）红斑

应避免各种刺激，可外用左旋维生素 C 以加快红斑的消退，也可用脉冲染料激光或强脉冲激光加以治疗。

（二）色素沉着

（1）避光：可外用防晒霜，SPF 最好在 30 以上。

（2）褪色剂：可外用各种褪色剂，如熊果苷、氢醌等。

（3）口服药物：包括维生素 C、维生素 E 和中药等。

（胡　强）

第八章

眼部整形美容

第一节　眼袋整复术

　　眼袋是指因眶脂肪向前膨出而形成的袋状眼睑畸形，上下眼睑均可发生，但以下睑最为常见。通常所说的眼袋一般指下眼睑。眼袋多见于 40 岁以上中、老年人，男、女均可发生，常伴有下睑皮肤松弛。部分年轻人也可发生，多与家族遗传有关，一般下睑皮肤松弛不明显。眼袋的出现是中面部衰老的主要特征之一，因此一些中老年人希望去除眼袋，以期恢复年轻的容貌；一些年轻患者更希望去除眼袋，以免显得早衰。社会需求的增加，促进了眼袋整复术的发展。目前，眼袋整复术已成为国内外最常开展的美容手术之一，而且随着对眼袋成因认识的不断深入，新的眼袋整复术式也在不断出现。

一、眼袋的形成原因

　　早期人们认为，眼袋的形成是眶隔脂肪过多和下睑皮肤松弛所致。近年来，一些学者的研究提示，眼袋的发生是眶脂肪量与下睑支持结构之间的正常平衡关系遭受破坏的结果。眼眶为容纳眼球及其附属器的锥形空腔，前口大、后端尖，四壁为骨性结构，眶口为软组织所覆盖。由于重力作用，眶脂肪有向前疝出的倾向，但对于眶脂肪量正常的年轻人，这种倾向被强韧有力的下睑支持结构（包括外眦腱、睑板、眶隔、眼轮匝肌、皮肤等）阻止，故不致形成眼袋。当眶脂肪过多或眶脂肪不多但下睑支持结构随衰老变得松弛薄弱时，支持结构便不足以阻止眶脂肪疝出，于是眼袋形成。由此可见，先天性眶脂肪过多可导致眼袋形成；眶脂肪不多，甚至减少，但衰老引起的下睑支持结构松弛薄弱也可导致眼袋形成。有学者提出眼球支持结构随衰老而发生的张力下降在眼袋形成中起着一定的作用。因为眼球支持结构张力下降可致眼球下沉，使其与眶下壁之间的间隙变小，结果压迫眶脂肪向前疝出。另有学者提出眶颧韧带松弛也参与了眼袋的形成。眶颧韧带起源于眶缘下，穿过眼轮匝肌止于睑颊移行处皮肤的真皮层。随着衰老，松弛的下睑皮肤、肌肉、眶隔和眶脂肪悬垂于相对固定的眶颧韧带上从而形成袋状畸形。基于上述研究，有学者将眼袋分为原发性与继发性两类。前者主要由先天性眶脂肪过多所致，多见于年轻人，在眼袋病例中所占比例少于 10%。后者主要由下睑支持结构老化引起，多见于 40 岁以上的中老年人。

二、眼袋的临床表现

　　皮肤老化通常从 30 岁开始，随年龄增长而日趋明显。其老化速度具有明显的个体差异，并受到内外环境因素综合作用的影响。眼睑皮肤是人体最薄的皮肤之一，眼又是处于人体最显露的部位，所以眼睑皮肤的老化症状最容易被察觉和受到人们的重视。

由于下睑皮肤、眼轮匝肌、眶隔和眦韧带等结构的薄弱、松弛及张力减退，导致下睑外观上呈现异常和畸形。临床表现为下睑皮肤松弛、堆积，眶内脂肪脱出垂挂呈袋状，外眦位置下移，下睑缘与眼球贴合不紧密，下睑缘弧度增加，下泪点外移溢泪。皮肤松弛严重者，由于重力可导致睑球脱离，下睑外翻；也可因下睑缩肌无力，眶隔和下睑皮肤松弛，不能对抗睑板前眼轮匝肌收缩而使睑缘内卷、倒睫。因此下睑整形术和上睑整形术同样居老年者整形术首位。

三、眼袋整形术

因为眼袋整形术大多为中老年者，所以要与上睑整形一样详细询问老年病病史，并在术前1周禁用类固醇激素、扩血管和抗凝血药物。检查下睑皮肤、眼轮匝肌松弛程度及脂肪突出的位置。一般脂肪突出最明显的为中、内两个脂肪球，大部分青、中年者外侧脂肪球无明显突出。

由于眼袋的临床表现呈多种形式，如以皮肤肌肉松弛为主要特征的下睑垂挂畸形，或以眶内脂肪突出为主要特征的下睑臃肿。不同的具体情况应采用不同的手术方法，但手术的目的都是使松弛的各层组织得以修复和加强。

（一）经结膜入路眶脂肪切除法

（1）适应证：本法仅适用于下睑眶脂肪脱垂而皮肤松弛不显著者。

（2）手术步骤：①翻转下睑，1%利多卡因1 mL下穹隆结膜下浸润麻醉后距睑板缘2~3 mm处切开结膜1~1.5 cm。②用小弯剪分离切缘结膜，即可见浅黄色眶脂肪膨出。③剪开眶脂肪外膜，轻牵出各组眶脂肪，对年轻的眶脂肪确实过多的患者，分别去除，仔细止血。④以7-0丝线间断缝合结膜切口1~2针。也可不缝合切口，于下穹隆内涂抗生素眼膏即可。

（3）术后处理：①结膜囊内涂少量金霉素眼膏后加压包扎24小时。②每日滴抗生素眼液1~2次。③4天后拆除结膜切口缝线，拆线时可滴1%丁卡因1~2滴。

（二）经皮肤入路皮瓣法

（1）适应证：下睑有眶脂肪膨出体征，同时皮肤皱纹较多，但无明显眼轮匝肌松弛和泪槽畸形的患者。

（2）手术步骤：①自下泪点下2~3 mm处平行睑缘划线，至外1/2时略向下移，至外眦时此线约距外眦4 mm，然后折向外下方鱼尾纹方向伸延4~5 mm，此为切口线。②以1%利多卡因浸润麻醉下睑切口及下睑待分离区域。③沿切口线切开皮肤、皮下组织。④以细弯剪，在皮肤与眼轮匝肌间潜行剥离至下眶缘水平，止血。⑤下牵切口皮肤，显露睑板下区，在标记的凸出部，分开眼轮匝肌纤维，显露眶隔。⑥于眼轮匝肌瓣中部横行剪开，显露眶隔。⑦打开眶隔，轻轻按压眼球，去除过多的脂肪。⑧缝合眶隔（过松弛者可加强缝合；眶隔无明显松弛者，可不缝合眶隔）。⑨眼轮匝肌松弛者，可于近睑缘处去除1条眼轮匝肌或做眼轮匝肌的折叠缝合。⑩嘱患者睁眼向上看，使分离的下睑皮肤平铺于眼轮匝肌上，去除超出切口线部分的皮肤。为准确去除多余皮肤，防止去除过多，可先在中、外1/3交界处剪开预切皮肤，其宽度以尽力向上看时，下睑切缘缝合无张力为度。然后再由一端沿上切缘弧度剪除多余皮肤。⑪6-0/7-0丝线间断缝合皮肤。

（3）术后处理：切口涂少量抗生素眼膏，加压包扎。24小时后去除敷料，7天后拆线。

（4）术中注意要点：①勿在中央和内侧组间隙处做锐性深层分离，以免损伤下斜肌肌纤维及腱膜。②下睑皮肤的去除应坚持"宁少勿多"原则。切除皮肤时务必使患者双眼向上看（此为下睑皮肤最大需要量），或切除前试缝1针，以向上看时无睑球分离为度，然后切除缝线间皮肤。若切除过量，矫正将十分困难。

（三）经皮肤入路肌皮瓣法

（1）适应证：下睑有眶脂肪膨出体征，伴有明显的皮肤肌肉松弛表现，但无泪槽畸形存在的患者。

（2）手术步骤同"经皮肤入路皮瓣法"，分离时直接在眼轮匝肌下分离而不做眼轮匝肌与皮肤间的分离。

（3）术后处理：同"经皮肤入路皮瓣法"。

（四）经皮肤入路眶脂肪保留、眶隔重置法

（1）适应证：下睑眶脂肪膨出、皮肤肌肉松弛和泪槽与睑颊沟畸形同时存在的患者。

（2）手术步骤：①以1%利多卡因局部浸润麻醉后，经睫毛下皮肤切口，切开皮肤与眼轮匝肌，在眼轮匝肌与眶隔之间进行剥离，向下到眼轮匝肌下缘，向外达颧突，形成皮肤—肌肉瓣。②用眼睑拉钩将皮肤—肌肉瓣向下牵拉，暴露眶隔与眶下缘，然后用手指经上睑皮肤轻压眼球，观察下睑眶脂肪疝出的状况。③沿眶下缘剪开眶隔，释放眶脂肪，再次用手指经上睑皮肤轻压眼球，观察眶脂肪经切开的眶隔下缘向外疝出的状况，如眶脂肪过多，做部分切除。④将眶隔下缘连带释放出的眶脂肪下端缝合固定于眶下缘下方3~5 mm处的骨膜上，以缩紧眶隔和填充眶下缘前方的凹陷区，然后嘱患者睁眼向上凝视并最大限度地张口，此时若出现下睑缘外翻或退缩，则将眶隔重置位置适当上移，直至做上述动作时不出现下睑外翻和退缩时为止，以免术后发生下睑易位。⑤再次用手指经上睑皮肤轻压眼球，观察是否仍有眶内脂肪自眶隔疝出，如有，将该处眶隔剪一小口，切除多余的脂肪后再予缝合。⑥切除多余的皮肤肌肉，将外眦下方的眼轮匝肌用5-0尼龙线固定于眶外侧结节前方的眶缘骨膜上，然后缝合皮肤切口。⑦术后下睑轻压包扎。

（3）术后处理：切口涂少量抗生素眼膏，加压包扎。24小时后去除敷料，7天后拆线。

（4）术中注意要点：打开眶隔后应谨慎操作，避免损伤下斜肌肌纤维及腱膜。

（五）经结膜入路眶脂肪保留、眶隔重置法

（1）适应证：本法仅适应下睑眶脂肪膨出、皮肤肌肉松弛和泪槽与睑颊沟畸形同时存在但皮肤松弛不显著者。

（2）手术步骤：①翻转下睑，以1%利多卡因下穹隆结膜下浸润麻醉后距睑板缘2~3 mm处切开结膜2~3 cm。②用小弯剪分离切缘结膜，即可见浅黄色眶脂肪膨出。③于眶脂肪的间隙由后向前下方分离，达眶隔后眶下缘水平。向两侧分离，显露眶下缘。④沿眶下缘剪开眶隔，释放眶脂肪，并自下眶缘在眼轮匝肌下分离4~5 mm，用手指经上睑皮肤轻压眼球，观察眶脂肪经切开的眶隔下缘向外疝出的状况，如眶脂肪过多，做部分切除。⑤以7-0丝线间断缝合结膜切口1~2针。也可不缝合切口，于下穹隆内涂抗生素眼膏即可。

（3）术后处理：①结膜囊内涂少量抗生素眼膏后加压包扎24小时。②每天滴抗生素眼

液1~2次。③4天拆除结膜切口缝线，拆线时可滴1%丁卡因1~2滴。

（4）术中注意要点：在眶隔后分离时应谨慎操作，避免损伤下斜肌肌纤维及腱膜。

四、术后并发症及处理

（1）眼干燥：由下睑缘伤口瘢痕收缩，下睑轻度退缩，睑裂轻度闭合不全所致。一般数月后随着瘢痕松解，症状会逐渐好转和消退。在这段时间内应白天滴抗生素眼药水，睡前涂抗生素眼膏。术中操作要细致和轻柔，避免过多应用电刀和电凝。

（2）溢泪：由伤口水肿和收缩，对泪液排流产生机械性干扰所致，一般发生在术后数天，症状随局部水肿消退而消失。

（3）角膜损伤：主要是由于手术不细致而引起的误伤。因此术中要注意用湿棉球轻压止血，忌用大块干纱布擦血。对手术操作不熟练者，使用电刀时可用湿棉球保护角膜。

（4）血肿：可以发生在皮下、肌肉内和眶隔内。皮下淤血多见于下睑做皮下和眼轮匝肌之间锐性分离者。肌肉内出血多见于分离下睑肌皮瓣或眼轮匝肌松弛矫正术后。眶隔内出血多因去眶脂时止血不完善引起。当术后受术者有眼球胀痛、局部肿胀淤血严重，下睑穹隆结膜有淤血、上抬等情况时，都要警惕眶隔内出血，必须及时打开眶隔清除血凝块和止血，否则血液渗入球后可能会因血肿压迫视神经而导致失明。皮下和肌肉内血肿也会因机化形成硬结，影响手术效果。所以术中仔细止血是关键。

（5）下睑凹陷：发生原因和处理方法：①由于眶脂去除过多，包括切除了部分球后脂肪。②受术者本身是深凹的眼型，有比较隆突的下眶缘，术前未做仔细检查（这种眼型的受术者不应去除眶脂），应该将隆突的眶缘修整，即在下睑板下缘切开眼轮匝肌，暴露眶下缘，切开和剥离眶下缘骨膜，用球形骨钻将隆突的下眶缘修整。对下眼袋明显，眶下缘凹陷以眶下缘的中、内侧为更显著者，可按常规眼袋整形术式暴露眶隔膜，在眶隔膜和眼轮匝肌之间进行锐性分离，清晰和完整地暴露眶下缘，在眼轮匝肌深面紧贴眶下缘骨膜向下分离达眶下孔平面。轻压眼球，眶隔向前膨隆呈弓状，于膨隆高点处横形切开眶隔膜，可见多余的眶隔脂肪自然疝出。如脂肪过多，可做少量切除，大部分保留，稍游离，将它铺平，充填于眶下缘5 mm范围内。如眶下缘中、内侧的凹陷明显，充填量可多些，用5-0丝线将脂肪与眶下缘稍下方（不超过5 mm范围内）的骨膜缝合固定，其余眼轮匝肌瓣的提紧、多余眼轮匝肌和皮肤的切除及切口缝合，都按常规操作。

（6）外眦粘连：这是由于设计的切口在外眦部不是平行下睑缘并转向外下，而是延向外上，以致术后瘢痕增生的结果。一旦发生需做赘皮切除"Z"成形术整复。

（7）睫毛脱落：眼袋整形术的切口应在下睑缘下1~1.5 mm，如过于贴近睫毛缘，会因损伤毛囊而致睫毛脱落或生长错乱。

（8）下睑皱襞：下睑缘出现像重睑样皱襞，这是由于下睑板前眼轮匝肌被切除，皮肤与睑板粘连之故。

（9）下睑退缩：由于眶隔修剪过度和缝合过紧，睑缘向后方牵拉的角度过大所致。正常人在原位注视时，下方角膜恰与下睑缘平齐，下睑退缩时下方巩膜部分暴露，如退缩明显应将眶隔缝合松解。

（10）感染：因眼睑血供丰富，感染较为少见，但一旦发生，后果是严重的，应该全身用药以控制感染，局部应尽早拆线及引流。

（11）睑球脱离、下睑外翻：是最常见的并发症，容易发生在巨大型眼袋受术者或老年性皮肤弹性差的受术者。所以在下睑松弛切除量的测定时必须细致、慎重，并经反复确认后再进行裁剪，对经验不足者以定点分段切除为稳妥。一旦发生，轻微者可局部按摩以促使下睑皮肤松解，一般数月后即可复原。中度者，可做下睑灰线劈开，前层和后层各切除一块三角形组织后创口行相嵌缝合，收紧下睑；或将眼轮匝肌瓣向外上眶缘提吊固定；或利用上睑旋转皮瓣、鼻侧皮瓣、颧部皮瓣矫正外翻，严重者需游离植皮矫正之。

（12）双眼不对称、切口偏低、瘢痕显露、手术效果不佳等：这些都是因为手术切口设计不对称、设计不当、缝合粗糙和脂肪球切除过多或不足，或对松弛皮肤的切除量估计不足、下睑前壁提紧不足等原因所造成。

（阴　爽）

第二节　睑下垂矫正术

一、睑下垂的定义、病因及分类

（一）定义

通常来讲，正常人在无额肌参与情况下双眼自然平视时，上睑覆盖角膜上方 1.5~2 mm。因各种先天或后天因素造成的上睑睑缘位置低于此界线，即可诊断为睑下垂。上睑下垂时，由于上睑部分或全部遮盖视野，患者往往通过将额肌过度收缩或仰视来摆脱这一干扰，结果常导致额部皱纹增加，眉缘距增宽，久而久之甚至引起颈部肌肉或颈椎的畸形。因此，睑下垂不仅对患病者的视觉功能造成很大的影响，还会影响患者的外观，给患者带来巨大的心理负担。

（二）按病因分类

睑下垂从不同角度有多种分类方法。无论何种分类各有其优缺点。

1. 先天性睑下垂

单纯性睑下垂是由于提上睑肌发育异常而致其功能减弱，甚至丧失，不伴有外肌功能障碍以及眼睑或其他部位畸形的睑下垂。临床大部分先天性睑下垂属于此类。另外，临床上尚有一些除睑下垂外合并有其他异常的患者，如睑下垂伴上直肌部分麻痹者，据文献报道，此类患者有 5%~6% 的提上睑肌发育不良伴有上直肌功能下降。先天性小睑裂综合征，即除睑下垂外，还伴有小睑裂、倒向型内眦赘皮，内眦间距增宽，也称为 Komoto 综合征。颌动瞬目综合征（Marcus Gunn 综合征），即静止时一侧眼睑下垂，当咀嚼、张口或下颌朝向对侧移动时，下垂的上睑突然上提，甚至超过对侧高度。

2. 后天性睑下垂

（1）神经源性：①动眼神经麻痹可因动眼神经的病变所致。这种睑下垂可单独存在，但更多的还伴有眼外肌麻痹和瞳孔异常。其病变的性质可以是发育异常，也可以是外伤、肿瘤、炎症、血管病变所致。②后天获得性霍纳（Horner）综合征为交感神经麻痹的部分症状，多见于颈部手术、外伤与甲状腺病症患者。因 Müller 肌的交感神经受到损害，导致米勒（Müller）肌麻痹而睑轻度下垂，此类患者通常同时患有小睑裂、眼球内陷以及瞳孔缩小。此 4 种症状构成 Horner 综合征，或称为交感性上睑下垂。

（2）肌源性：①重症肌无力在肌源性睑下垂中最为常见，是由神经肌肉交接处神经递质传递发生障碍所致。睑下垂通常为首发症状，可以是单侧或双侧，睑下垂有典型的"昼轻夜重"和"疲劳"现象，新斯的明试验或 Tensilon 试验可做鉴别。②进行性肌营养不良症是一种由遗传因素引起的慢性进行性疾病，眼疾型是其 5 型临床分型中较为少见的一种，呈进行性双眼睑下垂和眼外肌麻痹。

（3）腱膜性睑下垂：由各种原因所致的提上睑肌腱膜损伤都可导致睑下垂，统称为腱膜性睑下垂。这是临床上多见的一种睑下垂，可由外伤及老年腱膜的退行性病变所致，后者见于老年人皮肤松弛、腱膜弹性减退、眶隔薄弱等情况。

（4）机械性睑下垂：上睑肿瘤中最为常见的有神经纤维瘤、血管瘤、淋巴管瘤等都可使上睑重量增加，引起机械性睑下垂。

（5）假性睑下垂：由于眼眶内容量减少，如眼球萎缩、眼球摘除、眶底骨折造成眼球后陷等，导致上睑缺乏支撑而下垂。外观显示睑呈下垂状态，但客观检查提示提上睑肌功能正常，上睑的真实位置也正常。

（三）按睑下垂程度分类

睑下垂分轻、中、重度，一般采用测量睑缘高度或瞳孔被遮挡程度两种方法判断。

1. 按睑裂高度分

除去额肌作用，测量双眼在平视位、向上看和向下看 3 个不同位置的睑裂高度，如果双眼差别在 2~4 mm 为轻度下垂，5~7 mm 为中度下垂，>7 mm 为重度下垂。

2. 按上睑遮挡瞳孔的程度划分

除去额肌力量，正常人睑缘位于瞳孔上缘和角膜上缘之间。若上睑缘位于瞳孔上缘，其下垂量为 1~2 mm，称为轻度下垂；上睑缘遮盖瞳孔上 1/2，下垂量为 3~4 mm，称为中度睑下垂；如果上睑缘下落到瞳孔中央水平线，其下垂量为 4 mm 或 4 mm 以上者，称为重度睑下垂。

二、睑下垂相关的应用解剖和生理

（一）提上睑肌

提起上睑的肌肉主要是提上睑肌、Müller 肌，额肌可看作是提上睑肌的协同肌，有一定的提上睑作用。各种原因引起的提上睑肌或 Müller 肌功能不全或丧失均可导致不同程度的睑下垂。

提上睑肌起自眶尖肌肉总腱环上方，在上直肌的上方，额神经的下方沿眶上壁向前行走，并逐渐呈扇形散开，形成提上睑肌腱膜。在到达上睑板上缘时，与眶隔纤维互相融合。腱膜的大部分纤维附着于睑板前面，并延伸到睑板中 1/3 与下 1/3 交界处。部分腱膜纤维通过眼轮匝肌与上睑皮下发生联系，即产生上睑皱襞，俗称双眼皮。睑下垂的患者，由于提上睑肌肌力差，往往无上睑皱襞。

提上睑肌近上眶缘处，其肌鞘增厚形成上横韧带，又称节制韧带或称 Whitnall 韧带，它通常位于提上睑肌前面，也可包围着肌肉。韧带的颞侧部分扩展到眶部泪腺，鼻侧部分与滑车筋膜相连，在一定程度上起着限制上睑过分运动的作用，同时也是提肌肌腹与腱膜移行部的标志，还可以改变提上睑肌收缩力的方向，使之由后前向转为上下向，有利于上睑上提。

（二）Müller 肌的解剖与生理

Müller 肌是很薄小的平滑肌，上下睑各一，肌肉在眶隔深层。Müller 肌较宽，它起自上睑板上缘上方约 12 mm 处，在提上睑肌腱膜后面，止于上睑板上缘，此肌肉受交感神经支配，其作用是协助提上睑肌开大睑裂。在惊恐、愤怒时此肌收缩，使睑裂明显开大，麻痹或受炎症侵袭时，可导致上睑呈轻度下垂状态。交感神经疾病也可引起 Müller 肌功能受损导致轻度睑下垂，称为 Horner 综合征。

（三）额肌的解剖与生理

额肌是帽状腱膜的延续部分，通过帽状腱膜与枕肌相连。额肌止于眉部皮肤深层，没有骨性附着点，其肌纤维呈纵行走向。在睑下垂的情况下，额肌是提高上睑的重要肌肉，但它提上睑的作用，必须通过皮肤、皮下组织和眶隔的传递，所以在提高上睑时眉毛一起上抬，眉部与发际间的距离变短。各种利用额肌的睑下垂矫正术，则是使额肌直接与睑板发生联系，从而达到并加强其提上睑作用。额肌由面神经支配，如果面神经麻痹，则不能选择利用额肌的手术。

（四）眼轮匝肌的解剖与生理

眼轮匝肌是眼睑的括约肌，眼轮匝肌可看作为提上睑肌的拮抗肌，眼轮匝肌痉挛时可引起假性睑下垂。眼轮匝肌根据部位不同可分为睑板前轮匝肌、眶隔前轮匝肌及眶部轮匝肌。

三、睑下垂的术前检查和测量

（一）睑下垂病因学检查

（1）新斯的明试验或 Tensilon 试验以确定睑下垂是否为重症肌无力所致。用新斯的明 0.5~1 mg 肌内注射或颞侧皮下注射。30 分钟至 1 小时肌力明显恢复者，即可确定诊断。Tensilon 试验：静脉注射 Tensilon 2 mg（15 分钟前注射 1 mg 阿托品）1 分钟后观察上睑高度，配合肌电图检查效果更显著。

（2）可卡因和肾上腺素试验或 10% 去氧肾上腺素试验可除外交感神经性下垂和测试 Müller 肌功能。

（3）咀嚼下颌运动试验用以排除 Marcus Gunn 综合征，当将口张开，或下颌移向对侧时，睑裂开大；反之，睑下垂。

（4）排除全身情况，必要时需请神经内科、外科医师会诊，或借助 B 超、X 线、CT、磁共振等影像学检查。

（二）提上睑肌肌力的测定

提上睑肌肌力的大小对手术方式的选择具有重要作用，因此，正确测量提上睑肌肌力十分重要。提上睑肌肌力测量方法如下：用拇指向后压住患侧眉部，嘱患者尽量向下注视，用直尺零点对准上睑缘，再嘱患者尽量向上看，睑缘从下向上提高的幅度（mm 表示）即为提上睑肌肌力。

根据临床手术选择的需要。可将肌力分为 3 级：良好（≥10 mm）；中等（4~9 mm）；弱（≤4 mm）。一般来说，肌力越差，下垂越明显。

(三) 睑下垂量的测定

通常情况下，正常人在自然睁眼原位注视时，上睑睑缘位于瞳孔上缘与角膜上缘之间中点水平，即上睑缘覆盖上方角膜 1.5～2.0 mm。对单侧眼患者来说，下垂量的测定很简单：测量原位时的两侧睑裂高度，两者之差即为下垂量。

(四) 上睑迟滞

正常人当眼球下转时，上睑随着眼球下转而下落。在先天性睑下垂患者，由于提上睑肌外角、内角或上横韧带太紧，或提上睑肌纤维化，当眼球下转时上睑不能随之下落，即为上睑迟滞。这种情况只出现在先天性睑下垂的患者，而其他类型患者无此现象。因此，可作为与其他类型睑下垂鉴别的重要依据。值得注意的是，这种现象手术后不会消失可造成睡眠时睑裂闭合不全，因此，手术矫正量要保守一些。

(五) 上直肌及其他眼外肌检查

先天性睑下垂常伴有上直肌麻痹或不全麻痹，或同时有下斜肌功能不全，以致贝尔 (Bell) 现象消失。遇此情况手术纠正量要减少一些，尽可能减轻或消除手术后的眼睑闭合不全。外伤性或神经源性睑下垂还可以伴有其他眼外肌麻痹而出现复视，这时，下垂的上睑会掩盖复视症状，如要矫正睑下垂，则需先解除复视症状，否则，睑下垂矫正后患者复视更趋明显。

(六) 额肌肌力的测定

嘱患者向下看，额肌伸展放松，将直尺零点置于眶缘眉弓下缘处，再嘱其尽力向上看，额肌收缩，眉部上提，观察眉下缘上提毫米数，即额肌运动幅度。

测定额肌的力量，可预测利用额肌的手术后效果，一般情况下，额肌肌力>7 mm 者，预后较好；<7 mm 则较差，额肌肌力很差或面神经受损造成的中枢性面瘫或周围性面瘫，均不能选择利用额肌的手术。

(七) Müller 肌功能测定

将浸有 1：1 000 肾上腺素和 5%可卡因的小棉片置于上穹隆，或 10%去氧肾上腺素滴于上穹隆，10 分钟后如上睑提高，说明 Müller 肌有功能。为了排除下睑 Müller 肌兴奋致下睑下移而造成对睑裂宽度的影响，可测量试验前后瞳孔中央反光点至上睑缘的距离。

(八) 下颌—瞬目联带运动现象

是一种特殊类型的先天性睑下垂，特征是在静止时一侧睑下垂，当患者咀嚼、张口或下颌朝向对侧方向移动时，下垂的上睑可突然上提，甚至超过对侧的高度。其原因可能是由于三叉神经核的翼外神经部分与提上睑肌神经核区域间存在着异常联系，或三叉神经与动眼神经之间在周围发生运动支的异常联系。

(九) Bell 现象的检查

当闭合双眼时，眼球自动向上或向外上方偏斜，是一种正常生理保护现象，称 Bell 现象。有些情况下，术前 Bell 现象存在，术后由于疼痛，眼轮匝肌不收缩，Bell 现象可暂时消失。先天性睑下垂常伴有上直肌麻痹，或同时伴有下斜肌功能不全，以致 Bell 现象消失，遇此情况，手术量要保守。

四、上睑下垂手术时机的选择

由于睑下垂的病因、程度、发生时间、单侧或双侧及视力受损程度等情况不同，手术时间选择不尽相同。

（一）先天性上睑下垂手术时间的选择

1. 先天性重度睑下垂

一般在 3~5 岁以后手术为宜；若双侧者为预防仰视抬颌，脊柱后弯畸形发生及视力下降和弱视形成可考虑在 1 岁左右手术；单侧者如不伴有其他必须提前矫正的畸形可推迟到入学前手术。

2. 先天性中度睑下垂

提上睑肌尚存在部分功能，瞳孔未被眼睑全部遮挡，视物可用额肌替代提高上睑，视力一般较好，可在入学前手术治疗。但为了改善外观及减少精神上的负担，也可早些时候手术。

3. 先天性轻度睑下垂

眼外观无明显影响和无视力障碍，手术可等到患者能在局部麻醉下接受手术时给予矫正。

4. 上睑下垂伴有眼外肌麻痹

患眼视力尚可，要考虑术后是否可能发生复视，一般应先矫正斜视后再行睑下垂矫正术。

5. 先天性睑下垂伴有眼部或其他部位异常者

Komoto 综合征应分期手术，一般最好先矫正内眦赘皮、小睑裂、塌鼻梁等畸形，待后期行睑下垂矫正。但特殊情况下也可各种畸形一次矫正完成。Marcus Gunn 综合征大部分随年龄增长症状逐渐减轻或消失，如青春期以后睑下垂仍无改善，方可考虑手术治疗。

（二）后天性睑下垂的手术时间选择

1. 因全身疾病所造成的睑下垂

必须检查原因并予以治疗，全身疾病痊愈或病情稳定在 6~12 个月以上方可考虑手术治疗。

2. 动眼神经麻痹性睑下垂

在系统的非手术治疗 1 年左右认为确无恢复可能时才可考虑手术治疗。伴有眼外肌麻痹术后可发生复视者，应先矫正斜视，再考虑矫正睑下垂。

3. 外伤性睑下垂

提上睑肌撕裂或断离，骨折移位压迫应立即手术；如果顿挫伤或血肿压迫神经末梢或提上睑肌时，应该经过一段时间的非手术治疗，病情稳定 1 年以上，确实无自行恢复可能后才可以手术治疗。

4. 重症肌无力性睑下垂

经全身药物治疗病情稳定，睑下垂固定不变，1 年后再考虑手术。

5. 机械性和老年性睑下垂

视情况采取积极态度，在治疗原发病基础上，同时解除睑下垂症状。

五、睑下垂手术方式的选择

(一) 睑下垂手术的目的

矫正睑下垂的目的在于提高上睑，恢复正常的睑裂高度，使视轴摆脱下垂上睑的干扰，在考虑功能同时尽可能达到美容目的。理想的手术结果应达到下列要求：①两侧上睑在原位注视及运动时基本对称，包括上睑皱襞及睑缘弧度自然对称，双侧眉毛高度一致等。②视轴完全暴露，并保持正常的眼睑开闭及瞬目。③睡眠时眼睑闭合正常。④睫毛不因手术而变得杂乱或被破坏，无睑内翻或睑外翻，无结膜脱垂。⑤术后不干扰泪液分泌。由于患者情况各不相同，而且每一种术式都有其优点和不足之处，所以临床中很少能达到完全理想的程度。

(二) 手术方式的选择

任何一种矫正睑下垂的手术方式都不可能适合所有睑下垂病例。因此，在认真做好术前检查，掌握好手术时机的基础上，更重要的是选择一种最适合患者的手术方式。手术方式的选择主要根据患者的提上睑肌肌力，参考下垂量来决定。

(1) 提上睑肌肌力<4 mm 时，应选择利用额肌力量的手术。此类手术方法繁多，悬吊的材料也多种多样，目前最常采用的额肌瓣悬吊术和阔筋膜悬吊术。

(2) 提上睑肌肌力 4~9 mm 时，应选择做提上睑肌缩短术。

(3) 提上睑肌肌力 ≥10 mm 时，既可做提上睑肌缩短术，也可选择做提上睑肌折叠术。

六、睑下垂手术方法

(一) 利用提上睑肌力量的手术方法

利用提上睑肌力量的手术适用于所有类型的提上睑肌功能良好的患者。

1. 提上睑肌短缩术

适用于有少量提上睑肌功能的肌源性睑下垂。在切除腱膜的时候可以同时切除其下方的Müller 肌。切除量取决于眼睑下垂的程度以及提上睑肌的功能。需要清楚的是，切的量越大，导致术后"兔眼"以及上睑迟滞现象就越严重。提上睑肌短缩术有两种手术入路，下面介绍具体手术方法。

2. 经皮肤切口的提上睑肌短缩术

(1) 手术方法：①2%的利多卡因加适量的肾上腺素局部浸润麻醉。②皮肤切口，用亚甲蓝画出上睑重睑线，沿画线位置切开皮肤、皮下组织，直达眼轮匝肌表面。③切除睑板前轮匝肌，皮肤切开后，稍许分离，于切口下切除睑板前一条宽3~5 mm 眼轮匝肌。④暴露睑板前提上睑肌腱膜和眶隔膜。⑤剪开眶隔膜，暴露提上睑肌腱膜和节制韧带。⑥分离提上睑肌，于睑板上缘横向切断提上睑肌（腱膜）和 Müller 肌。⑦在反复比照好睑裂高度后，缩短提上睑肌至适当位置，并打活结固定，再次嘱患者平视，观察睑裂高度至满意。切除多余的提上睑肌。⑧皮肤缝合形成重睑。

(2) 术后处理：①术后 2 天首次换药，观察伤口及睑位矫正。②7 天拆线。③术后酌情应用抗生素、止血药。

3. 经结膜切口提上睑肌缩短术

(1) 麻醉方法，同经皮肤切口法。

（2）用眼睑拉钩和睑缘牵引缝线翻转上睑，充分暴露上穹隆部结膜。

（3）在睑板上缘上 2~3 mm 处水平剪开穹隆部结膜并沿结膜与 Müller 肌之间向上仔细分离，直达穹隆顶部。

（4）于结膜切口两端分别纵行将 Müller 肌和提上睑肌腱膜剪一小口，用剪刀从一侧小切口伸进，在腱膜表面向另一侧做钝性分离。继而用蚊氏钳从切口一端伸进，另一端穿出，将提上睑肌腱膜和 Müller 肌夹住。

（5）在睑板上缘与蚊氏钳之间横行剪断腱膜和 Müller 肌，用剪刀分离，使腱膜与眶隔膜完全分开至所需高度。

（6）剪断节制韧带内外角使提上睑肌完全松动。

（7）测量出所需切除提上睑肌的长度。在准备切除处上方 2 mm 处，做内、中、外三对从后向前引出的三对褥式缝线，切除多余肌肉。将三对褥式缝线从后斜向前下穿过上方睑板，经眼睑于皮肤面相当于重睑线处穿出。将缝线结扎于小橡皮片上。

（8）穹隆部结膜切口用丝线连续缝合。

（二）利用额肌力量的手术评价及方法介绍

1. 额肌瓣悬吊矫正术

额肌瓣悬吊矫正手术，是将额肌下端游离制成额肌组织瓣并将其下移，直接与上睑板缝合固定，直接利用额肌收缩，抬举上睑达到矫正下垂目的。

（1）适应证：提上睑肌功能极差（肌力在 4 mm 以下）或完全丧失的各类先天性和后天性重度睑下垂以及其他术式失败等，只要额肌功能良好者均适用。

（2）手术方法：①上眼睑切口，按重睑手术设计并做上睑皮肤切口，深达上睑板表面，并在切口下切除宽约 4 mm 一条轮匝肌，露出睑板。②自上睑皮肤切口处沿轮匝肌表面向上分离，达眶缘后继续向上在额肌与皮下组织间剥离，直达眉毛上方 20~25 mm 处，宽 25~35 mm。③在眼睑皮肤切口处，用拉钩将切口上缘向眉部牵拉，在切口内于眉部下缘将额肌横行切开，直达肌下骨膜表面，宽 15~20 mm。然后沿额肌深面与骨膜之间向上分离，将额肌自骨面分开掀起，将额肌与骨膜分离。④剪开额肌两侧制成额肌舌状瓣，一般瓣长为 20~25 mm，瓣宽 15~20 mm。⑤将额肌舌状组织瓣通过轮匝肌肉下隧道，下移引至睑板中部，调整适当高度，用 3-0 丝线将肌瓣与睑板褥式缝合固定三针。观察上睑缘位置和弧度，一般使上睑缘位于角膜上缘上 1~2 mm 为宜。术中观察满意后，可适当再增加缝线加强固定。⑥缝合上睑皮肤切口，形成重睑。

2. 提上睑肌腱膜瓣—额肌吻合术

本法通过术中制作提上睑肌腱膜瓣和额肌片状组织瓣并将两者吻合固定，利用额肌收缩，抬举上睑，达到矫正睑下垂目的。术中额肌剥离范围小，损伤轻，术后重睑形成自然美观、效果可靠持久。

（1）适应证：①提上睑肌肌力完全或近于完全消失的先天性重度睑下垂。②外伤性或眶部手术后并发的重度睑下垂。③其他矫正术失败者。④Marcus Gunn 综合征。

（2）手术方法：①按重睑术设计上睑皮肤切口线，单侧者依据需要或按健侧重睑线设计。②制作提上睑肌腱膜瓣。按设计切开上睑皮肤分离皮下达眼轮匝肌表面，暴露睑板前表面。将皮肤切口上缘向上拉开，暴露睑板上缘及眶隔附着缘，横行剪开眶隔，沿提上睑肌腱膜表面向上分离，直到充分暴露节制韧带。在节制韧带下缘横行切开提上睑肌腱膜，宽约

15 mm，自此切口在提上睑肌腱膜、Müller 肌与结膜之间向下分离，达睑板上缘附近。然后在切口两端向睑板上缘方向斜形切开，形成"舌"形提上睑肌腱膜瓣。③制作额肌片状组织瓣。参照额肌瓣悬吊矫正术方法制作额肌片状瓣，额肌瓣制作不必过长。④提上睑肌腱膜瓣与额肌吻合固定，牵引提上睑肌腱膜瓣，通过眶隔膜后隧道向上与额肌瓣相吻合，牵拉提上睑肌腱膜瓣达适当高度，观察睑缘位置与弧度，一般使上睑提高，睑缘位于角膜缘上 1~2 mm 为宜。然后用 3-0 丝线将提上睑肌腱膜瓣与额肌瓣褥式缝合固定。⑤缝合皮肤切口，形成重睑。可做下睑牵引缝线，向上牵引下睑，遮闭睑裂，以防止暴露性角膜炎发生。

七、睑下垂手术后的并发症及处理

睑下垂矫正术后常见并发症有以下几种。

(一) 矫正不足

在先天性睑下垂病例，矫正不足甚为常见，可能由于手术方式选择不当，如提上睑肌肌力缺失，而选提上睑肌缩短术，术后会逐渐出现矫正不足，或者在提上睑肌缩短术中缩短量不足；又如利用额肌的手术，缝线固定位置不好，或术后轮匝肌强烈收缩（见于不合作儿童）都可造成缝线松动，导致矫正不足。

预防矫正不足的关键在于术前做详细的检查，根据检查结果选择合适的手术方式。切忌用单一的手术方式治疗不同提上睑肌肌力的各种类型睑下垂。适当的过度矫正也是预防睑下垂手术矫正不足的一种方法。

(二) 矫正过度

矫正过度也是睑下垂手术比较常见的并发症。如果出现矫正过度，可做以下处理：①术后 2 周内发现矫正过度，可用手向下按摩上睑，或嘱患者闭眼后用手压住上睑，再努力睁眼，如此反复训练 2~3 个月，常能奏效。②如矫正过度超过 3 mm，特别是出现角膜并发症时，需及时手术。手术后早期，可将创口打开将提上睑肌或额肌瓣或筋膜固定于睑板上的缝线，向上移位，结扎缝线时松一些，如仍不能矫正可按上睑退缩手术做巩膜移植术或提上睑肌延长手术。③如果术后 3 个月仍存在矫正过度，可采用睑板—腱膜切断术予以处理。用眼睑拉钩翻转上睑，在睑板上缘下 2 mm 水平全长切开睑结膜及睑板，深度超过提上睑肌及眶隔，再于睑缘置一牵引缝线，向下牵拉上睑，使切口裂开，裂开的高度应比上睑所要求下降的高度多 1 倍。用胶布将牵引线固定于颊部，次日换药时观察上睑高度，调整缝线牵引力量。

(三) 眼睑闭合不全

利用额肌的手术以及缩短量大的提上睑肌缩短术，手术后必然会出现眼睑闭合不全，腱膜修复手术、睑板-Müller 肌切除术、腱膜折叠术及小量提上睑肌缩短术，一般不会出现眼睑闭合不全。轻度眼睑闭合不全，往往在睡眠时出现，如 Bell 现象有或在手术时做 Frost 缝线，一般不致造成角膜炎的发生。但如术前检查即发现患者 Bell 现象不存在，或者术后患者因疼痛眼轮匝肌不收缩，可使 Bell 现象暂时消失，遇到这些情况，眼睑闭合不全可能造成角膜炎并发症。为了避免角膜炎并发症的发生，术前检查及选择适当的手术方式，尤其是术后的护理至关重要，睡前涂大量抗生素眼膏，固定 Frost 缝线辅助闭合睑裂。随着时间的推移，眼睑闭合不全会逐渐改善或消失。对 Bell 现象缺失者，手术矫正量应保守。

（四）暴露性角膜炎

造成暴露性角膜炎的原因为眼睑闭合不全、Bell 现象缺失、泪液分泌减少，后者主要见于老年人或医源性睑下垂病例。如有内翻倒睫更易造成角膜损害。暴露性角膜炎多出现在下方角膜。一旦出现角膜炎症，下睑做 Frost 缝线，涂大量抗生素眼膏，经非手术治疗 1~2 天后如病情未见好转，应果断将上睑复位，使眼睑能自然闭合，3 个月后再考虑手术矫正。

（五）上睑迟滞

利用额肌的手术及大量提上睑肌缩短术后，都会出现上睑迟滞现象。在先天性睑下垂中，大多数患者术前就已存在上睑迟滞现象，术后更加明显，随着时间推移上睑迟滞会有所改善，但不会完全消失，也无治疗方法。

（六）睑内翻倒睫

各种额肌悬吊术、提上睑肌缩短术以及睑板–Müller 肌切除术都可能出现睑内翻倒睫，特别是内侧眼睑的内翻倒睫，这多由于提上睑肌腱膜在睑板上的附着点或筋膜、额肌瓣在睑板上的附着点太低所造成。预防的方法是将在睑板上的缝线，缝在中、上 1/3 处，结扎时不宜过紧。另外上睑皮肤切口宜低些，关闭皮肤切口，特别是内侧要与睑板上缘带一针，使内侧睑缘略呈外翻状，此外，在有内翻倾向的患者，可在近内侧睑缘皮肤做一褥式牵引缝线，在组织肿胀而造成内翻时，牵引此缝线，用胶布固定在额部。待组织肿胀消退后，这种由于手术反应所造成的睑内翻也会消退。

（七）睑外翻

睑外翻是睑下垂矫正手术中少见的并发症，往往由于穹隆部结膜水肿脱垂、外眦成形术后外眦韧带离断、眼睑水平张力过低，以及提上睑肌腱膜或额肌瓣在睑板上的固定缝线结扎过紧所致。轻者产生睑球脱离，明显者可产生真正外翻。如发生睑外翻，需调整缝线并处理脱垂的结膜。

（八）穹隆部结膜脱垂

见于提上睑肌缩短术，如果缩短量大，分离超过上穹隆部，破坏了上穹隆悬韧带，加之手术造成组织水肿、出血致使结膜脱垂。预防方法是手术时不要过度分离结膜与提上睑肌腱膜。手术结束前检查穹隆，结膜有无脱垂，如有明显脱垂可用 5-0 号可吸收缝线在穹隆部做 2~3 对褥式缝线穿至切口皮下结扎。严重者需剪除部分脱垂的结膜。

（九）上睑重睑线不对称

由于画线时两侧高低即不对称，或由于缝合皮肤切口时，缝线穿过皮下组织高低不一致，或结扎缝线时松紧不一所造成。更多见的原因是单侧上睑下垂，虽然画线高低两侧基本对称，但由于矫正不足，致使下垂眼重睑过宽，因此，手术前应正确估计术后矫正效果。

（十）睑缘成角畸形或弧度不佳

在筋膜悬吊术中，筋膜各臂的牵引力不均匀或固定于睑板上的位置不当，或穿过层间睑板缝线跨度过长，而结扎时又太紧都会造成睑缘弧度不佳或成角畸形。为此，在任何睑下垂手术结束前，一定要检查睑缘的弧度。如发现不理想，必须耐心地调整缝线或筋膜的牵引力，直至满意为止。

（十一）其他

可能发生感染、睫毛丧失及血肿形成。如用线做悬吊材料，还可出现迟发型感染。睫毛丧失主要由于分离睑板时太接近睑缘，破坏了睫毛毛囊。血肿形成主要见于额肌瓣悬吊术，由于术中制作做额肌瓣时损伤眶上血管或其分支所造成。因此，在制作额肌瓣时注意避免损伤周围血管。

（薛晓阳）

第三节　眼窝再造术

一、引言

眼窝是指眼球所在的凹陷部分。传统意义上的眼窝再造术是指为矫正结膜囊缩窄和闭锁、恢复结膜囊腔使之能安装义眼、增加容貌美的手术。

多数眼窝问题，或者与失去眼球后的容积缺乏有关，或者与失去眼球后的眼窝狭窄、挛缩有关。眼窝再造术就是围绕上述两个问题进行针对性重建。

故广义的眼窝再造术可以理解为对于各种先天性或后天性原因造成的眼球缺失或眼窝畸形，为安装与健侧对称的义眼，在装置义眼前进行的各种植入义眼空间再造手术。

眼窝再造术总手术原则：在无眼球存在的情况下，结膜囊狭窄常与许多病理情况同时存在，造成眼窝畸形。

要全面综合进行眼窝再造，必须做到以下几点。

（1）眼眶壁如果不完整，应予以修复。

（2）眶内植入义眼台，补充眼窝容积。

（3）足够大的结膜囊存纳义眼片。

（4）一定张力的眼睑支撑义眼片。

（5）足够深的穹隆部给义眼一个运动的空间。一般来说，应先解决眼眶骨折问题，然后义眼台植入，最后解决结膜囊狭窄问题。

（6）对于重度的眼窝畸形，即眼窝或眶窝极度凹陷，眶内容物缺失合并结膜囊狭窄，眼窝闭锁的眼窝再造可考虑应用游离皮瓣进行修复。

二、结膜囊缩窄或闭锁

（一）概述

正常结膜囊是由附着在眼睑后面的结膜穹隆后，又转折向前覆盖眼球表面延续至角膜缘部，闭眼时所形成的囊状腔隙，即结膜囊。结膜囊通过睑裂与外面沟通，睑裂闭合即结膜囊口的闭合。

由于各种原因引起的结膜囊狭窄变浅、变小，义眼不能置入称为结膜囊缩窄，严重者结膜囊完全或几乎消失则特称为结膜囊闭锁。

结膜囊缩窄、闭锁广义上有先天性和后天性两种。

先天性结膜囊缩窄或闭锁见于无眼球、隐眼或小眼球畸形，多为单侧，双侧罕见。外观上，上下眼睑、睫毛等解剖结构均可存在，但睑裂小，结膜囊狭小或无。眶腔发育也不好，往往合并有眼部或全身其他方面的畸形。

后天性结膜囊缩窄或闭锁，常因外伤，感染，眼部病变，眶骨、上颌骨骨髓炎，眶部肿瘤术后行放射治疗或因眼球摘除后处理不当等原因所致。

临床上后天性结膜囊缩窄或闭锁较多见，其中又以结膜囊缩窄更多。

由于结膜囊缩窄或闭锁的患者大多已无眼球，即使有眼球也大多萎缩或无视力，导致容貌缺陷，给患者造成极大的心理精神压力，因此迫切要求矫正治疗。

结膜囊成形术的主要目的就是恢复结膜囊腔，安装义眼，改善容貌。依据结膜囊缩窄程度，手术可分为部分结膜囊成形术和全结膜囊成形术。

本节重点对后天性结膜缩窄、闭锁的原因、预防及手术方式等进行介绍和讨论。

（二）结膜囊缩窄、闭锁的原因、预防及处理原则

1. 结膜囊缩窄、闭锁的原因

（1）眼部的化学伤、热烧伤、爆炸伤，不仅可使眼球受到严重损伤，同时睑结膜、球结膜也受到广泛损伤产生睑球粘连，瘢痕收缩会导致结膜变缩窄或闭锁。此类病例，往往还伴有眼部和颜面部的其他损伤畸形。

（2）儿童时期，由于外伤或炎症使眼球萎缩，摘除眼球后，不能及时配戴义眼，或因眼部恶性肿瘤摘除眼球后，行放射治疗而未能安放义眼者。这类病例不仅出现结膜囊缩窄，而且眼眶及同侧面部发育也会受到明显的影响。

（3）眼眶骨折或眼眶发育异常未及时处理或处理不当，以及眼睑外伤有明显缺损及瘢痕畸形，使义眼不能置入。

（4）某些绝对期青光眼病例，由于多次手术或经结膜表面进行睫状体电凝或冷凝术，最终仍不能控制眼压而摘除眼球，由于电凝、冷凝结果造成的结膜瘢痕收缩，使眼球摘除术后结膜囊缩窄而不能装入义眼。

（5）不适当的外眦成形术及外眦切开术，可造成下睑松弛、下垂、外翻、使下穹隆变浅。

（6）义眼过大过重，做工粗糙，边缘不光滑，损伤结膜或继发感染后产生瘢痕，造成结膜囊缩窄。

（7）义眼台脱出，破坏了结膜囊的完整性，也可造成结膜囊缩窄。

2. 结膜囊缩窄、闭锁的预防

在了解结膜囊缩窄原因的基础上，对结膜囊缩窄的预防可遵循以下原则。

（1）行眼球摘除术时，应减少组织损伤，防止术后瘢痕收缩，而且手术中应尽量多保留球结膜。

（2）眼球摘除后应及时配戴义眼。尤其是儿童若摘除眼球后，更应及早配戴合适义眼，而且应随着年龄的增长对不合适的义眼及时更换。不但可以防止结膜囊收缩变窄，还可减轻眼眶发育畸形。

（3）眼球摘除术配戴义眼的大小应合适，过大过重的义眼，日久可致下睑松弛，下穹隆变浅。配戴义眼日久后，若出现义眼不合适情况，应及时寻找原因进行处理，必要时应重配义眼。

（4）外眦成形术时，应防止损伤外眦韧带，以避免下睑松弛下垂。

（5）对眼眶骨折伴眼眶畸形者，应及时复位，以免影响结膜囊成形。对眼睑全层缺损及眼睑错位畸形者应及时修整，以维持结膜囊正常形态，需要时应在结膜囊内放入支撑物或合适眼膜，防止结膜囊变形或缩窄。

（6）眼部遭受外伤、热烧伤、化学伤后，在挽救视力的同时，早期就应注意采取各种措施以预防和尽量减轻睑球粘连和结膜囊缩窄。

（7）配戴义眼后，应注意定时取出清洗，并经常应用抗生素眼液滴眼，以预防炎症发生。若一旦配戴义眼后有分泌物增多，结膜囊内充血、糜烂、疼痛等炎症表现，应及时取出义眼，抗生素治疗，待炎症消退后再戴义眼。

3. 结膜囊缩窄、闭锁的处理原则

结膜囊缩窄、闭锁的患者大多已无眼球，即使有眼球也大多萎缩，视功能丧失。因此手术的主要目的是恢复结膜囊腔，能够安装合适的义眼，以改善容貌。少数病例有眼球存在且残存部分视功能，其手术目的在于再造结膜囊腔、维护眼球完整性，尽可能恢复一定视力。

由于结膜囊缩窄的成因、程度不同，因此在处理时应依不同情况和手术目的而选择不同处理方法，可按以下原则进行。

（1）对于由外伤、热烧伤、化学伤后所致的结膜囊缩窄、闭锁，手术时间一般应至少在伤后 6 个月至 1 年后进行。但也不能单纯以时间长短来决定，更主要的是要以局部瘢痕组织是否软化为原则，当局部瘢痕组织仍很坚硬时是不适宜手术的。

（2）单纯性结膜囊成形术时，一定要做到术前准备充分，合理设计，术中操作正确无误；术后处理适当，努力做到一次手术成功，以减少因手术失败而再次手术给患者造成不必要的痛苦。

（3）若结膜囊缩窄同时伴有眼睑缺损或位置异常时，应首先整复眼睑，使之恢复正常形态，再行结膜囊成形术。

（4）由于下睑松弛，使义眼下坠而自行滑出，不易保持在结膜囊内者，应先行下睑松弛矫正术。

（5）如结膜囊缩窄不明显，仅下穹隆变浅或伴上穹隆向后上倾斜者，可先试行放置不同形状的特制眼模加以矫正或先通过缝线等方法加深下穹隆予以矫正。

（6）由于眶骨骨折移位或眶骨缺损，发育畸形等造成眶腔狭窄，应允予以处理，以利于结膜囊的成形。

（7）部分结膜囊成形术时，应首选自体唇黏膜游离移植，也有采用异体巩膜和中厚皮片进行移植修补的。

（8）全结膜囊成形再造术时，由于唇黏膜取材面积不够受限，故一般多采用中厚皮片移植，手术简便、更易于成功。但在有眼球存在和有视功能的全结膜囊成形术时，若条件允许应尽可能争取采用唇黏膜移植，不够时可取颊黏膜予以补充。若因某些原因不能移植黏膜时，则只能采用中厚皮片移植进行结膜囊再造。

（9）眼球功能尚存在，用角膜移植手术可能恢复一部分视力的，原则上应在结膜囊成形术成功后，再行角膜移植术。但也有学者在采用唇颊黏膜移植结膜囊成形同时应用干燥保存角膜或新鲜角膜行板层角膜移植，目的为改善角膜形态，恢复或部分恢复角膜透明性或为以后增进视力的穿透性角膜移植做准备。

三、部分结膜囊成形术

（一）成形器扩张法

适用于配戴义眼不当或未及时配戴义眼，结膜无缺损，结膜及结膜下瘢痕并不明显或单纯结膜囊收缩变浅、狭窄者，对此可将大小不同的结膜囊成形器，置入结膜囊内，以此扩张变平、变浅的结膜囊穹隆部。从小号成形器开始，每隔 3~4 天更换 1 次较大号的。

利用结膜囊成形器四周较薄的边缘，逐渐将穹隆部压迫扩张成一凹沟，一般扩张 2~3 周后多能置入薄壳眼模或小号义眼。

（二）眼模扩张法

适用于配戴义眼不当或未及时配戴义眼，结膜无缺损，结膜及结膜下瘢痕并不明显，结膜囊形状及上、下穹隆存在的部分单纯性结膜囊收缩、狭窄者，也可用于先天性小眼球或无眼球的治疗。

眼模的制作：用牙科镶牙用的牙托粉和厚度为 2 mm 的有机玻璃制成。眼模中央钻 2 个穿心孔，以便于放置眼模时用器械夹持及做结膜囊冲洗时用，也可用于插入小木棒固定眼模时用。

具体的治疗方法与成形器扩张法相同。

（三）眶内瘢痕切除

某些轻度结膜囊缩窄，其原因不是由于结膜缺损，而是因眶内瘢痕与结膜粘连，使结膜活动度减小、弹性丧失所致。可切除眶内瘢痕、恢复结膜的弹性和生理位置。

手术在局部浸润麻醉或全身麻醉下进行。

1. 手术步骤

（1）在眶上缘外侧做 3 cm 长的弧形切口。分离眼轮匝肌，暴露眶外上缘骨膜，向上方分离。

（2）距眶缘 3~4 mm 切开骨膜，切口与眶外上缘平行。

（3）将骨膜向眶内方向剥离，注意推开泪腺。在已剥离的骨膜上做一 2.5 cm 纵行切口。外直肌位于此切口的颞侧，上直肌、提上睑肌及额神经位于此切口的鼻侧。

（4）从骨膜切口伸入眼科弯剪，钝性剥离，把结膜与眶深部组织的瘢痕分离并切除。眶内瘢痕特别是眶中央部及眶底下方的瘢痕应尽可能切除，使眶内组织面平整，不要呈锥形。如果眶内组织向眶尖退缩，可能造成术后下穹隆变浅。在切除眶内瘢痕组织时注意勿损伤提上睑肌等肌肉组织。

（5）压迫止血。

（6）观察结膜组织松解情况，若活动度及弹性增加，提示瘢痕切除已获满意效果。

（7）复位骨膜并缝合骨膜切口，分层次缝合轮匝肌及皮肤切口。

（8）于下穹隆做三对褥式缝线，经眶下缘骨膜从下睑皮肤穿出，结扎于橡皮垫上。

2. 术后处理

术后结膜囊内用凡士林纱条填塞或放置眼模，加压包扎。术后 7 天拆线，继续弹力绷带加压包扎 2~3 周，取出眼模置入合适义眼。

（四）下穹隆缝线复位术

眼球摘除后，义眼安装了一段时间或长期配戴过大义眼致下穹隆变浅或平坦，造成义眼不能置入，或装后易滑出。平视时义眼位置不正常，下缘翘起，影响外观，而结膜则无明显瘢痕，结膜囊缩窄不明显，但往往伴有上穹隆深而向后上方倾斜。可采用以下几种手术方法进行矫正。

1. 眶缘埋藏缝线复位法

（1）局部浸润麻醉：在下睑缘下 1.5 mm 处，平行睑缘切开皮肤，切口与睑缘等长。向下潜行分离至眶缘处，用刀柄由结膜囊侧向下撑起穹隆部结膜，由皮肤的切口内即可看到被顶起的结膜下瘢痕组织条索。用剪刀精心剪除瘢痕组织，注意切勿剪透结膜。紧贴结膜下穹隆向后分离，使结膜充分游离。

（2）用 3-0 号丝线在皮肤切口内眶下缘前侧坚硬的结缔组织处进针，然后与相对应的下穹隆结膜下组织出针，做三对褥式缝线。缝线位置既不能离睑缘太近（太近易形成下睑外翻），也不能穿破结膜（因是埋入缝线）。结扎三根褥式缝线后，下穹隆的凹陷即可形成。缝合皮肤切口，在义眼的背面涂抗生素眼膏后，置入结膜囊内。

2. 下穹隆—眶缘—皮肤缝线复位法

（1）表面麻醉加局部浸润麻醉：在结膜囊底部水平线外眦部结膜处做一垂直小切口，弯组织剪由此切口伸入，充分分离结膜下组织，游离球结膜，向下越过下睑睑板下缘，直达下方眶缘骨膜。

（2）用 1-0 号线做三对双针褥式缝线，从下穹隆部睑板下缘 5~6 mm 处进针，线环底套以内径 2 mm 的硅胶管或塑料管，经已分离的结膜下空腔向下穿过下眶缘骨膜缝针，从相应皮肤面出针。拉紧缝线，分别结扎于橡皮小垫上。对结膜小切口可做间断缝合。

（五）唇黏膜移植部分结膜囊成形术

上下穹隆因瘢痕收缩；整个结膜囊缩小或消失，但尚存在部分正常结膜的病例采用唇黏膜移植进行结膜囊修补成形。

1. 手术方法

（1）表面麻醉加局部浸润麻醉，从结膜囊中央或稍偏下方，做一从由内到外眦的水平切口。其切口高低视结膜的多少而定，如结膜尚多，做中央切口，使上穹隆完全由原来的结膜构成。如结膜少，则切口偏下方。

（2）切开结膜后即可发现眶内特别是眶底部充满着瘢痕，其间混杂有眶脂、筋膜甚至肌肉。然后，向两侧及上下方做结膜下潜行分离达眶缘并松解瘢痕，尽可能将其切除，特别对眶底瘢痕一定要清除干净，否则术后下穹隆不易形成。但切忌过多切除眶内正常软组织，以免术后出现上睑凹陷畸形。

（3）充分压迫止血后，根据结膜缺损面积大小，取口唇黏膜进行修补。创缘用 5-0 丝线间断缝合。为了加深下穹隆部，同时在下穹隆做 2~3 对褥式缝线，从穹隆部进针，穿过下眶缘骨膜，从下睑皮肤穿出，垫以橡皮条后结扎。必要时也可按同法做 2~3 对上穹隆部褥式缝线。结膜囊内置入眼模，上下睑缘粘连缝合，单眼绷带加压包扎。

2. 术后处理

全身应用抗生素、激素类药物，术后 3~5 天首次换药，以后隔日换药 1 次，10 天拆除缝线，继续加压包扎 2~3 个月，此期间定期从睑缘遗留缝隙中进行结膜囊冲洗。3 个月后剪开睑缘粘连，取出眼模，置入合适的义眼。

（六）环形皮管置入法结膜囊成形术

此法适用于穹隆部结膜普遍消失，只存留部分结膜囊底部和上下睑结膜的结膜囊缩窄病例。术后在结膜囊底部中央区眼肌蒂前保留有残存的结膜，并向前突起，居于结膜囊中央，可以活动，可带动义眼。

1. 手术方法

（1）自上睑穹隆部由内向外切开穹隆部结膜，再将切口向外眦继而转向下穹隆，最后经内眦转至上穹隆内侧切口，整个切口呈环形。

（2）沿切口向眶缘分离结膜下组织，切除瘢痕组织。下穹隆和内外眦部分离达眶缘，上方分离以不损伤提上睑肌为度。分离后使结膜囊主要是穹隆部得以充分展开，形成一个环形的创面，使结膜囊腔明显扩大。

（3）测量环形创面组织缺损的长度和宽度，并依据其长度和宽度，选取适合的预先消毒的塑料或高分子合成材料的管状物，其直径一般为 8~10 mm，长度为 7~8 cm。

（4）于大腿内侧切除相应长度和宽度的中厚皮片，将皮片的表皮面向内，创面侧朝外包裹于管状物的外面，将皮片边缘连续缝合。并将包有皮片的管状物两端对合缝合形成一个圆形环形皮管。

（5）将环形皮管放置于结膜囊腔内的环形创面内，将上下穹隆、内外眦部及结膜囊底部、中央部的残留结膜覆盖在环形皮管表面，缝合结膜创缘。使环形皮管埋藏在结膜之下。若环形皮管附近结膜缺少而不能完全覆盖皮管，也可将附近结膜就近缝于环形皮管的皮面上。

（6）结膜囊内填充油纱条，单侧绷带加压包扎。

2. 术后处理

术后全身应用抗生素和激素类药物。5~7 天首次换药，结膜囊内继续用油纱条填充并加压包扎。术后 10 天拆除结膜缝线，2 周后切开结膜及环形皮管的内侧缘，取出环状管状物，结膜囊内继续放置充填物（义眼模）。因术后移植环形皮片仍继续收缩，加压包扎时间仍需延长，待 3 个月后再安装定型义眼。

四、全结膜囊成形术

全结膜囊成形术也称全眼窝再造术。适用于结膜囊完全或几乎消失、闭锁的病例。

其中多数病例是由于外伤、感染，尤其是热烧伤、化学伤等造成眼部损伤。表现为广泛的眼球结膜坏死、粘连、瘢痕形成，甚至伴有上下睑缘粘连或其他畸形。多数眼球遭到严重破坏而被摘除，即使眼球存在也萎缩失明。

此外，有的是因为先天性无眼球、隐眼或幼儿期因外伤摘除眼球，或因眼部恶性肿瘤摘除眼球后行放射治疗而未能及时安装义眼等原因引起。此类患者不但结膜囊狭窄缩小，无法安装义眼，而且往往伴有眶骨和面部发育等畸形。

对于结膜囊完全或几乎消失、闭锁的病例，应采用全结膜囊成形术予以治疗。

（一）无眼球眼眶发育不全的结膜囊再造术

先天性无眼球、隐眼、小眼球或幼儿期眼球摘除后，均可引起眼眶发育停止。表现为面部发育不对称，患侧眼眶小、眼睑短小、结膜囊浅小、眶内组织萎缩、眶周塌陷。

术前拍眼眶正位片，测出两眶差值，供扩眶术参考。制备丙烯酯塑料眼模、规格 33 mm×21 mm×14 mm（女性可各小 2 mm）。备术中应用。

1. 扩大眼眶、结膜囊再造

（1）用甲紫（或亚甲蓝）画线，标出需要扩大的眼眶入口的位置大小。从残存的结膜囊中央梯形切开结膜及结膜下组织，至达两侧画线处，分离并剪除全部残留结膜组织（如有隐眼一并摘除），造成上、下穹隆。内眦、外眦两侧分离暴露眶缘骨膜，沿眶缘切开骨膜，分离并暴露眶骨，凿去内、外侧壁部分眶骨，扩大骨腔。眶外侧壁较厚可多凿掉一些。内侧壁较薄不必凿得过多过深，一般将眶缘凿成弧形即可。凿好的眶腔大小以能宽松地放入眼模为度。眶骨面用上、下方游离的软组织覆盖，盐水纱布充填眶腔。

（2）取大腿内侧中厚或全层皮片，其大小、形状为 2 倍的眼模。将皮片表皮朝内包裹塑料眼模。将 6-0 可吸收线置入 1∶4 000 庆大霉素盐水液中浸泡 5 分钟，连续缝合皮缘。

（3）眶腔内充分止血后，将皮片包裹的眼模植入眶腔内（凸面向前，平坦面向后），将上睑缘、下睑缘部粘连缝合，单眼加压包扎。

（4）术后 10 天拆除睑缘缝线，继续加压包扎，3~6 个月后切开愈合的黏着睑缘，安装义眼。

2. 额肌及帽状筋膜眼睑凹陷充填

眶周凹陷明显的患者，在眼眶扩大术后三个月（睑裂切开前）施行颞肌及帽状腱膜眼睑凹陷充填术。

（1）局部麻醉下行发际内半冠状切口，皮下剥离、暴露颞肌及帽状筋膜，按所需要长度及宽度切开并分离额部帽状筋膜及前 1/2 颞肌瓣。

（2）用帽状筋膜充填上睑、下睑，翻转颞肌填充颧颞部。外眦眶缘部附加横行切口，皮下潜行分离上睑、下睑及颧额部凹陷区，将制好的肌筋膜瓣经过皮下隧道从眶缘切口穿出，用剪刀从筋膜瓣的末端呈燕尾状剪开成两条，分别充填上睑、下睑，将筋膜瓣铺平，做皮外固定。皮肤切口间断缝合。

（3）术后 48 小时换药，1 周拆线。并行睑裂切开，取出眼模清洁眼窝，安装义眼。

（二）闭锁性无眼球的结膜囊再造术

无眼球的结膜囊闭锁多是由于眼部热烧伤、化学伤等导致的严重后遗症，其结膜囊再造是十分棘手的问题。手术时间，不仅限于时间概念上要在伤后 6 个月至 1 年，更主要的是以局部的瘢痕组织是否软化为原则，当局部瘢痕组织仍很坚硬时是不适宜手术的，否则手术必然失败。其修补材料需求较大，口唇黏膜多显不足，只有选用中厚或全厚皮片移植才能达到修补目的。

1. 手术步骤

（1）局部浸润麻醉后，切开上睑、下睑缘的闭锁性瘢痕粘连。充分分离和切断结膜囊内的瘢痕索条和牵拉带，去除瘢痕组织，但有时为了作为眼睑的支持物及眼窝底的充填物，也有必要保留其部分瘢痕组织。向下分离可深达眶下缘；颞侧分离到外眦韧带后面的眶外缘；鼻侧到内眦韧带后面的眶内缘，注意勿伤及泪囊；上方自内眦角、外眦角分离到眶上缘，部分清除中央部的瘢痕，切勿伤及提上睑肌。

对上睑板、下睑板内面的瘢痕组织也应清除，直到暴露正常组织。对新形成的眼窝内高低不平的眶脂肪及其他软组织应尽量整理修复，使眼窝底部平坦。

（2）用热盐水纱布填塞新形成的眼窝，压迫止血。

（3）用取皮刀，在大腿内侧或腹部、切取中厚皮片 6 cm×8 cm，按照制好的模型，进行皮片剪裁，将其制成多角形，相应角分别缝合，制成皮性结膜囊（皮肤上皮面在内，皮下组织面朝外），把眼模置入皮性结膜囊中，然后将包含眼模的皮性结膜囊植入眼窝内。将上睑缘、下睑缘的后唇与皮性结膜囊的上、下缘边对边做褥式缝合。做上下睑缘粘连缝合，单眼绷带加压包扎。

2. 术后处理

（1）术后酌情应用抗生素、激素、止血药、维生素类药物。

（2）术后 5～7 天首次换药，10 天拆除睑缘缝线，其余眼窝内缝线不拆，待其自行脱落。

（3）继续加压包扎 3 个月左右，此期间定期从睑缘间隙进行结膜囊冲洗，为抵抗移植皮片收缩，可酌情延长加压包扎的时间，6 个月后剪开睑缘粘连，取出眼膜，置入合适义眼。

（三）闭锁性有眼球存在的结膜囊再造术

1. 依据眼球及视功能情况采取不同手术方式

结膜囊消失闭锁有眼球存在的病例，在行结膜囊眼窝再造术时，应根据眼球及视功能情况采用相应的手术方法。

一种情况是眼球虽存在但已萎缩，视功能完全丧失。对此类病例，若眼球有炎症表现应先摘除眼球或行眼内容剜出后再按无眼球手术方法进行眼窝再造。若眼球无炎症表现应保留眼球，采用游离中厚皮片移植行眼窝再造，由于皮片与眼球前部粘连，术后皮性结膜囊轻度收缩，安放义眼后活动较好，美容效果也较理想。其手术方法也基本同无眼球眼窝再造术，只是应选择一个弧度与眼球表面相适应的薄壳眼模作填充支撑物。手术成功后取出眼模再安放合适的薄壳义眼。

另一种情况是眼球存在，而且尚有一定视功能，对此类病例手术目的在于保存眼球的完整性，同时恢复再造结膜囊，为进一步治疗角膜病变奠定良好的基础。

2. 闭锁性眼球功能存在的结膜囊再造术

（1）手术方法。

1）术前准备：检查眼睑与眼球粘连及结膜囊腔闭锁情况，眼球运动程度，眼球硬度及光感、光定位情况。有条件术前最好行眼部 B 超或 CT 检查，以便详细了解眶区及眼球情况。准备数枚大小不同的、弧度与眼球表面一致的薄壳眼模，眼模中央可挖空成圆形，孔径大于角膜直径，以供术中选择应用。

2）沿上下睑缘之间切开瘢痕粘连的睑裂，用锐性和钝性分离相结合方法在眼球角巩膜表面向上下穹隆、内外眦部充分分离粘连，一直到眶缘附近。切除眼睑内侧及眼球表面的瘢痕组织，使眼睑与角膜、巩膜表面充分分离开。若眼外肌有粘连也一并予以分离，达到眼睑复位、结膜囊腔充分扩开，眼球运动自如的程度。操作最好在手术显微镜下进行，以确保不损伤角膜、巩膜和眼外肌。

3）取薄壳义眼模试放入新扩展开的囊腔中，判定囊腔大小是否够大、薄壳义眼大小和弧度是否合适，修正后选择合适眼模备用。

4）依据新形成囊腔大小，切除适当大小的唇黏膜（若唇黏膜不够，可切取部分颊黏膜补充。若因某种原因不能移植唇黏膜，则只能用中厚皮片移植，但效果不如唇黏膜好）。并用移植的黏膜将薄壳眼模包裹缝合，使黏膜表皮面朝内，创面向外。然后将已黏膜包裹的眼模置入新形成的囊腔内，放置时最好将黏膜结合缝线处与睑裂方向一致。

5）睑裂处做两个部位的粘连性睑缘缝合。单眼适度绷带加压包扎。

（2）术后处理。

1）术后全身酌情应用抗生素、激素、止血药、维生素类药物。

2）术后5~7天首次换药，10天拆除睑缘缝线。

3）继续加压包扎：2个月后重新切开睑缘粘连，取出薄壳眼模检查结膜囊重建情况。剪除修正敷盖在角膜表面的黏膜，再根据角膜和视功能情况采取进一步的治疗措施。一般此类病例，结膜囊再造成功后，都需要在此基础上行角膜移植术，视力才有望恢复。

4）黏膜移植再造的结膜囊，术后存在着眼干燥症的严重问题，因此应经常应用人工泪液等滴眼液给予湿润，以缓解眼部干燥症，维护残存的视力。

五、结膜囊成形手术的注意事项

无论采用唇黏膜、皮片或异体巩膜移植行结膜囊成形，都存在移植能否成活和术后移植物继发性收缩的问题。

为确保移植物成活，尽量减少术后结膜囊的收缩，除应遵循结膜囊成形术的处理总体原则外，还应在手术中和手术后注意以下问题。

（1）手术时尽量切除结膜下的瘢痕组织：剥离范围必须达到眶缘附近，以便使移植物的四周部分与眶缘附近的坚韧组织粘着，对术后对抗移植物收缩有重要作用。

（2）注意内外眦部的形成：正常结膜囊除上下穹隆呈深兜状以外，内外眦部也呈凹兜状，也可称作内外眦部"穹隆"，只不过浅些而已。如果内外眦部无穹隆形成，术后也难置入合适义眼或义眼易从眦部滑出。因此术中剥离时向外应到眶外缘，向内应剥离到内眦深部，移植修补时应按正常的形态补足形成内外眦角的内侧穹隆。

（3）术中移植物面积要充足：使重建的结膜囊比正常的结膜囊要适当大些，以代偿术后移植物的收缩。

（4）术中应用的眼模应质地稳定：无毒无刺激，而且形态和弧度要适宜，表面光滑。一般采用弹性硅橡胶或用丙烯酸甲酯材料做成的眼模为好。

（5）术后必须对眼窝内施加足够的压力：使植入的移植片能紧贴在眶壁附近的组织上，为此术后应行绷带加压包扎，而且要持续较长的时间。但压力不可过大，以免造成移植物缺血坏死。

（6）有移植物的结膜囊成形术应常规行睑缘粘连性缝合：此种缝合，对于移植片成活，对抗继发性收缩，防止眼模意外脱出，均具有重要作用。

（7）术后应尽量延长加压包扎：睑缘粘连及眼模取出的时间，以对抗移植物的收缩形成满意的新的结膜囊腔。尤其是取出眼模后，应及时重新置入或置入合适义眼。如取出眼模后不及时重新放入填充物，移植物有可能收缩变狭，影响最终效果。

（8）结膜囊成形术后应常规应用抗生素及激素类药物：因此类手术创面大，操作时间长，有受区和供区两部分创面。与其他无菌手术相比，易发生感染，术后反应也较重。故术中除注意无菌操作技术，加强预防措施外，应在术后应用预防感染和减轻反应的药物。

六、特殊型眼窝再造术

（一）视网膜母细胞瘤术后眼窝再造术

视网膜母细胞瘤是一种原发于视网膜组织的恶性眼内肿瘤，治疗手段虽然有多种，如冷冻、放疗等，但摘除眼球仍是治疗的主要手段。由于眼球摘除较早及术后放疗，常导致眶区凹陷、眼眶及额部发育不全、结膜囊狭窄、眶部软组织萎缩。以往单纯做羟基磷灰石（HA）义眼座或皮片移植结膜囊成形术，极易造成 HA 义眼座暴露或移植皮片坏死，导致手术失败。近年来，运用带颞浅动脉的颞浅筋膜瓣，大大改善了眼眶局部的血供，提高了手术的成功率。用带颞浅动脉的颞浅筋膜瓣先期覆盖在狭窄的结膜下以改善局部血供及眼窝凹陷，为二期行黏膜或中厚皮片移植结膜囊成形术提供良好的植床；应用耳后筋膜皮瓣移植来修复眶区凹陷伴部分结膜囊狭窄，该手术简化了手术步骤，术中可同时矫正眼眶凹陷，也可同时充填眶缘部或颞部植片（如高密度聚乙烯）以矫正眶缘畸形或颞部凹陷，还可同时矫正结膜囊狭窄，减少了患者的痛苦。

（二）重度眼窝畸形的再造

以往的文献有众多眼窝成形术的报道，但多局限于单纯的眼窝凹陷矫正或单纯的结膜囊狭窄眼窝成形，如采用 HA 义眼座、真皮脂肪、高密度聚乙烯等眶内植入矫正单纯眼窝凹陷，采用游离皮片、唇黏膜移植或动脉皮瓣矫正单纯结膜囊狭窄或闭锁。但对于重度的眼窝畸形，即眼窝或眶窝极度凹陷严重眶内容物缺失合并结膜囊狭窄，眼窝闭锁的一期矫正，可显组织量不足。这时可选用游离皮瓣移植进行结膜囊再造（如前臂桡动脉游离皮瓣，肩胛区游离皮瓣，上臂外侧游离皮瓣）。

1. 游离皮瓣眼窝再造术的适应证和手术时机

（1）恶性肿瘤眶内容物摘除术后 2 年以上肿瘤无复发并无全身转移者。

（2）外伤后眶内容物缺失或眶内容物摘除术后眼窝畸形，眶窝内无或仅有极少量的软组织残存，但保存有完整或部分上下眼睑者。

（3）视网膜母细胞瘤术后半侧颜面发育畸形伴眼窝畸形患者，眼窝极度凹陷，结膜囊重度狭窄或闭锁，义眼无法安放。

2. 血管吻合部位的选择

以往学者采用游离皮瓣移植填充眶窝再造眼窝时选择颞浅动静脉作为受区血管。对于经过放射治疗的患者，颞浅动静脉并不是最佳的受区血管，术后经过放射治疗，颞浅动静脉一般管径较细，术中吻合困难，手术失败风险大。这时可选择采用颌下切口，选取颈部血管作为受区血管，此区域内血管丰富，选择余地大。术后未经放射治疗，颞部血管条件好，还可以采用颞部血管。

（三）心包移植结膜囊成形术

李金凤、刘德成（2009 年），刘凤霞、刘德成（2007 年）报道用心包移植用于结膜囊成形术的应用取得满意的效果。有学者对 26 例结膜狭窄者利用心包移植结膜囊成形，取得了满意的效果，除 1 例感染、另 1 例粘连外未发现心包融解或排异反应。术后 1 周出现原结膜上皮爬行至心包面，30~60 天结膜全部覆盖心包。心包由纤维心包和浆膜心包组成，浆膜心包分脏壁两层，壁层与纤维心包紧密相连，脏层紧贴心肌表面。浆膜表面被覆一层间皮，间皮深面为薄层结缔组织。它具有生物相容性、无抗原性，有减轻炎症反应、抑制纤维细胞组织增生和新生血管形成等作用。移植后心包膜需受眼表上皮细胞增生、移行并覆盖才能完成眼表病灶的上皮化；同时心包膜组织中所含的各种利于促进眼表组织正常修复的活性成分，保存后是否出现效价衰减或其他症状尚待观察研究。所以心包膜只能用于部分眼表疾病的移植，不能用于全眼再造。

1. 心包采集及保存、使用

捐献者生前检查乙肝 5 项指标阴性、丙肝抗体阴性、肝功能正常，HIV 检查阴性，无污染，无心包疾病。死后 0.5 小时内取心脏包膜在无菌操作下用平衡盐溶液洗净血液，放入庆大霉素（1 600 U/mL）平衡盐溶液中浸泡 15 分钟，再于平衡盐溶液中浸泡 5 分钟，取出后将上皮面朝上，剪成 30 mm×40 mm 大小，放入 100%甘油瓶内，密封放入 4 ℃冰箱保存。使用时从瓶内取出，用生理盐水冲去甘油，再浸泡入 300 U/mL 庆大霉素平衡盐溶液中，复水 30 分钟后即用。

2. 手术方法

常规松解切除瘢痕，上穹隆或下穹隆加深处理。取甘油保存相应大小的心包，平衡盐溶液冲洗，洗净甘油，再置入 300 U/mL 庆大霉素平衡盐溶液中复水 30 分钟。心包浆膜面向上，以 10-0 尼龙线将心包与结膜无张力缝合，心包浆膜面与组织充分接触，结膜组织不覆盖心包片，无积血，无空腔。术毕结膜下注射地塞米松 2 mg。结膜囊放置透明眼模，单眼绷带加压包扎 48 小时换药，连续 1 个月局部 0.1%的氯霉素地塞米松混合液滴眼，每日清洗眼模 1 次。结膜不拆线，3 个月后定做义眼片。

3. 手术注意事项

①术中应充分分离结膜下粘连机化组织，切除增生的瘢痕组织，使义眼台的运动功能得到恢复。②术中应彻底止血防止心包下积血，以免引起心包缺血溶解及瘢痕组织的形成，最好止血方法用凝血酶，涂于创面压迫止血，禁用灼烧或肾上腺素等，这样可防止再次瘢痕形成及局部缺血的现象发生。③术中缝合的心包要牢固且与结膜下组织充分接触；结膜与心包缝合要对合良好，同时注意心包浆膜面向上，这样才能保证结膜上皮向心包生长。④确保上下穹隆部分充分恢复才能有利于义眼的植入，同时注意分离上穹隆结膜时勿损伤上睑提肌，否则会引起上睑下垂。⑤尽量保留上、下穹隆部均有充分的自体结膜组织，才能保证结膜上皮向心性生长。⑥重建穹隆后要放置有孔透明眼模以便于观察结膜上皮向心包生长，同时有利于抗生素等眼药水的点入。⑦术后要用高效免疫抑制类滴眼液，预防排斥反应的发生。

4. 心包移植优点

①取材方便。②不必由自体眼球取结膜。③适用于任何形状和大小的结膜缺损。④易操作，在其灭菌脱水状态下，易于按结膜损的形状精确修剪，一经复水后则更容易缝合，比羊膜、结膜移植操作更为容易。⑤具有生物相容性、无抗原性，不会发生排斥反应。

5. 心包膜的不足之处

①其厚度比羊膜、结膜大得多，可能会阻止上皮向心包浆膜表面移行覆盖。②术后早期心包移植片的白色外观影响美容。③愈合时间长。④不适用于抗代谢药物治疗的病例。⑤不能用于全结膜眼表再造。虽有这些不足之处，但经临床应用研究表明，心包移植安全可靠、无排斥、感染等并发症出现，同时安全有效，操作简便，是一种可供选择的治疗眼表疾病缺

损的术式。

（四）脱细胞异体真皮基质移植结膜囊成形术

脱细胞真皮基质（ADM）是通过化学除垢剂脱去组织中的所有细胞、抗原、脂质及可溶性蛋白质等物质，保留具有完整外观形态和组织学及超微结构的不溶性基质成分，主要包括胶原、弹性蛋白、非胶原糖蛋白、蛋白多糖和糖胺多糖。作为一种组织代替物，脱细胞组织基质不仅可以维持组织的正常构型，还可以为细胞再生提供支架，同时因为除去了引起免疫反应的细胞成分，降低了排斥反应的发生概率。利用 ADM 重建狭窄的结膜囊，能为受体的结膜扩张并移行于其上提供支架，形成光滑表面，达到结膜囊的重建。

应用 ADM 具有如下优点：①来源方便不受限制，还可以根据缺损面积的大小选择不同的规格。②质地柔软，易塑形，可以任意修剪，弹性好，易缝合操作。③组织反应性低，术后反应轻，降低了无排斥反应及溶解现象的发生概率，具有良好的生物相容性。④新生组织可迅速生长，可与自体组织紧密结合，使结膜上皮快速向中心移行。⑤免受自体组织移植造成的损伤和痛苦，简化了手术步骤，降低了手术风险，即便是植片坏死脱落也不会产生严重后果。

结膜囊狭窄程度不同，ADM 结膜重建手术效果也不同。轻度和中度结膜囊狭窄的病例均得到有效的治疗，结膜囊成形术后可以配戴合适的义眼。ADM 作为"底物移植"要慎重用于Ⅲ度结膜囊狭窄，不能用于全结膜囊闭锁，因为其必须依赖于周边正常的结膜上皮组织。

手术中应注意的事项：①术后不要过早换药，加压包扎能使 ADM 均匀受压于植床上，能防止眼球转动以避免牵动移植片并能固定义眼座防止球后和创面渗血。②对重度结膜囊狭窄，结膜上皮破坏严重者要同时进行结膜干细胞移植和尽量争取用自体皮肤移植。③缝合结膜下眼球筋膜囊时，表面要平整，有利于 ADM 铺平。④ADM 和筋膜囊间要排尽气体和渗液，筋膜囊面彻底止血，ADM 与植床间缝合要紧密，不留死腔。⑤上下眼睑缝合要牢固，尤其是结膜囊重度狭窄者。⑥尽可能保持结膜组织，避免造成结膜组织丢失。⑦充分松解结膜下瘢痕组织，直至眼模能自如放入。但分离上方中 1/3 穹隆时不能达上眶缘，避免损伤上睑提肌。

（五）羊膜移植结膜囊成形术

羊膜移植近几年已广泛应用于眼表重建，保存羊膜用于治疗眼表疾病有以下优点。①羊膜是人体中最厚的基底膜，含有高浓度的碱性细胞生长因子和干细胞生长因子，有利于上皮细胞的分化、移行，并能加强基底上皮细胞的附着，防止上皮细胞凋亡。②在甘油保存情况下，无羊膜细胞，仅为基底膜，不表达人类白细胞（HLA）抗原，术后不会发生排斥反应。③羊膜具有抗纤维化、抗新生血管的作用。④羊膜具有抗炎作用，术后很少引起感染。

随着保存羊膜在结膜囊成形术中的进一步使用，一些学者认为用低温或 500 g/L 的甘油脱水保存的羊膜其上皮细胞已经灭活，羊膜组织中所含有的各种有利于促进眼表组织正常修复的活性成分保存后可能会出现效价衰退。Yang 等报道，用新鲜羊膜对结膜囊狭窄患者行羊膜移植结膜囊成形术，所有羊膜移植均成活，术后随访未发现植片感染、挛缩以及排斥反应和羊膜溶解，手术均获得成功。

新鲜羊膜的上皮化比保存羊膜要迅速，而且新鲜羊膜的溶解时间比保存羊膜要迟，可提供更长的眼表稳定时间，有利于结膜上皮的生长。单层羊膜移植由于较薄，手术过程中和术后支撑物的压迫均易使其破裂，影响手术效果。

有学者对羊膜移植做了改进，采用 2~3 层新鲜羊膜，增加羊膜的厚度，术中羊膜不会破裂，操作容易，固定牢靠，即使肉眼操作也很方便。术毕时再在结膜囊放置支撑物加压在羊膜上，使羊膜贴合更好。在术后随访中发现双层羊膜中底层羊膜已成活并与下面的组织融合，而表面的羊膜则逐渐溶解。研究组中采用此改良式式，Ⅰ度、Ⅱ度结膜囊狭窄手术成功率为 100%，Ⅲ度结膜囊狭窄手术成功率达 95%。Ⅲ度结膜囊狭窄患者手术成功率与Ⅰ度、Ⅱ度结膜囊狭窄患者比较，其差异无统计学意义（$P>0.05$）。

羊膜移植术中应注意的事项。①羊膜要充分覆盖结膜边缘，为结膜创缘上皮增生创造条件；术中须牢固的缝合固定结膜缺损创面羊膜植床，确保羊膜与筋膜组织紧密贴合，不留死腔或积血。②充分分离结膜到眶缘，术中尽可能切除结膜下瘢痕组织，软化结膜组织，以放置眼模后，结膜囊深浅合适、眼睑可闭合为宜；术中注意保护好相对健康的结膜组织，必须要有残存的结膜作为上皮细胞生长的源泉。③术后换药不要过早，加压包扎能使羊膜均匀受压于植床上，能防止眼球转动以避免牵动移植片，建议术后 5 天换药。④术后早期结膜囊成型不稳定，过早安装义眼会造成结膜囊再狭窄，术后 3 个月时上皮生长牢固，抗摩擦力强，适合安装义眼。⑤术后眼睑应缝合牢固，尤其是重度结膜囊狭窄患者。褥式缝合上下结膜囊狭窄时行部分结膜囊成形术，多采用唇或颊黏膜、异体巩膜、中厚皮片移植，都存在移植物能否成活和术后移植物继发性收缩的问题。

羊膜采集与保存、应用均为本院健康足月产妇。

检查：乙肝三系、甲肝抗体、抗艾滋病抗体、华反应等均阴性，生化指标正常。剖宫产取出胎盘后，无菌条件下，剥取包括绒毛膜的羊膜，生理盐水冲洗血液，庆大霉素生理盐水溶液（8 万 U/100 mL），浸泡 5 分钟。切取 30 mm×40 mm、40 mm×50 mm 两个规格，分别保存于纯甘油容器内，温度为-4 ℃。

取甘油保存相应规格的羊膜，用平衡盐溶液冲洗复水，庆大霉素平衡盐溶液（8 万 U/100 mL）浸泡 5 分钟，仔细剥离绒毛膜，羊膜上皮面朝上，5-0 丝线间断缝合。

七、眼窝填充术

（一）眶内植入物的作用

眼球摘除或眼内容摘除术时，除眶内炎症及眼或眶内恶性肿瘤不允许做一期眼窝成形手术外，可同时在眶内放置植入物，并在此基础上安装义眼，不但能预防和减少各种眼部畸形和后遗症的发生，而且能获得良好的美容效果。

若眼球摘除或眼内容摘除术后，眶内不放置植入物，而直接安装义眼，临床实践证实，不久后往往发生上睑凹陷和义眼后陷等畸形，而且义眼转动不灵活，美容效果多不理想，为此常常需要重新矫正。

鉴于上述原因，在行眼球摘除或眼内容摘除术时，若条件允许，多主张同时在眶内放置植入物。

眶内放置植入物的作用：一是补充丢失的眶内容物，预防和减少各种眼部畸形和后遗症的发生。二是植入物放置后能使贴附的义眼有最好的外形及最大的活动度，从而能比较理想的改善美容外观。

眶内填充术可分为早期（Ⅰ期）植入和晚期（Ⅱ期）植入两种。Ⅰ期植入指在行眼球摘除或眼内容摘除术同时放置眶内植入物。Ⅱ期植入是指在眼球摘除或眼内容摘除术时没有安置眶内植入物，以致术后出现一系列眼部畸形或后遗症，影响外观美容，而需晚期采用眶内植入物填充手术进行矫正解决。

（二）眶内植入物填充术的基本手术方法

（1）眼球摘除时巩膜包盖义眼台植入术。

（2）眼内容物剜除术时义眼台植入术。

（3）眼内容物剜除的晚期眼窝填充术。

（4）已行眼球摘除术的晚期眼窝填充术。

（傅　文）

参考文献

[1] 宋建星, 杨军, 陈江萍. 眼睑整形美容外科学 [M]. 杭州: 浙江科学技术出版社, 2015.

[2] 隋鸿锦, 郝立君, 于胜波. 面部精准注射解剖图谱 [M]. 沈阳: 辽宁科学技术出版社, 2019.

[3] 胡兴越, 孙燚, 骆叶. 面部密码肉毒毒素注射手册 [M]. 沈阳: 辽宁科学技术出版社, 2017.

[4] 曹思佳, 张建文. 微整形注射并发症 [M]. 沈阳: 辽宁科学技术出版社, 2015.

[5] 申汶锡. 玻尿酸注射手册 [M]. 曹思佳, 王勇, 李超, 译. 沈阳: 辽宁科学技术出版社, 2015.

[6] 朴正国, 柳大烈. 颌面美容外科操作图解 [M]. 北京: 人民卫生出版社, 2016.

[7] 艾玉峰, 柳大烈. 面部轮廓整形美容外科学 [M]. 杭州: 浙江科学技术出版社, 2015.

[8] 刘天一. 整形美容科普系列丛书: 眼部整形必须知道的 99 个问题 [M]. 上海: 复旦大学出版社, 2017.

[9] 刘建华, 石冰. 唇鼻整形美容手术图谱 [M]. 北京: 人民卫生出版社, 2016.

[10] 韩秀萍. 医学美容技术 [M]. 上海: 东华大学出版社, 2016.

[11] 李冬梅. 眼整形美容外科图谱 [M]. 北京: 人民卫生出版社, 2016.

[12] 吴念. 美容外科 [M]. 北京: 中国医药科技出版社, 2014.

[13] 李勤, 吴溯帆. 激光整形美容外科学 [M]. 杭州: 浙江科学技术出版社, 2015.

[14] 孙家明, 王晓军. 整形美容外科要点难点及对策 [M]. 北京: 科学出版社, 2018.

[15] 石冰. 线技术面部年轻化与形体塑造 [M]. 北京: 北京大学医学出版社, 2019.

[16] 王志强. 面部脂肪美容整形外科学 [M]. 北京: 北京大学医学出版社, 2019.

[17] 张诚, 韩雪峰. 眼整形美容照相——实用眼整形照相诊断学 [M]. 沈阳: 辽宁科学技术出版社, 2022.

[18] 隋鸿锦, 郝立君, 于胜波. 面部精准注射解剖图谱 [M]. 沈阳: 辽宁科学技术出版社, 2019.